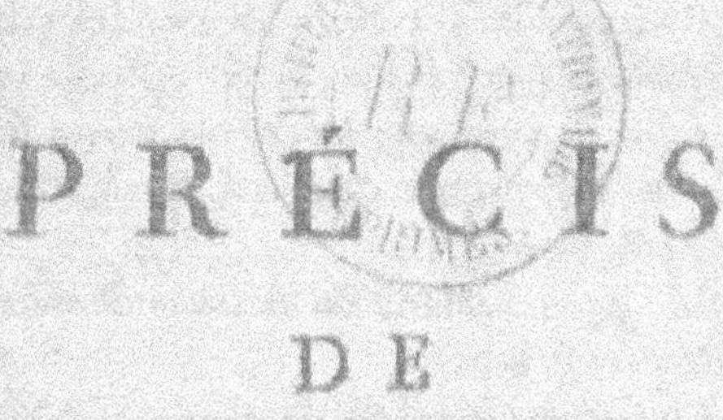

PRÉCIS

DE

MATIERE MÉDICALE.

PRÉCIS

DE

MATIERE MÉDICALE,

PAR M. VENEL,

Conseiller-Médecin Ordinaire du Roi, Professeur en Médecine dans l'Université de Montpellier, de la Société Royale des Sciences de la même Ville, Censeur Royal, Inspecteur Général des Eaux Minérales de la Province de Languedoc, Chargé par le Roi de l'examen de toutes celles de la France.

Augmenté de NOTES, ADDITIONS & OBSERVATIONS,

Par M. CARRÈRE,

Conseiller-Médecin Ordinaire du Roi, Professeur Royal Emérite en Médecine, Censeur Royal, ancien Inspecteur Général des Eaux Minérales de la Province du Roussillon & du Comté de Foix, de la Société Royale de Médecine, de celle des Sciences de Montpellier, des Académies de Toulouse, des Curieux de la Nature, &c.

TOME SECOND.

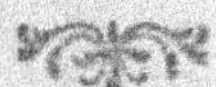

A PARIS,

Chez ANDRÉ-CHARLES CAILLEAU, Libraire & Imprimeur, rue Galande, N° 64.

―――――――――――――――

M. DCC. LXXXVII.

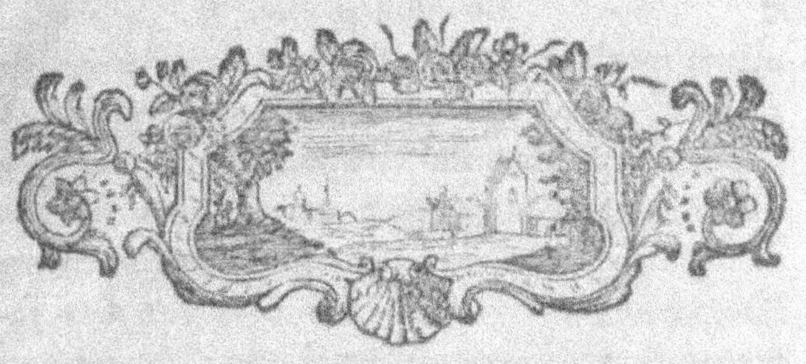

PRÉCIS
DE MATIÈRE MÉDICALE.

ARTICLE VII.

DES TONIQUES ou FORTIFIANS (a), ET DES STOMACHIQUES (b).

LES *Toniques* ou *Fortifians* & *Stomachiques* sont des remèdes que les *Solidistes* ont appellé, d'après les anciens *Méthodistes*, *Indurantia*, *Densantia* & *Tendentia*, mais sans distinction, *Tonixos*, *Tonitixos*, qui signifie *Nervin*, de *tonos*, Nerf. Le

---

(a) Voyez, *de Roborantium differentiis*, par M. OPPEN ; Halle, 1768, *in-4*.

(b) Voyez, 1°. *de Remediis Stomachicis*, par *Paul* AMMAN ; Leipsick, 1689, *in-4*.. 2°. *de Stomachicis*, par *J. Sigism.* HENNINGER ; Strasbourg, 1706, *in-4*.

Tome II.   A

même mot que *tonos* signifie encore *tenor & vigor partium* ; d'où se déduit aussi une étymologie très-naturelle du mot *Tonique*. *Prosper Alpin* a très-bien parlé de ces médicamens, de même que du *Strictum* & *Laxum. Juncker* les appelle encore *Roborantia* , *Cardiaca* , *Analeptica* , &c. Ces remèdes sont destinés à donner aux solides une tension convenable, & à leur rendre le ton qui leur est propre, lorsqu'ils l'ont perdu.

On confond ordinairement les différentes qualités attachées à ces remèdes. Il faut bien se garder de croire qu'il y ait autant de remèdes divers, qu'il y a de noms : si cela étoit, les *Spécifiques*, qui sont très-rares, seroient en très-grand nombre. Il est donc vraisemblable qu'il y a beaucoup de remèdes qui agissent d'une manière générale , & que toutes les vertus des *Altérans* consistent ou à retarder ou à augmenter le mouvement des fluides , & à resserrer ou relâcher les solides. Les *Purgatifs* eux-mêmes n'ont pas la seule vertu purgative ; on leur en donne beaucoup d'autres : il en est bien peu qui en aient une propre & unique, comme l'*Opium* & le *Tartre émétique.*

Ainsi donc , tout *Irritant* est *Tonique* ou *Roborant*, au moins pour un tems , & nommément les *Styptiques* ci-dessus, les *Expectorans* , les

Diaphorétiques, les *Diurétiques*, les *Apéritifs*, les *Emménagogues*, & éminemment le *Fer*, desquels nous avons déjà parlé. Les *Cordiaux*, les *Excitans*, les *Echaufans*, les *Hystériques*, dont nous parlerons plus bas, ont cette vertu.

Cette observation utile nous accompagnera toujours : nous en joindrons une autre que nous avons déjà employée plusieurs fois ; c'est de conserver à chaque dénomination autant de propriété qu'il est possible.

D'après cette vue, nous dirons qu'on peut conserver le mot *Tonique*, *Roborant* ou *Fortifiant* pour les remèdes qui animent lentement les solides, & dont l'effet est durable. Ils sont tous *Stomachiques*, & ne sont peut-être que cela ; car 1°. on n'est jamais fort avec un estomac foible, & *vicissim* : 2°. ce n'est que sur l'estomac qu'agissent les grosses viandes, le sel, le poivre, l'ail, la coral des jardins, &c. dont les Paysans, qui sont si forts, se nourrissent ; & réciproquement c'est des forces de leur estomac que vient le besoin qu'a ce viscère, & que leur machine entière a aussi d'alimens fortifians pour maintenir les forces.

Au reste, on entend par *Stomachiques* les remèdes des maladies quelconques de l'estomac, parce qu'en prenant le mot *Stomachique* dans ce sens très-général, on doit entendre par-là tantôt les *Adoucissans*, tantôt les *Béchiques*, tantôt les *Fortifians*, &c. ; au lieu que l'exception que nous lui donnons, d'après l'usage, ne comprend que les *Toniques* ou *Fortifians*.

Les remèdes qui méritent le plus éminemment le nom de *Toniques* & de *Stomachiques* sont,

1.º Le *Fer*, qui est un des plus énergiques ; nous en avons déjà parlé.

2.º Quelques *Aromates* fixes & joints à une plus ou moins grande amertume ou âcreté, tels que les *Epiceries*, quelques Drogues exotiques, & quelques productions indigènes aussi analogues, le *Coral*, la *Nielle*, l'*Ail*, l'*Oignon*, &c. Ces Aromates, quoiqu'en prétendent certains Auteurs, ont une vertu *stomachique* & *tonique*, même après l'ébullition.

3.º Les *Amers*, soit *purs*, soit *aromatiques*.

4.º On a cru que la *membrane interne du gésier des poules* étoit très *stomachique*, parce que cet animal mange & digère des corps très-durs ; mais cette idée est trop ridicule pour mériter d'être combattue.

Nous allons entrer dans le détail sur les médicamens *stomachiques* que nous venons indiquer.

Les *Epiceries* sont de très-bons *stomachiques* (a).

____

(a) Voyez, *de Aromatum Exoticorum noxâ & Nostratium præstantiâ*, par *Benj. Gottl.* ALBRECHT ; Erford, 1740, *in-4*.

CINNAMOMUM ; *Canelle* (a). CARYOPHILLUS *AROMATICUS* ; *Gérofle* (b). On emploie ces drogues ensemble ou séparément dans les assaisonnemens.

(a) Voyez, 1.° *Spicilegio Botanico. Dialogo nel quale si manifesta la sconosciuto Cinnamomi degli antiqui*, par *Balthasar & Michel* CAMPI ; Lucques, *Marescandoli*, 1654, in-4. 1669, in-4... 2.° *de Cinnamomo*, par *J. Theod.* SCHENCKIUS ; Yena, 1670, in-4... 3.° *de Cinnamomo veterum*, par *Herm. Nicol.* GRIMM. (*Misc. Acad. Nat. Cur. dec. II. ann.* 3. *obs.* 209.)... 4.° *de Cinnamomo & Cassiâ ligneâ*, par *André* CLEYER. (*Misc. Acad. Nat. Cur. dec. II. ann.* 4. *obs.* 6.)... 5.° *de Cinnamomo*, par *Georg. Wolffg.* WEDEL ; Yena, 1707, in-4... 6.° *de Cinnamomo, ad dissertationem de Cinnamomo* WEDELII, par *J. Adr.* SLEVOGT ; Yena, 1707, in-4... 7.° *de Cinnamomo*, par *Christophe-Louis* GÖLLER ; Utrecht, 1709, in-4. M. *Cartheuser* a donné une bonne Dissertation, *de Calycibus aromaticis florum Cassiæ Zeylanicæ* ; elle est la quatrième de ses *Dissertationes Physico-Chymico-Medicæ de quibusdam Materiæ Medicæ subjectis* ; Francfort, *Strauss*, 1774, in-8 ; il présente ces Calices comme ayant des qualités analogues à celles de la *Canelle*.

(b) Voyez, 1.° *de Caryophillis Aromaticis*, par *George-Ever.* RUMPHIUS. (*Misc. Acad. Nat. Cur. dec. I. ann.* 1. *obs.* 21.)... 2.° *de Caryophillis Aromaticis*, par *Frédéric* HOFMANN ; Halle, 1701, in-4... 3.° *Lectiones publicæ de Succino, Opio, Caryophillis & Castoreo*, par *Gaspard* NEUMANN ; Berlin, 1730, in-4... 4.° *de Caryophillis Aromaticis*, par *Jos. Mar.* CAPPA ; Turin, 1765, in-4.

Il y a quelque chose de singulier à observer à leur sujet ; c'est une remarque pratique sur la routine qui prescrit toujours du régime dans toutes les consultations , & même celles dans lesquelles on donne des drogues analogues sous forme de remèdes ; ce qui dénote une ignorance impardonnable. Il vaudroit mieux ne point parler de ces aromates , ou mieux les ordonner sur-tout dans les relâchemens d'estomac , & même dans tous les cas où conviennent les Toniques.

On emploie beaucoup la *Canelle* dans les remèdes *toniques* & *stomachiques*. La dose en poudre est de douze grains à demi-gros. On lui substitue ordinairement plusieurs autres substances aromatiques , qui ne la valent pas ; c'est un fort bon *stomachique.*

On en prépare un *Sirop* & deux *Eaux distillées* ; mais ces préparations ne sont employées qu'à titre de *Cordial* , parce que les parties subtiles enlevées par la distillation , ne peuvent produire que des effets peu durables ; ce qui est le propre des *Cordiaux* : au lieu que la *Canelle* en substance & entière a la qualité vraiment *roborante* durable. Son *Huile essentielle* est très-bonne pour aromatiser les loochs, les gelées, les compotes, &c.

Le *Gérofle* est fort employé dans les cuisines : on ne s'en sert guère comme remède ; cependant, donné comme la *Canelle*, il feroit auffi bon. On fe fert de fon *Huile effentielle* comme d'un *Cauftique*, principalement pour les dents cariées.

PIPER ; *Poivre* (a). C'eft la plus vive de toutes ces drogues ; il y en a de plufieurs efpèces. Il fuffit de favoir que le *Poivre noir* eft une efpèce particulière ; que le *Poivre blanc* qu'on trouve chez nos Droguiftes n'eft que le *Poivre noir* dépouillé de fon écorce : il y en a de *blanc* ; mais il eft fort rare.

Quelques grains de *Poivre* paffent pour un grand *Stomachique* ; on s'en fert à ce titre en infufion dans les Indes : il paffe auffi pour *anti-Vénérien*, pour *Fébrifuge*. Il eft certain qu'il fait très-bien dans les fièvres intermittentes qui viennent dans les endroits marécageux.

Il y a des gens qui penfent que le *Poivre* entier rafraîchit, & qu'en poudre il échauffe : quoique dans le fonds cela ne foit qu'une chimère, il eft certain qu'il échauffe beaucoup moins entier, qu'en poudre ; la raifon en eft que, préfentant moins de furface à l'eftomac, il l'irrite en moins de points.

(a) Voyez, *de Pipere*, par *Laurent* HEISTER ; Helmftadt, 1740, *in-4.*

A 4

Nux Moscata; *Noix Muscade* (a). On emploie deux parties de ce Noyau. Le *Macis*, improprement *Fleurs de Muscade*, est l'écorce moyenne de la coque de la *Muscade*. C'est une espèce de substance membraneuse fort aromatique, & un très-bon *Stomachique*, ainsi que la coque interne dépouillée elle-même de toute l'écorce, ou *Noix Muscade*. On les donne dans les bols & opiates stomachiques. La dose en poudre est de douze ou vingt grains; elles entrent dans quelques compositions officinales, & notamment dans les grandes compositions purgatives, à titre de correctif.

Cassia Lignea; *Casse en bois*; *Casse-lignée* (b). C'est une drogue fort analogue à la *Canelle* : il y a apparence cependant qu'elle n'est pas une écorce retirée du même arbre. On l'emploie beaucoup, & plus communément dans les opiates & bols stomachiques; mais la *Canelle* vaut mieux. On s'en

---

(a) Voyez, 1.º *Brevis de foecundla de Nuce Moschatá dissertatio*, par *Jean-Henri* DIETZIUS ; Giessen, 1681, in-4.... 2.º *Nucis Moschatæ curiosa descriptio*, par *Christ. Franc.* PAULLINUS; Francfort & Leipsick, *Stoffelius*, 1704, in-8... 3.º *de Nuce Moschatá*, par *Nicolas* SCHULZE ; Utrecht, 1709, in-4.

(b) Voyez, *de Cinnamomo & Cassiá Lignea*, par *André* CLEYER. (Misc. Acad. Nat. Cur. *sec. II. ann.* 4. *obs.* 6.)

sert aussi comme *Vulnéraire*, à cause d'un certain gluant qu'on lui trouve en la mâchant, & par lequel on la distingue très-bien de la *Canelle*.

Les remèdes dont nous venons de parler, ont été employés *ad magnanimitatem*, c'est-à-dire, à titre d'*Aphrodisiaques*. Toutes les préparations *aphrodisiaques* sont remplies de ces substances. Les Anciens les regardoient aussi comme correctifs excellens des purgatifs accusés de donner des vents ; c'est pourquoi on les trouve toujours joints aux remèdes composés purgatifs.

ZINGIBER ; *Gingembre* (a). C'est une racine d'un goût âcre, brûlant, d'une odeur forte assez agréable. Elle entre dans les poudres des plus anciens Antidotes, tels que la *Thériaque*, le *Mithridate*, le *Diascordium*, dans les confections cordiales, stomachiques, même purgatives, & dans tous les anciens électuaires purgatifs : elle est employée dans ces derniers comme un puissant correctif des purgatifs, selon l'idée des Anciens.

―――――――――

(a) Voyez, 1.° *de Balsamo & Zingibere*, *libellus*, par *Matthias* LOBEL ; Londres, 1599, *in-4*... 2.° *de Zingibere*, par *J. Albert* GESNER ; Altdorf, 1723, *in-4*. *Gesner* a retiré par l'analyse de la racine du *Gingembre*, une Eau odorante, une liqueur acide & acerbe, & deux Huiles ; l'une plus légère que l'autre, la première pénétrable.

Elle entre auſſi quelquefois, réduite en poudre, dans quelques préparations magiſtrales, telles que les opiates & les bols ſtomachiques, cordiaux, & ſur-tout dans les remèdes deſtinés à exciter l'appétit vénérien & l'aptitude à le ſatisfaire ; elle eſt très-recommandée pour cette dernière qualité, & les effets qu'on lui attribue ſur ce point ſont aſſez réels.

C'eſt un puiſſant *Tonique* & un véritable *Echauffant*, dont il faut proſcrire l'uſage dans les cas de tenſion & d'irritation des ſolides, ainſi qu'aux perſonnes ſujettes à des hémorragies. On pourroit donner le *Gingembre* ſeul en ſubſtance, de dix à vingt grains, dans les relâchemens extrémes de l'eſtomac ; mais on le donne ainſi très-rarement, à cauſe de ſa grande âcreté. Cependant ce médicament n'eſt preſque point employé, quoiqu'il mérite beaucoup de l'être. Il eſt fort vif : on s'en ſert à titre de parfum & d'aſſaiſonnement. Il y a des gens qui le mâchent dans le cas de foibleſſe d'eſtomac ; mais, en vérité, il faut avoir une bouche pavée, pour pouvoir en uſer de cette manière.

Dans la Médecine domeſtique, on ſe ſert du *Gingembre confit au ſucre*, qui nous vient de l'Amérique ; ſon âcreté eſt alors corrigée. Ainſi confit, il eſt employé plus fréquemment dans les prescriptions magistrales : quoique rendu plus doux, il est encore assez actif pour réveiller doucement le jeu de l'estomac, exciter l'appétit, faciliter la digestion, donner des forces, & ce que les Médecins appellent pudiquement de la *magnanimité*, si on en mange plusieurs morceaux dans la journée : il est très-bon pour les estomacs foibles.

VANILLA; *Vanille*. C'est une espèce de gousse, mince, longue, dont on ne se sert que pour parfumer le *Chocolat*, qui lui doit sa vertu fortifiante; car le *Chocolat*, de lui-même, n'est qu'*adoucissant* & *alimenteux*.

CANELLA ALBA, *CORTEX WINTERANUS*, *COSTUS CORTICOSUS*; *Canelle blanche*, *Ecorce de Winter* (a). Elle est connue depuis environ

______

(a) Voyez, 1.º *A description of the Pimienta or Jamaica Pepper tree. Myrtus arborea, foliis Saurinis aromatica, sive Pimienta Peper, or all' spice tree, and of the tree bears the Cortex Winteranus, arbor baccifera, laurifolia, aromatica, fructu viridi, calyculato ramoso Wild, Cinamom tree commonly, but falsy called Cortex Winteranus*, par *HANS SLOANE*, (Transact. Philos. n.º 192.)... 2.º *de Cortice Winterano*, par *J. Louis SILTEMANN*; Esford, 1711, *in-4*... 3.º *de Cortice Winterano*, par M. *HARSLEBEN*; Francfort, 1760, *in-4. Siltemann* a obtenu de l'*Ecorce de Winter* une Résine extraite par l'Esprit-de-vin, une Eau odorante & une Huile essentielle.

deux siècles ; elle tire son nom d'un Capitaine
de vaisseau qui la découvrit. Les Matelots s'en
servoient d'abord pour assaisonnement. On découvrit ensuite qu'elle étoit bonne pour le scorbut. *Willis* la vante comme un bon *Alexitere
sudorifique stomachique.* On la donne depuis douze
grains jusqu'à un gros.

SINAPI ; Moutarde. Cette plante est de la
classe de celles qui contiennent un alcali-volatil
spontané, & une des espèces de cette classe qui
contienne ce principe plus développé, & nous
pouvons dire en même tems , plus abondant.
Sa semence est la seule partie qui soit en usage.
On l'emploie très-peu à titre de remède ; mais
son usage diététique peut en tenir lieu. On en
mange avec presque toutes les viandes roties ou
bouillies : on la fait entrer dans diverses sausses ;
elle est sur-tout un assaisonnement aussi salutaire,
qu'agréable, des différens mets tirés du cochon.
Cet assaisonnement est actif & échauffant ; il sol-
licite puissamment les organes de la digestion :
aussi convient-il singulièrement aux estomacs paresseux & aux tempéramens froids, humides &
foibles. Elle peut nuire au contraire aux estomacs
chauds, & aux tempéramens chauds, secs &
mobiles ; cependant son usage devient à-peu-près

indifférent à tous les sujets par le long usage.

La foule des autres, l'*Acorus* (a), le *Galanga*, la *Zedoaire* (b), les *Cubebes* (c), le *Poivre-long*, le *Souchet*, le *Meum*, le *Jonc odorant*, le

---

(a) Voyez, 1.º *Ragionamenti sopra l'Amome e Calamo Aromatico novamente l'anno 1604 avuto di Malacca, Città d'India*, par *François* MARTINELLI; Venise, *Percacino*, 1604, *in-4...* 2.º *Giudizio sopra in Ragionamenti di* MARTINELLI *sopra il nuovo Amomo e Calamo Aromatico, alli Speciali della Città di Mantoua*, par un Anonyme; Mantoue, *Ozanna*, 1605, *in-4...* 3.º *Historia exoticorum quorumdam Medicamentorum simplicium*, par *Albert* SEBA. (Act. Phys. Med. Tom. IV. Obs. 62.)... 4.º *Trois Lettres d'un Médecin des Hôpitaux du Roi, à un autre Médecin de ses amis*, par *François* PETIT; Namur, *Albert*, 1710, *in-4...* 5.º *de Calamo Aromatico*, par *J. Adolphe* WEDEL; Yena, 1719, *in-4*.

(b) Voyez, 1.º *de Zedoar Zeylanico*, par *Herman-Nicolas* GRIMM. (Misc. Acad. Nat. Cur. dec. II. ann. 3. obs. 208.)... 2.º *de ætatibus Zedoariæ relatio, in quâ Zedoariæ fructificatio præparata & vires traduntur*, par *Samuel-God.* MANITIUS; Dresde, 1691, *in-12*.

(c) Voyez, 1.º *Informacion y parecer de lo que son Cubebas, y quien las empeçò a usar, y come no son el Carpasio de Galeno, y que las que agora tenemos son las mismas que conocieron los primeros Arabes*, par *Diego de* CORTAVILLA Y SANABRIA; *in-4.* sans indication de lieu, ni d'année... 2.º *Parecer que las Cubebas son el Carpasio de Galeno*, par *François* VELEZ DE ARCINIEGA; *in-4.* sans indication de lieu, ni d'année... 3.º *de Cubebis*, par *George-Wolffg.* WEDEL; Yena, 1705, *in-4*.

Nard (a), le *Bois de rose*, le *Malabathre ou Feuilles indiennes* (b), ne font abfolument employés que dans les compofitions officinales alexiteres, toniques, ftomachiques, anti-diarrhéiques, ad magnanimitatem, hyftériques, le *Mithridate*, la *Thériaque* (c), l'*Orviétan*, le *Diafcordium* (d), &c. provifions d'ailleurs inutiles, qui ne font que groffir mal-à-propos la lifte des *Stomachiques*, & les compofitions officinales ex-

---

(a) Voyez, *de Nardo & Epithymo*, par Jean FABER ; Rome, 1666, *in*-4. Mayence, 1607, *in*-4.

(b) Voyez, *de Caffiâ Cinnamomeâ & Malabathro*, par George DEXBACH ; Gieffen, 1720, *in*-4.

(c) Voyez, 1.° *Difcurfus medicus de Theriacâ Andromachi, ejufque origine, ingredientibus & ufu medico*, par J. NOLTO ; Lubeck, 1702, *in*-4. 1706, *in*-4. traduit en allemand, Lubeck, 1706, *in*-4... 2.° *Nouveau Traité de la Thériaque*, par *Chriftophe* DE JUSSIEU ; Trévoux, 1708, *in*-8... 3.° *Differtacion fopra la Theriaca magna*, par *Eman.* MARTINI ; Valence, 1727, *in*-4... 4.° *Differtacion fopra la compoficion de la Theriaca magna*, par *Gafpard* VIDAL ; Valence, 1727, *in*-4... 5.° *Certamen Pharmaceutico Galenicum circa Theriacæ magnæ præftantiam*, par *Jofeph* ARNAU ; Valence, 1727, *in*-4... 6.° *Difcurfo fopra la Theriaca*, par *Sile. Ant.* PANTIELLI ; Parme, 1753, *in*-8.

(d) Cette préparation a pris fon nom du *Chamarras* ou *Germandrée d'eau*, en latin *Scordium* ; il va être parlé de cette plante.

ternes *fortifiantes*, comme l'emplâtre *stomachique* de *Charas*, &c. Le *Mithridate* lui-même, qui a été si célébré, est presque oublié aujourd'hui ; on ne le prépare plus, pour ainsi dire, que pour la décoration des boutiques, par une espèce de respect religieux pour son ancienneté. Enfin on s'en sert encore comme correctif des purgatifs, ainsi que nous l'avons déja dit.

Les *Stomachiques amers* (a) sont distingués en *amers purs*, c'est-à-dire, qui ne contiennent que le principe amer, & en *amers aromatiques* (b), où dans lesquels le principe amer est joint aux aromates. Les premiers sont la *Gentiane*, la *petite Centaurée*, le *Chardon-bénit*, la *Fumeterre*, le *Trèfle d'eau*, les *Semences d'Orange*, le *Cachou*, le *Houblon*, le *Café*, &c. Parmi les *amers aromatiques*, on compte, outre toutes les *Épiceries* dont nous avons parlé, l'*Absinthe*, la *Germandrée*, le *Camæpytis*, &c.

Outre les vertus générales des *stomachiques*, on attribue encore aux *amers* la vertu de purifier le sang, d'être bons au corps ; ce qui est assez vague :

(a) Voyez, *de Plantarum Amararum insigni virtute medicâ*, par *André Elie* BÜCHNER ; Halle, 1768, *in-8*.

(b) Voyez, *de Simplicibus Balsamicis & Aromaticis*, par M. *J. Fred.* CARTHEUSER ; Francfort, 1764, *in-4*.

mais par la purification du sang, on entend ordinairement les maladies de la peau, où ces remèdes sont très-employés, & réussissent très-bien en décoction, en infusion, soit donnés seuls, soit avec le lait ou le petit-lait. On leur attribue aussi une vertu *anti-goutteuse* : ils sont célébrés contre les maladies des yeux ; ils sont encore *Emménagogues*, *Diurétiques*, *Febrifuges*, *Vermifuges*, ennemis des nerfs, selon *Wepfer*, &c. Ils servent aussi d'Excipient aux potions purgatives. Enfin *Wepfer*, qui a observé que, pris à très-haute dose, ils donnoient des convulsions, a encore trouvé qu'ils avoient une vertu *assoupissante* & *enivrante*; mais la manière dont on les administre, doit ôter toute crainte à ce sujet, & il faut les donner à dose outrée pour qu'ils produisent ces mauvais effets.

On a reconnu dans les *Stomachiques amers* une vertu *anti-scorbutique*, & on a observé que ces médicamens, le *Trefle d'Eau*, par exemple, mêlés aux *anti-scorbutiques proprement dits*, faisoient très-bien. On a principalement remarqué en eux la vertu *emménagogue*.

Nous allons parler d'abord des *amers purs.*

GENTIANA; Gentiane. Sa racine est un fort bon *Stomachique*; elle est fort amere. On n'emploie guère

guère fa décoction, ni fon infufion, à caufe de
fon amertume : cependant on pourroit très-bien
s'en fervir coupée avec du lait (a). Elle entre dans
beaucoup de compofitions officinales : les Anciens
l'ont crue *alexipharmaque;* elle peut entrer dans
les bols ftomachiques, à la dofe d'un ou deux
gros. *Cartheufer* dit qu'on peut lui fubftituer le
Treffle d'Eau & le *Diɛtamne blanc* ou *Fraxinelle* (b);
on la donne rarement feule.

C E N T A U R E U M M I N U S ; *Petite Centaurée* (c).
Elle eft fort employée : on fe fert des fommités

(*a*) *Slevogt* rejette fa Teinture faite dans l'Efprit-de-vin,
à caufe de fa trop grande amertume; il veut qu'on emploie
toute la plante. *Voyez* fa Differtation *de Gentianâ;* Yena,
1720, *in*-4.

(*b*) Voyez, 1.° *de Fraxinellâ*, par *André-Elié* BÜCHNER;
Erfort, 1741, *in*-4... 2.° *de Cicutâ, Flammâ jovis, Aconito,
Pulfatillâ, Diɛtamno,* &c. par M. SPALOWSKY; Vienne,
1777, *in*-4.

(*c*) Voyez, 1.° *Centaurium minus*, par *Samuel* SEDELIUS;
Francfort, 1694, *in*-8... 2.° *de Centaurio minori*, par *George-
Wolffg.* WEDEL; Yena, 1713, *in*-4... 3.° *de Centaurio
minori*, par *J. Adrien* SLEVOGT; Yena, 1713, *in*-4...
4.° *Centaury the great ftomachi*, par M. HILL; Londres,
Baldwin, 1765, *in*-8. M. *Hill* préfère cette plante aux autres
Amers, en ce qu'il la regarde comme propre à exciter &
à faciliter la digeftion fans échauffer, ni conftiper.

fleuries de cette plante en infusion, à la dose de deux pincées. Cette infusion est légérement amère; elle peut être employée comme *stomachique* & *emménagogue*, chez les filles chlorotiques & cachectiques. On s'en sert souvent pour boire pardessus un bol qui a une vertu plus forte : on peut aussi s'en servir dans les relâchemens d'estomac. Elle est trop foible pour être d'usage dans les maladies de la peau & dans la goutte.

CARDUUS BENEDICTUS ; *Chardon béni* (a). *TRIFOLIUM FIBRINUM* ; *Treffle d'Eau* (b).

(a) Voyez, 1.º *Afilum languentium*, *seu Carduus Sanctus*, *vulgò Benedictus*, par *George-Chr*. PETRI *ab* HARTENFELS; Yena, 1699, *in-8*... 2.º *de Carduo Benedicto*, par *George-Henri* BEHR; Strasbourg, 1738, *in-4*.

(b) Voyez, 1.º *de Trifolio Fibrino*, par *Matthias* TILINGIUS. (Misc. Acad. Nat. Cur. *dec*. II. *ann*. 2. *obs*. 74.)... 2.º *Scrutinium de naturâ Trifolii Fibrini*, par *J. Chrétien* SCHROER; Guben, 1700, *in-4*... 3.º *Trifolii Fibrini historia*, par *J.* FRANK; Francfort, 1701, *in-8*... 4.º *de Trifolio Fibrino*, par *J. Philippe* EYSEL; Erfort, 1716, *in-4*... 5.º *de Trifolio Paludoso*, *seu Fibrino*, par *J. Frédéric* BOEKELMANN; Leide, 1718, *in-4*... 6.º *de Trifolio Aquatico*, par *Laurent* BRODIN; Abo, 1723, *in-8*... 7.º *de Trifolii curâ*, par *J. C.* DITHMAN; Francfort, 1728, *in-8*.

FUMARIA; Fumeterre (a). On se sert des feuilles de ces plantes, qui sont fort amères. Nous avons déjà parlé du *Chardon béni*, à l'article des *Diaphorétiques*; nous ajouterons simplement qu'il a les vertus communes des amers, & qu'il peut être employé en décoction, seul ou avec du lait, dans les maladies de la peau, la goutte, &c. La *Fumeterre* est d'une amertume insoutenable; on ordonne son suc à la dose de deux ou trois onces : on peut aussi la prendre en infusion, & même en décoction, sans craindre de perdre la partie volatile; car elle n'en a point. On la dit très-bonne contre les maladies de la peau, les dartres, la jaunisse, les obstructions, &c. On en fait beaucoup d'usage; mais, en vérité, on en retire peu d'effet. Elle est aussi rangée parmi les *Diurétiques*, & c'est avec raison; car elle contient beaucoup de Nitre. Le *Trefle d'Eau* se donne de la même façon, & dans les mêmes cas que la *Fumeterre*. Il est fort usité en Allemagne, où on le mêle avec des

------

(a) Voyez, 1.º *Notizie sopra l'Erba Fumana, che si trova nel monte Zibio del Madonese*, par *Jean-Bapt.* SCARELLA. (Galler. di Minerva, Tom. VII.)... 2.º *de Fumariá*, par *Rodolphe-Jacq.* CAMERARIUS; Tubingen, 1710. 1718, *in-4*... 3.º *de Fumariá vulgari*, par *Jos. Louis* ROUSSAY; Strasbourg. 1749, *in-4*.

plantes *anti - scorbutiques*. Quelques Médecins l'ont claffé dans la famille des *anti-Scorbutiques cruciferes*, parce qu'ils ont obfervé qu'il foulage quelquefois dans le fcorbut ; mais ils fe font trompés. En général toutes les plantes dont nous venons de parler, entrent dans beaucoup de compofitions officinales.

SEMENCES D'ORANGE. Elles font fort amères, & font principalement regardées comme *vermifuges* ; ainfi nous n'en dirons rien.

LUPULUS ; *Houblon* (a). Ses feuilles, fes jeunes pouffes & fes fleurs ou fes cones, que tout le monde connoît, & qui font un amas de calices en épi, font fort ufités, mais ne font pas fi amers que ceux dont nous avons parlé. Ils entrent dans les bouillons, apozèmes & infufions. En général le *Houblon* eft un *flomachique* trop léger, pour être donné dans les maladies de la peau, la goutte, les rhumatifmes, &c.

CATECHU ; *Cachou*, connu fous le nom de *Terra Japonica*, & vraifemblablement le *Licium*

(a). Voyez, 1.º *Lupulogia*, par *Olaus* BROMELIUS ; Stockholm, 1687, *in*-12, en Suédois... 2.º *de Lupulo*, par *J. Jacques* BAIER ; Altdorf, 1718, *in*-4.

des Anciens. C'est un extrait soluble dans l'eau, qui nous vient des Indes, de la Chine & du Japon. On en connoît peu l'origine & la préparation (*a*). C'est un très-bon *stomachique* dans les digestions languissantes, les coliques venteuses. La maniere de s'en servir est de le faire fondre dans la bouche, soit brut, soit purifié, aromatisé ou non (*b*).

CAFÉ. Cette graine est plutôt un secours diététique qu'un remède. Tout le monde connoît sa préparation. Il peut être *stomachique* pour les personnes qui n'y sont pas accoutumées; mais,

---

(*a*) Les Botanistes & les Naturalistes, d'après M. *de Jussieu*, (*Mémoires de l'Académie Royale des Sciences*, ann. 1720.) ont regardé long-tems le *Cachou* comme un extrait de l'*Arec*, & cela paroissoit démontré. Mais M. *Jæger* a prétendu, dans la suite, que cette substance étoit le produit d'un *Acacia* ou d'une Sensitive, *Mimosa* de *Linné*. *Cleyer* l'avoit déjà dit avant lui & avant M. *de Jussieu*. M. *Kerr* a confirmé, depuis quelques années, l'assertion de *Cleyer* & de M. *Jæger*, & a publié la description & la figure de la plante même, qu'il a vue au Bengale. Enfin, M. *Werthmuller* est venu à l'appui, & a appellé la plante *Mimosa Cate*; on peut voir sa Dissertation *de Catechu*; Gottingue, 1779, *in-4*.

(*b*) Voyez, 1.º les Ouvrages indiqués ci-dessus... 2.º *Tractatus Physico-Medicus de Catechu*, *sive Terrâ Japonicâ*, par *Ehrenfr.* HAGEDORN; Yena, *Kresbius*, 1679, *in-12*.

pour ceux qui ont contracté l'habitude d'en prendre, c'est un besoin (*a*).

(*a*) On a beaucoup écrit sur les avantages, les inconvéniens, les bons & les mauvais effets, & la préparation du *Caffé*. Si nous devions indiquer tous les Ouvrages qui ont été publiés sur cet objet, ils se multiplieroient à l'infini : quelques-uns même présentent une prévention si marquée pour ou contre l'usage qu'on peut en faire, qu'ils ne méritent point d'être consultés ; nous nous bornerons aux suivans.

1.º *Potus Coffi*, par *Franç.* PETERSEN ; Francfort, *Vogel*, 1666, *in*-4.

2.º *Traités nouveaux du Thé, du Caffé & du Chocolat*, par *Phil. Silvestre* DUFOUR. (Nous l'avons indiqué en parlant du *Chocolat.*)

3.º *Discursus de saluberrimâ potione Cahue, sive Caffé*, par *Fauste Néron* BANESI ; Rome, *Ercole*, 1671, *in*-12.

4.º *Virtu del Kafé, bevanda introdotta novamente nell' Italia, con alcune osservazioni per conservar la sanità*, par *Dominique* MAGRIUS ; Rome, *Ercole*, 1671, *in*-4.

5.º *Il Caffé con più diligenza esaminato in ordine al conservamento della salute de' corpi umani*, par *Joseph* GALEANUS ; Palerme, *Auselino*, 1674, *in*-4.

6.º *Raccolta delle singolari qualità del Caffé*, par *Michel* TOGNI ; Venise, *Valvasense*, 1675, *in*-12.

7.º *Natur gemässe beschreibung der Coffee, Thee, Chocolate, Tobaks, in IV. Unterschiedlich ab theilungen, mit einem tractat*, &c. par *Jean* LANGENIUS, Hambourg, 1684, *in*-12.

8.º *The manner of making of Coffee, Tea, and Chocolate, with their vertus, newly done out of French and Spanish of*

M. de Jussieu a trouvé une classe de plantes, dont toutes les semences, qui sont cornées,

---

COLMENERO, par *J.* CHAMBERLEIN ; Londres, 1685 , *in-*12.

9.° *De potione Asiaticâ, sive notitiæ à Constantinopoli circa plantam quæ calidi potûs Coave subministrat materiam*, par le Comte *Louis-Ferdinand* DE MARSIGLI, Vienne, 1685 , *in-*12. Il y a une Préface de *Jean-Samuel Schoder*, dans laquelle ce dernier fait voir la différence qu'il y a entre le fruit des Arabes, appellé *Brunn*, qui fait notre *Caffé*, & soit le *Buncha* de *Rhazès*, soit le *Bunchus* d'*Avicenne*.

10.° *Le bon usage du Thé, du Caffé & du Chocolat, pour la préservation & pour la guérison des maladies*, par *Nicolas* BLEGNY ; Lyon, *Amaulry*, 1687 , *in-*12, & dans le *Zodiaque François*, 1688.

11.° *De potu Caffé*, par *Marc* MAPPUS ; Strasbourg, *Spoor*, 1693 , *in* 4

12.° *Beschreibung des Thee, Coffee, Chocolate und des Chinesischen Anisum Stellatum*, par *Barthélemi* BELLI ; Leipsick, 1695 , *in-*4.

13.° *Unschuld der unbillig an klagen Thee-und Caffee-getrancke*, par *J. Pierre* ALBRECHT, Breme, 1696 , *in* 8.

14.° *De Coavâ seu Coffi potu inveteratæ cephaleæ victore*, par *Rosinus* LENTILIUS. (Misc. Acad. Nat. Cur. dec. III. ann. 3.)

15.° *De l'origine & du progrès du Caffé, traduit sur un Manuscrit arabe*, par *Antoine* GALLAND ; Paris, 1699 , *in-*12, 1716 , *in-*12, avec les *Voyages de la Roque*.

16.° *An account of the Coffee Shrub*, par *Hans* SLOANE. (Transact. Philos. n.° 208.)

17.° *Il Caffé descritto ed esaminato*, par *André* ANDALORI ;

donnent une décoction analogue en vertu

Meffne, *Arena*, 1703, *in*-12. L'Auteur fait dépendre plutôt les vertus du *Caffé* en boiffon de l'*eau chaude*, que du *Caffé* lui-même.

18.° *Avis falutaires à tout le monde, contre l'abus des chofes chaudes, & particulièrement du Caffé & du Thé*, par *Daniel* DUNCAN ; Rotterdam, *Acher*, 1705, *in*-8. traduit en Anglois, 1706, *in*-8. traduit en Allemand, Leipfick, 1707, *in* 8. L'Auteur croit le *Caffé* nuifible aux perfonnes dont le fang eft très-chaud.

19.° *Differtatio Phyfico-Medica de vitæ naturali termino, de ingeniorum varietate, de Chocolatá, Caphé, Herbá The & Spiritu vini feu Aquá vitæ & Rofoli*, par *Louis della* FABBRA ; Ferrare, 1710, *in*-4. 1712, *in*-4.

20.° *A difcourfe of Coffee*, par *James* HOUGHTON. (Tranfact. Philof. n.° 256.)

21.° *De Cahve Arabico & Germano Europæo*, par *J. Jacques* DILLEN. (Mifc. Acad. Nat. Cur. *dec. III. obf* 150.)

22.° *The virtue and ufe of Coffee, &c.* par *Richard* BRADLEY ; Londres, *Mattheus*, 1721, *in*-8.

23.° *De Caffé, Chocolate, Herbá Thea, ejufdemque naturá, ufu & abufu, Anacrifis medica, &c.* par *Leonard Ferdinand* MEISNER ; Nuremberg, *Lochnerus*, 1721, *in*-8.

24.° *De potüs Coffeæ ufu & abufu*, par *J. André* FISCHER ; Erfort, 1725, *in*-4.

25.° *The botanical diffection of the Coffee*, par *Jacques* DOUGLAS ; Londres, 1725, *in-fol.*

26.° *De abufu potûs Coffee, in sexu sequiori*, par *J. Paul-Simon* HILSCHER ; Yena, 1727, *in*-4.

27.° *Unterfuchung vom Caffee*, par *J. George* RICHTER ; 1728, *in*-4.

à celle du *Caffé.* Les *Cyparines* & les

28.º *De Coffeæ potûs usu noxio*, par *Michel* ALBERTI; Halle, 1730, *in-4.*

29.º *De tribus impostoribus Theâ, Coffeâ, vitâ commodâ & Officinis domesticis*, par *George* DETHARDING; Rostock, 1731, *in-4.*

30.º *De usu & effectibus potûs Coffeæ*, par *Ives-Jean* STAHL; Erfort, 1731, *in-4.*

31.º *La Storia e natura del Café*, par *Dominique* CIVININO; Florence, *Paperini*, 1731, *in-4.*

32.º *De potûs Coffeæ abusu*, *catalogum morborum augente*, par *Ant. Guill.* PLAZ; Leipsick, 1733, *in-4.*

33.º *Leçons sur le Thé*, *le Caffé*, *la Bierre & le Vin*, par *Gaspard* NEUMANN; Leipsick, *Fromann*, 1736, *in-4.* écrit en Allemand.

34.º *Tractatus de naturâ*, *usu & abusu Caffé*, *Thei*, *Chocolatæ & Tabacci*, par *J. Fr.* LEFEVRE; Besançon, *Charmet*, 1737, *in-4.*

35.º *Traité du Caffé*, *du Thé & du Tabac*, par *J.* KRUGER; Halle, 1743, *in-8.* en Allemand.

36.º *Dell' uso e dell' abuso del Caffè*, par M. *Jean* della BONA; Verone, 1751, *in-8.* Venise, 1761, *in-8.*

37.º *De Coffeâ*, par M. *J. George* GMELIN; Tubingen, 1752, *in-4.* M. *Gmelin* conseille d'ajouter du *Quinquina* à la boisson du *Caffé.*

38.º *De potu Coffeæ*, par M. *J. God. Aug.* FABER; Rintheln, 1767, *in-4.*

39.º *De potu Caffé quotidiano*, par M. CALVET; Avignon, *Joly*, 1752, *in-4.*

40.º *Observations on the properties and effects of Coffe*, par M. MOSELY; Londres, *Stockdale*, 1785, *in-8.*

Graterons, font de cette claffe (*a*).

Nous paffons maintenant à l'examen des *Stomachiques amers aromatiques*.

ABSINTHIUM MAJUS ; *Grande Abſinthe* (*b*). On doit la bien diſtinguer de la *petite*, qui n'eſt preſque point amère. Elle eſt un puiſſant *Stomachique* ; elle a toutes les vertus des *Amers* & des *Stomachiques* : elle eſt *échauffante*, *animante*, &c. Ainſi faut il prendre garde de la donner dans les cas de grande irritabilité, de même que dans les cas de ſuppreſſion des règles, avec crainte d'inflammation. Elle eſt auſſi *emménagogue*, excellente

---

(*a*) Voyez, 1.º *de novis & exoticis Thee & Café Succedaneis*, *Botry Mexicaná Ambroſioide*, *Ambroſiâ Arthemiſiæ foliis Malabar. Peruviana agerati foliis, five Thee de Lima*, *Herbâ de Paraguay*, *Café à la Sultane*, & *Oleo Sirec*, par *Michel Frédéric* LOCHNER. (Miſc. Acad. Nat. Cur. cent. *VI.*) & Nuremberg, *Hoffmann*, 1717, *in-4.* avec le *Heptas Diſſertationum* de l'Auteur... 2.º *Lettera ſopra la bevanda del Caffè Europæo, con la Segala abruſtolita*, &c. par *Joſeph* SERER ; Veniſe, 1730, *in-8*.

(*b*) Voyez, 1.º *de plantis Abſinthii tractatus*, par *Claude* ROCCARDUS ; Veniſe, 1589, *in-4*. Montbeliard, 1593, *in-8*... 2.º *de plantis Abſinthii nomen habentibus*, par *Jean* BAUHIN ; Montbéliard, *Foillet*, 1593, *in-8*... 3.º *Hiera piera, vel de Abſinthio analecta*, par *Jean-Michel* FEHR ; Yena, Treſcherus, 1667, *in-8*.

pro gulosis; car elle excite beaucoup l'appétit. Il y a des *Teintures* & des *Elixirs* deftinés à cet ufage, dont elle fait la bafe.

On la donne rarement en fubftance; ordinairement en conferve, en infufion, à caufe de fa grande amertume; jamais en décoction, à caufe de la volatilité de fon principe aromatique. Il y a cependant une *Conferve* faite avec fes fommités fleuries, qu'on croit propre à exciter l'appétit; mais les *Elixirs* & les *Teintures* valent mieux: on les ordonne communément à la dofe d'une cueillerée dans les relâchemens, & lorfqu'on ne craint pas d'incendie, dans les pâles couleurs, &c.

On en compofe auffi deux *Sirops*, dont le *compofé* eft le moins efficace, qu'on peut donner depuis demie once jufqu'à une once, & qu'on emploie plus ordinairement à incorporer les *Stomachiques* que l'on donne fous forme folide.

On en retire auffi une *Eau diftillée*, qui a toutes les vertus des *Eaux aromatiques*, mais qui n'a point celles des *Amers;* car le principe amer n'eft pas volatil. Cette Eau eft un *Cordial*, un *Sudorifique* affez léger.

On en retire un *Sel lixiviel*, qu'on a cru, pendant long-tems, être tout alcali; mais on a démontré depuis que ce Sel eft principalement neutre, & qu'il ne reftent rien de tous les principes de l'*Absinthe*, de même que tous les autres sels lixiviels quelconques ; d'où il suit qu'on ne doit pas le donner comme *Stomachique* : ce *Sel* est un des ingrédiens de l'anti-Émétique de *Rivière*.

On prépare avec l'*Absinthe* un *Vin composé*, qui se fait de deux façons ; savoir en jettant, dans le tems de la vendange, un fagot d'*Absinthe* sur du *moût*, & laissant fermenter, ou bien, ce qui est mieux, en prenant ses sommités fleuries sèches, & les faisant infuser dans du Vin blanc ordinaire. Le *Vin d'Absinthe* est un très-bon *stomachique*, bon *emménagogue*, sur-tout dans le cas de bouffissure. La dose en est d'une ou de deux cueillerées, ou même d'un demi-verre : ou continue ce remède pendant long tems.

Enfin l'*Absinthe* passe pour un très-bon remède contre l'appétit vénérien ; on dit aussi qu'elle est nuisible aux yeux : quoiqu'il en soit, c'est un excellent *Stomachique*. Elle entre dans plusieurs compositions officinales, soit externes, soit internes.

CHAMÆDRIS; *Germandrée*; *petit Chêne*. On se sert de ses feuilles, qui ont un parfum assez doux. On les emploie de la même manière, & à la même dose, que les sommités fleuries de la *Centaurée*.

Cette plante doit être rangée dans la claſſe des *Amers ſtomachiques*, & l'expérience lui en conſirme les propriétés : on la preſcrit utilement dans les obſtructions des viſcères, la jauniſſe, l'hydropiſie commençante, & la ſuppreſſion des règles : dans ce dernier cas, on l'emploie dans le vin blanc. Elle eſt très-célèbre contre la goutte : il y a même des obſervations qui confirment cette vertu. Mon grand-père, qui avoit été ſujet de bonne heure à cette maladie, en a pris pendant quarante ans, dans la vue d'en éloigner au moins ou d'en modérer les accès, & il a paru en avoir reçu quelque ſoulagement. Elle entre dans pluſieurs compoſitions officinales, comme le *Sirop d'Armoiſe compoſé*, l'*Orviétan*, l'*Eau générale*, la *Thériaque*, l'*Hiéra de Coloquinte*, l'*Huile de Scorpion compoſée*, & la *Poudre Arthritique amère*.

Scordium; *Chamarras*; *Germandrée d'eau* (a). Elle eſt regardée comme ſuccédanée de la grande *Abſinthe* : on l'emploie de la même manière, & à la même doſe. On la croit un puiſſant *Alexitère* ;

____

(a) Voyez, 1.º *de Scordio*, par *Rod. Jacq.* Camerarius; Tubingen, 1706, *in-4...* 2.º *de Scordio*, par *J. Adolphe* Wedel; Yena, 1716, *in-4...* 3.º *de Scordio herbâ, Schediaſma poſthumum*, par *J. Jacques* Kleinknecht; Ulm, 1720, *in-8.*

elle entre dans presque toutes les compositions des Anciens, & donne son nom à une des plus fameuses, le *Diascordium*, dont elle n'est cependant ni le principal ingrédient, ni le plus puissant.

CHAMÆPITIS; Yvette. Cette plante s'ordonne souvent avec le *petit Chêne*, & dans les mêmes cas. On s'en sert peu magistralement, & seulement en infusion, à la dose de demi-gros ou un gros, dans l'eau, le vin, le petit-lait, &c. On la regarde principalement comme *anti goutteuse*; c'est pourquoi on l'appelle *Iva arthritica officinarum.* Elle entre dans plusieurs compositions officinales.

EAU DE GOUDRON. Voyez le Traité singulier que le célébre *Berkley*, Evêque de Cloyne, a écrit sur ce reméde (*a*), dont la vertu la plus évidente est d'être *stomachique.*

(*a*) *Siris or achain of philosophical reflexions and inquiries concerning the virtues of Tar - Water;* Dublin & Londres, 1744, *in-*8. traduit en François, Amsterdam, 1745, *in-*12. ibid. (Trévoux) 1748, *in-*12. Genève, 1748, *in-*12. Bouillon, 1772, *in-*12, traduit en Hollandois, Amsterdam, 1747, *in-*8. traduit en Allemand, Leipsick, 1747, *in-*8. Francfort, 1749, *in-*8. traduit en Suédois, Stockolm, 1744, *in-*8.

Les *Huiles essentielles*, récentes, subtiles, très-aromatiques, prises intérieurement, font toniques, stomachiques, cordiales, échauffantes, aphrodisiaques, sudorifiques : leur goût amer, âcre, vif & brûlant, annonce assez ces vertus. Elles corrigent encore la mauvaise odeur de la bouche ; mais il ne faut les employer que sous la forme d'*oleo-saccharum*, soit pour les rendre plus aisément miscibles avec les humeurs digestives, soit pour chatrer leur trop grande activité, par laquelle elles pourroient irriter, & même enflammer l'estomac & les intestins. On ne doit même les donner, malgré ce correctif, qu'aux personnes d'une constitution lâche, peu mobile, peu irritable & peu inflammable (*a*).

(*a*) Voyez, 1.º *de Oleis Essentialibus*, par M. *Aug. Fred.* WALTHER ; Leipsick, 1745, *in*-4... 2.º *de Oleorum Destillatorum usu multiplici, præsertim in castris*, par M. *J. Paul* ZIEGLER ; Altdorf, 1747, *in*-4... 3.º *de Oleis Essentialibus*, par M. *André-Elie* BÜCHNER ; Halle, 1752, *in*-4... 4.º *de Oleis Essentialibus, seu Æthereis Vegetabilium absque destillatione parandis*, par M. *Ger. And.* MULLER ; Giessen, 1756, *in*-4... 5.º *de partibus Oleorum Æthereorum constitutivis*, par M. FASELIUS ; Yena, 1765, *in*-4... 6.º *de Oleis Vegetabilibus Essentialibus, eorumque partibus constitutivis*, par M. TROMSDORF ; Erford, 1765, *in*-4.

On a célébré , depuis quelque tems , les propriétés *toniques*
& *stomachiques* du *Millepertuis* (*Hypericum*.) Un *Pseudonyme* ,
qui s'est caché sous le nom d'*Anthropos-mago-Botanophilos* ,
s'est livré à des recherches sur cette plante. L'analyse chimique lui a fourni une huile , une resine , une sel sulfureux &
une terre grasse. Il attribue à cette plante différentes propriétés ; mais il exalte sur-tout sa vertu *tonique* , & les bons effets
qu'il en a éprouvés , employée tous les jours sous la forme
d'une infusion théiforme , pour rétablir le ton des fibres de
l'estomac , sur tout dans les personnes pituiteuses. Voyez
Das Johanniskraut Chemisch und Medicinisch abgehandelt , &c.
par Anthropos-mago-Botanophilos ; Leipsick *Boehme* ,
1781 , *in* 8. On peut voir ce que M. *Fenel* en dit à l'article
des *Vulnéraires internes*.

ARTICLE VIII.

DES CORDIAUX (a).

L'on appelle *Cordiaux* ceux des remèdes qui
augmentent le mouvement progressif des fluides ,
qui excitent & irritent les solides , en un mot ,
qui réparent les forces vitales avec énergie &
promptitude , mais d'une manière passagère , &
sans occasionner aucune évacuation sensible. Ces
remèdes ont beaucoup d'affinité avec les *Diaphorétiques*.

______

(a) On peut consulter trois Programmes *de Medicamentis
Cardiacis* , par M. Faselius ; Yena , 1765 , *in* 4.

On

On peut réduire les *Cordiaux* à trois classes :
1.º aux *Aromatiques volatils*, qui sont tirés principalement des végétaux ; 2.º aux *Esprits ardens*
& aux *Vins*, ordinairement compris sous le nom
de *Spiritueux* ; 3.º aux *Alcalis volatils*.

§ I.

AROMATIQUES.

Les premiers, c'est-à-dire, les *Aromatiques*,
sont presque toutes les Plantes *labiées ombelliferes*
de *Tournefort*, quelques *Aromates* exotiques, &
enfin les *Oranges*, les *Citrons*, les *Cédras*, &c.
Nous observerons à ce sujet que, comme il faut
que ces remèdes aient la plus grande énergie
possible, c'est un mauvais usage de les donner
en substance ou en infusion ; on le fait cependant tous les jours, lorsqu'on les donne dans
la *confection d'Alkerme*, dans celle de *Hyacinthe*, &c. L'usage ici ne prouve rien ; car le principe médicamenteux a très-peu d'énergie dans
ces préparations.

On a le principe aromatique, aussi concentré
qu'il est possible, dans les *Eaux distillées*, & sur-
tout dans les *Eaux essentielles*. Toute eau distillée
d'une substance végétale bien aromatique, &
même des aromates exotiques, que nous avons

dit retenir mieux leur parfum dans le feu, bien chargée par la cohobation ou autrement, est la même chose absolument ; par conséquent la division de ces eaux en *simples* & en *composées*, ne signifie rien pour la pratique ; il n'y a même que les *simples* qui soient usitées ; les plus employées sont l'*Eau de fleur d'Orange*, qui, outre son aromate, a une légère amertume qui aide beaucoup sa vertu, l'*Eau de Menthe*, celle de *Chardon béni* des Patisiens, l'*Eau Rose*, l'*Eau de Canelle simple*, autrefois appellée *Orgée*, & l'*Eau des trois Noix*, qui est assez négligée. La dose de ces eaux est ordinairement de demie once, dans une potion cordiale. Nous croyons qu'on feroit beaucoup mieux d'en faire la base de ces potions, & d'en ordonner cinq ou six onces.

On trouve dans les Livres modernes des Anglois, & même dans ceux de quelques Allemands, une *Eau de Cerises noires*, fort employée à titre de *Cordiale*, pour base des potions. Cette eau ne vaut pas grand chose, & n'est que légérement parfumée. Il faut faire attention qu'il y a un *Esprit ardent de Cerises*, qu'on appelle improprement *Eau de Cerises* ; car ici on abuse beaucoup des termes : il seroit très-dangereux de confondre cette *Eau* avec l'*Esprit*, puisque l'un n'est presque que de l'eau pure, & l'autre un esprit-de-vin bien concentré.

On trouve encore dans les boutiques plusieurs *Eaux distillées*, employées comme *Cordiales*, mais qui n'ont absolument aucune vertu, parce qu'elles sont tirées de plantes inodores, & notamment les *quatre Eaux* appellées *Eaux Cordiales* par excellence, qui sont celles d'*endive*, de *chicorée*, de *buglose* & de *scabieuse*.

On peut rapporter, à cette première classe, les *Baumes naturels*; mais ils sont peu usités à titre de *Cordiaux*.

§ II.

VINS ET ESPRITS ARDENS.

Les seconds, c'est-à-dire, les *Esprits ardens* & les *Vins*, se donnent rarement seuls.

Nous entendons par *Esprits ardens*, non-seulement la liqueur du *Vin* qu'on tire par distillation, mais encore celle qu'on retire des corps doux qui ont fermenté. Tous les *Esprits ardens* sont la même chose, & on peut également employer l'un pour l'autre.

Le *Vin* est un très-bon *Cordial*, dont l'habitude a privé la plupart des hommes. En effet, chez les personnes qui n'en boivent point, trois ou quatre cueillerées font beaucoup d'effet. On se sert ordinairement, dans ces cas, des *Vins généreux* & *liquoreux*, de celui de *Malaga*, d'*Alicante*, des

Canaries, de *Chypre*, sur-tout s'ils sont vieux : on n'ordonne presque jamais l'*Eau-de-vie* & l'*Esprit-de-vin* purs, quoiqu'il arrive souvent qu'on le fasse sans le savoir, comme lorsqu'on preserit les *esprits de Fraises*, de *Framboise*, de *Genièvre*, &c.

Il y a deux drogues fameuses dans l'Art, & qui ne sont vraisemblablement que de l'*Esprit-de-vin* altéré dans sa composition : ce sont le *Lilium de Paracelse* & la *Teinture de Sel de Tartre*.

Le premier, appellé aussi *Teinture des Métaux*, est très-communément employé dans la pratique de la Médecine, comme un cordial très-actif, & même par quelques Médecins, ceux de Mont-pellier, par exemple, comme la dernière ressource pour soutenir un reste de vie prêt à s'éteindre. Il diffère à peine, quant à sa constitution intérieure ou chimique, de la *Teinture de Sel de Tartre*, & n'en diffère point du tout, quant à ses qualités médicinales.

Ces deux préparations, qu'on ordonne tous les jours, sans penser n'ordonner que l'*Esprit-de-vin*, n'ont absolument aucun effet particulier ; la couleur rouge qu'elles ont acquise, ne vient que de ce que, dans l'une & dans l'autre, le *Tartre*, en se décomposant, a altéré l'*Esprit-de-vin*.

Il vaut donc mieux, ou du moins tout autant, ordonner l'*Esprit-de-vin* pur, ou bien combiné avec des parfums, fous forme d'*Efprit* ou d'*Eau aromatique fpiritueufe*, de *Teinture*, d'*Elixir*, de *Quinteffence*, de *Gouttes*, de *Baumes*, de *Ratafia*, &c. Dans ces compofitions, l'*Efprit-de-vin*, qu'aucune bouche, quelque pavée qu'elle fut, ne pourroit prendre pur, eft beaucoup adouci par le parfum, le fucre, & principalement par l'eau.

Il ne faut point confondre le *Lilium* dont nous venons de parler, avec une autre préparation chimique, qu'on trouve parmi les fecrets de l'Abbé *Rouffeau*, & dans la *Chimie* de *Lemery*, fous le nom de *Lilium minéral* ou *Sel métallique*. Celle-ci n'eft qu'un alcali fixe, qui, ayant été tenu dans une longue & forte fufion, avec un régule compofé de cuivre, d'étain & de régule martial, qui fe réduit en chaux dans cette opération, a été rendu très-cauftique par l'action de ces chaux, defquelles on le fépare enfuite par la lotion. Toute cette opération n'eft bonne qu'à fournir la matière de la *Teinture des Métaux*, en fuppofant que celle-ci foit elle-même une préparation recommandable. Son produit le plus immédiat, le prétendu *Sel métallique*, n'eft & ne doit être d'aucun ufage en Médecine, ni intérieurement, parce qu'il eft vraiment corrofif, ni extérieurement, parce que la *Pierre à cautère*, avec laquelle il a beaucoup d'analogie, vaut mieux,

& se prépare par une manœuvre beaucoup plus simple.

Les plus usitées de ces liqueurs, dont nous venons de parler, sont 1.º les *Esprits* ou *Eaux spiritueuses simples* ou *composées* ; parmi les *simples* viennent d'abord l'*Eau de Canelle spiritueuse*, l'*Eau de la Reine de Hongrie*, l'*Esprit de Citron*, & l'*Eau de Lavande* ; mais ces trois dernieres sont peu en usage : les *Eaux spiritueuses composées* sont l'*Eau de Melisse* ou *des Carmes*, l'*Eau Impériale*, l'*Eau Theriacale*, une *Eau Générale* de la Pharmacopée de Paris, auxquelles on peut joindre les remedes suivans, quoiqu'ils ne soient point préparés par la distillation, la *Teinture* ou *Quintessence d'Absinthe*, l'*Elixir des Propriétés*, les *Gouttes du Général de la Mothe*, la *Teinture d'Or potable*, la *Teinture d'Ambre*, le *Baume du Commandeur*. Ici viennent aussi la liqueur appellée *Eau de Canelle*, l'*Anis rouge de Boulogne*, qui méritent quelque préférence, par un certain piquant vif qui leur est particulier, & aussi tous les *Ratafias & Liqueurs spiritueuses sucrées*, parmi lesquelles il faut compter l'*Elixir de Garus* intérieurement, ou même extérieurement en épithême au *scrobiculum cordis*, sous le nez, aux tempes, aux poignets, &c. On peut rapporter à juste titre aux *Cordiaux spiritueux*, les *Gouttes minérales anodines d'Hofmann*

& l'*Æther*. Celui-ci eſt un remede nouveau & tres-précieux ; on peut le ranger au nombre des *Cordiaux* tres-actifs : il eſt bon dans les affections hyſtériques ſpaſmodiques. On lui a reconnu une qualité particuliere anti-vénérienne ; on a obſervé auſſi qu'il faiſoit beaucoup de bien dans les coliques venteuſes.

On peut conſulter ſur les *Liqueurs ardentes & ſpiritueuſes*, les Ouvrages ſuivans.

1.º *De Aquâ Vitæ*, par *Michel* SAVONAROLA ; Veniſe, *Guerra*, 1576, *in-4*.

2.º *Del vero metodo di conſervar la ſanità, e di curare ogni morbo col ſolo uſo dell' Acqua Vita*, par *Joſeph* GALEANO ; Palerme, 1622, *in-4*. Les éloges de l'*Eau de vie* y ſont pouſſés à l'excès.

3.º *Traité de l'Eau de Vie*, par *J.* BROUNNT ; Paris, *Hénault*, 1646, *in-4*.

4.º *Diſcorſo intorno all' uſo dell' Acqua Vita*, par *Joſeph* GALEANO ; Palerme, 1667, *in-12*, publié ſous le nom de *Bruno* CIBALDI.

5.º *De Spiritu Vini*, par *Georg. Wolfg.* WEDEL ; Yena, 1697, *in-4*.

6.º *De potu Aquarum Ardentium*, par *Rod. Jacq.* CAMERARIUS ; Tubingen, 1699, *in-4*.

7.º *De uſu & abuſu Spiritûs Vini*, par *J. Frédéric* DEPRÉ ; Erford, 1720, *in-4*.

8.º *De Spirituum Ardentium uſu & abuſu diætetico*, par *Michel* ALBERTI ; Halle, 1732, *in-4*.

C 4

On a beaucoup écrit sur le *Vin*, ses propriétés, ses usages, l'abus qu'on peut en faire; mais nous n'indiquerons qu'un certain nombre d'Ouvrages : ils se multiplieroient trop, si nous voulions en donner un catalogue complet. La différence des Vins, des pays où ils viennent, fait une différence dans leurs propriétés : aussi plusieurs Médecins ont-ils écrit sur les Vins de différens pays. *André Baccio*, en 1592, *J. David Portzius*, en 1672, *Fred. Hofmann*, en 1703, *M. Schmidt*, en 1752, ont écrit sur les Vins du Rhin, & *Portzius*, en particulier, sur ceux de Baccarach; *André Baccio*, en 1592, sur ceux des bords du Tibre, près de Rome; *Komaromy*, en 1715, *Zolna*, en 1720, & *Fred. Hofmann*, en 1721, ont écrit sur les Vins de Hongrie, & *Zolna*, en particulier, sur celui de Tockay; *Slevogt*, en 1718, & *Schütteus*, en 1720, sur ceux de Yena; *Leinweber*, en 1714, sur ceux de Wertheim; *Laurenceau*, en 1667, *Salins*, en 1700, *Belin*, en 1702 & 1705, & plusieurs autres, sur ceux de Champagne & de Bourgogne : mais l'indication de ces Ouvrages deviendroit trop longue; nous nous bornerons à un certain nombre de ceux qui concernent le *Vin* en général.

1.° *Tractatus de Vino & ejus proprietatibus*, par un ANONYME, Bologne, 1488, *in-4*.

2.° *De Vini naturâ, ejus alendi ac medendi facultate, disquisitio*, par J. B. CONFALONIERI; Venise, *Sabio*, 1535, *in-8*. Bâle, *Lebel*, 1535, *in-12*.

3.° *De Vino & facultatibus Vini, commentarius*, par *Antoine* FUMANELLUS; Venise, *Patavinus*, 1536, *in-4*.

4.° *Symposium de Vinis*, par Jacq. PRÆFECTUS; Rome, 1536, *in-4*.

5.° *De diversorum Vini generum naturâ, liber*, par Jacques PRÆFECTUS; Venise, *Ziletti*, 1559, *in-12*.

6.° *De Vini natur , energiâ , temperatione , atque de omni re potabili ,* par *Guillaume* GRATAROLE; Bâle, 1565 , *in-8.* Strasbourg, 1565 , *in-8.* Cologne, *Horst,* 1571 , *in-8.*

7.° *De Vino & Pomaceo , libri duo ,* par *Julien* PAULMIER; Paris , *Auvray,* 1588 , *in-8.* traduit en François , Caen , *Chandelier,* 1589 , *in 8.*

8.° *Ad dogma quod de Vini nutritione inter primarios nostri temporis Academicorum viros Philosophicos & Medicos* HIER. MERCURIALEM & AUG. BUCCIUM *controvertitur demonstratio , in quâ non tantùm de Vini naturâ, quàm Aquæ nutritione disseritur ,* par *George* MAGNETUS; Verceil , *Bonatus ,* 1593 , *in-4.*

9.° *De naturali Vinorum historiâ ,* par *André* BACCIO; Rome , 1592 , *in-fol.* 1596 , *in-fol.* 1598 , *in-fol.* Francfort, *Steinius ,* 1607 , *in-fol.*

10.° *Discorso della natura del Vino , delle sue differenze , e del suo uso retto ,* par *Paul* MINIUS; Florence , *Marescotti ,* 1596 , *in-12.*

11.° *Traité de la nature du Vin , & de l'abus , tant d'icelui , que des autres breuvages , par le vice d'yvrognerie ,* par *Vincent* TEXTOR; Genève , *Chartier ,* 1604 , *in-8.*

12.° *Trattato della natura del Vino , e del ber caldo e freddo ,* par *Théodore* DE MEYDEN ; Parme , *Mascardi ,* 1608 , *in-8.*

13.° *Tractationes duæ ad Medicinæ praxim pertinentes ; altera de naturâ & usu Vinorum , tum in sanis , tum in ægrotis ; altera de naturâ & usu Aquarum potabilium ,* par *François-Antoine* CASERTA ; Naples , *Voncalioli ,* 1623 , *in-4.* 1629 , *in-4.*

14.° *De Historiâ Vini & Febrium , Libri II ,* par *Maurice* TIRELLO ; Venise , *Scarlæa ,* 1630 , *in-4.*

15.° *L'Avant-goût du Vin, déclaration de sa nature, faculté médécinale & alimentaire*, par *Engelbert* LAMELIN ; Douai, 1630, *in*-8.

16.° *Wine, Beer, Ale, and Tabacco, striving for superiority ; a dialogue*, par un ANONYME ; Londres, 1630, *in*-4.

17.° *Tractatus de Uvæ Sanguine, naturâ & usu, diæteticè & pharmaceuticè*, par *Tobie* WHITAKER ; Francfort, *Hofmann*, 1655, *in*-8. La Haye, *Brown*, 1655, *in*-8.

18.° *De naturâ Aquæ, Vini & Cerevisiæ*, par I. S. Hambourg, 1690, *in*-8.

19.° *De Vino modico, propemticon*, par *Georg. Wolffg.* WEDEL ; Yena, 1698, *in*-4.

20.° *De Vino*, par *J. Guillaume* HEPPE ; Wirtemberg, 1700, *in*-4.

21.° *Dissertationes III. de Vino*, par *Salomon* HOTTINGER ; Zurich, *in*-4. la I. 1707, la II. 1710, la III. 1712.

22.° *Dissertationes physico-medicæ*, par *Fred.* HOFMANN ; Leide, *Haack*, 1708, *in*-12. Il y a une Dissertation *de Vinis*.

23.° *De Vino*, par *J.* BŒCLER ; Strasbourg, 1716, *in*-4.

24.° *De præstantiâ Vini Veteris præ Novo*, par *Jacques* GERING ; Leipsick, 1718, *in*-4.

25.° *Leçons publiques sur le Thé, le Caffé, la Bierre & le Vin*, par *Gaspard* NEUMANN ; Leipsick, *Fromann*, 1736, *in*-4. en Allemand.

26.° *De Vini alimenti ac medicamenti optimi virtute*, par *Chr. God.* STENZEL ; Wirtemberg, 1736, *in*-4.

27.° *De Vini intra corpus adsumpti usu & noxâ*, par *Franç. Ant.* GUERING ; Strasbourg, 1740, *in*-4.

28.° *De crimine adulteratorum Vinorum*, par *Emanuel* WEBER ; Francfort & Leipsick, 1751, *in*-4.

29.º *De Vino,* *ut medicinâ & veneno,* par *André-Elie* BÜCHNER ; Halle, 1756, *in-*4.

30.º *De Vino,* par *Jean* GARDINER ; Edimbourg, 1758 ; *in*-8.

31.º *De Vinis,* par M. SCHOSULAN ; Vienne, 1767 ; *in*-8.

32.º *Contagium Vinum,* par M. T. L. F. CRELL ; Helmſtadt, 1768, *in*-4.

§. III.

ALCALIS.

Enfin les *Alcalis* ſont les plus puiſſans *Cordiaux,* lorſqu'ils ſont bien concentrés ; mais alors ils ſont cauſtiques & brûlans. On les emploie ordinaire- ment étendus dans beaucoup d'eau ; ils deviennent ainſi plus foibles que les *Spiritueux* : on peut les donner dans une mixture cordiale. On les emploie auſſi extrêmement concentrés, pour les faire flairer aux malades.

§. IV.

CONFECTIONS D'ALKERME ET D'HYACINTE.

Il faut parler ici de deux remèdes compoſés, rangés, par tout le monde, parmi les *Cordiaux* ; & employés à ce titre par la plupart des Médecins, la *Confection d'Alkerme* & celle *d'Hyacinte.*

CONFECTION D'ALKERME. Nous la devons à *Mesué*, qui avoit fait ici une préparation abfurde, dont *Zwelfer* a fait fentir le ridicule, & que plufieurs Pharmacologiftes ont entrepris de corriger. On en trouve une Formule corrigée dans le *Codex* de la Faculté de Paris : on y a banni, avec raifon, de cette préparation, 1.° la foie crue, dont l'infufion étoit ridicule ; 2.° l'eau rofe, qu'il étoit abfurde d'employer dans un cas où l'on devoit enfuite la faire évaporer ; 3.° le *lapis lazuli*, toujours au moins fufpect par le cuivre qu'il contient, malgré la prétendue correction opérée par la calcination. On y a confervé, on ne fait pourquoi, les feuilles d'or, fans doute pour fuivre un ancien ufage, car jamais or ne fût plus inutilement employé. Cette *Confection* eft un affez bon ftomachique & cordial ; c'eft à ce dernier titre qu'elle eft donnée le plus communément. Elle entre dans prefque toutes les potions cordiales, & elle eft un ingrédient très-utile. On la donne à un demi-gros & à un gros ; mais on pourroit aller hardiment jufqu'à demie-once : ce reméde, comme bien d'autres, devient fouvent inutile, parce qu'on le donne à trop petite dofe.

CONFECTION D'HYACINTHE. Si jamais les Médecins Galéniftes firent une préparation monfirueufe, on peut dire que ç'a été la *Confection d'Hyacinthe.* Tous les éloges qu'on lui a donnés, & qu'on lui donne encore, ne font rien en fa faveur : malgré les corrections qu'on a faites à la préparation des Anciens, on peut affurer hardiment qu'elle ne peut pas avoir des grandes vertus, fur-tout à la dofe où on la donne ordinairement. La poudre avec laquelle on la prépare, eft un affemblage informe & ridicule de prétendus aftringens, de vermifuges, d'abforbans, de prétendus incraffans, de terres argilleufes. La Formule admet le mufc & l'ambre gris; mais ces deux fubftances font trop chères; on fe difpenfe de les mettre. On y faifoit entrer autrefois les pierres précieufes; mais *Lemery* les a retranchées; il n'a laiffé que les *Hyacintes* : pourquoi leur a-t-il fait grace? Les raifons qui ont fait rejetter les émeraudes, les faphirs, étoient les mêmes pour les *hyacinthes.*

On n'emploie point la poudre qui fert à faire la *Confection* ; on ne fe fert que de celle-ci, c'eft-à-dire, d'une très-petite portion de cette poudre & d'une très-grande de firop. Elle paffe pour fortifier le cœur, l'eftomac & le cerveau, pour tuer les vers, & pour arrêter le cours de ventre & le vomiffement. On la donne ordinairement à la dofe d'un gros; on pourroit hardiment aller à

demie once : le malade ne prendroit que quarante-
huit grains de la poudre. La plus grande partie
de celle qui se débite à Paris , vient de Montpellier & de Lyon ; elle est faite avec le sirop de
Limon , sirop acide , qui sature les alcalis terreux,
sur la vertu desquels on ne peut plus compter.
Ceux des Apothicaires de Paris , qui la font eux-
mêmes , se servent du sirop d'Œillet , ou même
d'un sirop Blanc , fait avec l'eau & le sucre : les
absorbans y conservent leurs propriétés ; mais ,
comme il en entre une très-petite quantité dans
la dose ordinaire , on ne doit pas beaucoup compter sur eux. Il résulte encore de-là qu'il ne faut
prendre ce médicament que chez les bons Apothicaires , & jamais sur-tout chez les Droguistes
& Epiciers.

USAGES ET PRÉCAUTIONS.

Les *Cordiaux* se donnent seuls ou combinés.
Seuls , c'est-à-dire , un à un , ils ont autant de
vertu que combinés. On les mêle souvent , sous
forme de potion , avec la *Thériaque* & la *Confec-*
tion d'Hyacinthe , d'*Alkerme* ; c'est un vieux
usage , & c'est même ce mélange qui constitue
l'essence de la potion , laquelle est une liqueur
trouble : au lieu de ces potions que les confections

remplissent d'ingrédiens foibles , & même souvent
inutiles , il vaut mieux en exclure ces confections ,
& composer des mixtures cordiales avec les différentes autres espèces de *Cordiaux* que nous venons de proposer , & qui sont tous miscibles ,
sous forme de liqueur claire. On donne tous ces
remèdes ordinairement à cueillerée : cet usage est
bon dans la plupart des cas , excepté dans les
extrêmes , où il paroîtroit plus convenable de
faire avaler d'un trait la dose entière , comme de
cinq ou six onces.

On donne ces remèdes soit dans les cas de foiblesse
réelle , quand il n'y a plus de ressource : cela
allonge la vie de quelques heures ; & soit lorsqu'on veut faire passer aux malades une entrée
de redoublement qui supprime quelque évacuation utile , sur-tout le crachat ou la sueur , ou
qui menace le malade par un grand appareil de
constriction , de froid ; alors il faut employer les
plus actifs à plus haute dose. On s'en sert aussi
beaucoup dans les évanouissemens : dans ces cas ,
non-seulement on les emploie intérieurement ,
mais on les fait flairer ; on en frotte les endroits
où les vaisseaux sont découverts , &c. Mais alors
les remèdes de l'article suivant , qu'on peut , sous
ce point de vue , rapporter aux *Cordiaux* , ont des
effets plus sensibles que les *ventouses* , les *ligatures* ,
&c.

Nous avons déjà jugé les *Pierres précieuses*, & quelques autres *Terreux*, & encore la *Rapure d'Ivoire*, la *Poudre de Vipère*, & toutes les drogues auxquelles on a attribué, sans le moindre fondement, la vertu *cordiale*.

Il y a un autre ordre de remèdes analogues aux *Cordiaux*, savoir, les *Analeptiques* ou *Restaurans*, que la plupart des Auteurs confondent sous le nom de *Cordiaux*. Ces remèdes ne sont qu'une espèce *d'aliment*, & nous en parlerons à la fin de la Matière Medicale.

ARTICLE IX.

DES EXCITANS ou IRRITANS.
Dolorem cientia.

Les remèdes *excitans la douleur* viennent naturellement à la suite des *Cordiaux*. Ils en diffèrent cependant : les *Cordiaux* sont destinés à ranimer des forces vraiment & réellement languissantes, diminuées ; les *Excitans*, au contraire, ne servent qu'à réveiller des forces dont le matériel subsiste, mais qui sont opprimées, comme, par exemple, dans les affections soporeuses, les paralysies aiguës, gangréneuses, procédant avec foiblesse de pouls, petit évanouissement, flux de ventre, &c. Dans les défaillances graves survenant en pleine

santé,

fanté, ou par caufe foudaine de paffion, premier fentiment d'indigeftion, &c., cette diftinction eft des plus importantes; elle fe fait très-bien par le pouls, qui indique le cas du défaut réel des forces, où nos *Irritans* font fort contre-indiqués, & le cas d'*obruption* des forces, où il faut vivement exciter; c'eft ici le théâtre des remèdes dont il eft ici queftion.

Les *Excitans* font la plupart des remèdes ou fecours chirurgicaux externes, les *Ventoufes fèches* & *fcarifiées*, les *Brûlures*, la *Poudre à canon*, les *Ligatures*, l'*Urtication*, la *Flagellation*, ancien remède, qu'un Médecin du Roi de Naples a remis en ufage il y a vingt ans, les *Soufflets*, les *Coups*, les *Diftenfions des doigts*, l'*Arrachement des poils*, les *Acu-punctures*, l'*Electricité*. Mais ces fecours n'appartiennent pas à la Matière Médicale, de même que la *Saignée*.

Il y a cependant des *Excitans* du genre des médicamens, dont nous traiterons ici uniquement; tels font les *Véficatoires*, appellés auffi *Epifpaftiques*, c'eft-à-dire, *Attractifs*, qui ont deux effets, l'un d'irriter, & l'autre d'évacuer. L'effet évacuant n'eft point de notre objet: fi on n'évalue la vertu des *Véficatoires* que par l'évacuation feule, ce remède n'appartient plus à la Matière Médicale; il doit être compris parmi les fecours chirurgicaux : mais comme , par les cas dont nous allons parler , nous les évaluerons autrement , nous les comptons avec raison parmi les médicamens , même internes , c'est-à-dire , *universels*.

Le seul *Véficatoire* ufité eft celui qui a pour bafe les *Cantharides*. Il y a bien des *Emplâtres Epipaftiques* , faits avec l'*Euphorbe* , la *Poix de Bourgogne* , la *Thérébentine* ; mais ils font d'une action foible ; ils n'agiffent qu'à la longue , & feulement comme évacuans : en conféquence , ils ne conviennent point dans les maladies aiguës , où les remèdes doivent avoir une action prompte. On peut s'en fervir lorfqu'on veut entretenir long-tems une évacuation féreufe.

La Graine de *Moutarde* eft auffi *épipaftique* ; les Anciens en faifoient leurs *Véficatoires* , qu'ils compofoient avec deux parties de Graine de *Moutarde* , & une partie de Figues sèches , macérées dans l'eau : c'eft ce qu'ils appelloient *Sinapifmes* ; mais cela eft hors d'ufage.

Il y a encore le *Dropax* , qui eft un emplâtre collant , dont la Poix fait la bafe. On le reconnoît encore pour dépilatoire , parce qu'appliqué fur la peau , il enlève l'épiderme , & arrache les poils : mais tout cela eft foible , & ne peut être employé dans les cas dont nous parlons.

On peut rapporter à cette claffe les *Rubéfians* ,

Phœnigmi propter colorem phœniceum ; ils ne font
que rougir la peau.

On n'emploie tous ces *Irritans* que dans des cas
particuliers,& dans quelques maladies des membres.

Les *Cantharides* (*a*), qui font la bafe de l'emplâtre véficatoire en ufage , font des mouches
vertes, luifantes, qu'on ramaffe principalement
fur des frênes , en Provence , & en beaucoup

(*a*) Voyez fur les *Cantharides* ,

1.° *De Cantharidibus* , par *Mich.* KIRCHDORF ; Konigsberg,
1711, *in*-4.

2.° *De Cantharidibus* , par *Guill.* WHILNKER ; Leide ,
1718, *in*-4.

3.° *De Cantharidibus* , par *George-Wolffg.* WEDEL ; Yena,
1717 , *in*-4.

4.° *De Sale volatili Cantharidum* , par M. PROBST ;
Strasbourg, 1759 , *in*-4.

5.° *De Cantharidibus , earumque aŭione & ufu* , par M. JŒGER
& M. KAYSER ; Tubingen , 1769 , *in*-4.

6.° *De Cantharidum hiſtoriâ & ufu* , par M. *Guill.* ALEXAN-
DER ; Edimbourg , 1769 , *in*-8.

7.° *Diſſertatio , Cantharidum hiſtoriam naturalem , Chemicam
& Medicam exhibens* , par M. FORSTEN ; Leide , 1776. *in*-8.
Strasbourg ,1776 , *in*-12.

8.° Les Ouvrages que nous avons indiqués à l'article des
Poifons , & à celui de l'ufage interne des *Cantharides.*

9.° Quelques-uns de ceux que nous indiquerons en parlant
des *Véficatoires.*

D 2

d'autres endroits : elles exhalent une mauvaise
odeur , mêlée d'acide ; ce qui fait croire qu'on
les fait macérer à la vapeur du vinaigre : mais il
est à préfumer que cela est faux , puifque ces In-
fectes font du nombre de ceux qui donnent beaucoup d'acide par la diftillation.

On fait la pâte des *Véficatoires* avec du vieux
levain rammolli dans du fort vinaigre. Les uns difent
que ce vinaigre corrige la vertu des Cantharides ;
les autres croient qu'il l'augmente. *Baglivi* est du
premier fentiment ; mais , au reste , il n'y a rien
d'obfervé à ce fujet. On dit qu'avant de fe fervir
des *Cantharides* , il faut leur ôter la queue , les
ailes , &c. ; mais on n'en fait rien : je crois que
c'est une misère. On foupoudre la pâte ci-deffus
avec des *Cantharides.* On emploie quelquefois , à
la place du levain , l'emplâtre de mucilage ou de
diapalme. La dofe des *Cantharides* doit être d'une
partie fur deux de levain : mais cela varie
fuivant les différens pays ; celle qui est dans le
Codex de Paris , ne vaut abfolument rien ; elle est
trop foible. La meilleure façon est d'avoir l'emplâtre auffi fort que l'on peut ; car on ne rifque
rien : tout ce qu'il y a , c'est qu'un emplâtre foible
agit lentement ; tandis qu'un très-fort agit dans
une demie heure : ainfi , il fuffit d'avoir foin
d'examiner lorfqu'il agit , & de le retirer lorf-

lorsqu'il a produit un effet suffisant.

On connoît que les *Cantharides* ont mordu, 1.° par la douleur que ressent le malade à la partie où on les a appliquées; 2.° en levant un morceau de l'emplâtre, & en examinant la partie, qui, dans cet état, doit être couverte d'empoulles remplies de sérosité.

En France, on craint beaucoup l'usage des *Vésicatoires*, au lieu qu'en Angleterre, on en couvre les malades. On n'en emploie ici tout au plus que huit, un à chaque bras, un à chaque épaule, un à chaque jambe, & un à chaque cuisse : mais, dans les cas pressans, le plus qu'on puisse en employer, est le meilleur. On fait des emplâtres larges comme la main : avant de les appliquer, on frotte les parties; &, quand elles rougissent, on les applique. Quand on voit qu'elles ont mordu, par les signes ci-dessus, on panse la plaie avec du beurre frais & des feuilles de blette.

Le principal usage des *Vésicatoires* est dans les affections soporeuses essentielles, dans les maladies aiguës du genre gangréneux, qui s'annoncent ordinairement par un pouls petit, & par des dévoiemens considérables, que les *Vésicatoires* arrêtent souvent, dans les maladies inflammatoires de la poitrine : les Anglois, dans ce cas, s'en servent beaucoup.

Baglivi rapporte, à l'occafion des maladies inflammatoires, le dogme d'*Hippocrate*, qui dit, qu'il n'y a rien de plus falutaire, dans les maladies, que les tumeurs qui viennent aux jambes. *Baglivi* fe fert de cette fage indication, pour appliquer les *Véficatoires* aux jambes dans ce cas; ce qui réuffit très-bien, lorfque les crachats font fupprimés, ou que leur excrétion eft incomplette. Cette doctrine peut s'étendre à toutes les maladies aiguës qui fe jugent par l'expectoration.

Nous éprouvâmes, il y a cinq ans, une épidémie de péripneumonies vermineufes, ainfi nommées parce qu'on trouvoit des vers dans tous les cadavres morts de cette maladie : il périffoit beaucoup de monde. Ces péripneumonies fe déclaroient par de grandes foibleffes; les malades mouroient fous la lancette & dans l'action des purgatifs : il n'y eut que les *Véficatoires* qui réuffirent, & qui firent des merveilles.

M. *Petit*, premier Médecin du Duc d'Orléans, fe fervoit beaucoup des *Véficatoires* dans les maladies de la poitrine; il en mettoit par-tout : dans quelques phthifies, il en couvroit la poitrine, & vantoit l'excellence de cette méthode.

Pour ce qui regarde les maladies chroniques, on les emploie dans les fluxions des yeux, de la tête; mais on ne s'en fert alors que pour l'écoulement qu'elles produifent.

On fait fur ce remède des bonnes obfervations ; mais en général les indications valent mieux que les contre-indications. Le climat peut beaucoup faire dans leur adminiftration. Ils font contre-indiqués dans les gens maigres, chauds, vifs, amoureux, fur-tout chez les femmes vaporeufes, irritables, chez les hydropiques, (on a obfervé que les ulcères qu'ils produifent tournent fouvent en gangrène incurable) chez les hémophthifiques, & les gens qui ont la poitrine foible, chez ceux qui ont des ardeurs d'urine, dans le délire, état abfolument oppofé à celui qui les indique le plus, c'eft-à-dire l'état de fomnolence. Il faut bien prendre garde de les donner dans les affoupiffemens qui viennent à la fuite des coups à la tête ; alors ils font plus de mal que de bien.

Nous obferverons à propos des *Cantharides*, que, par une vertu comme fpécifique, elles portent fur les voies urinaires ; ce qui doit rendre très-circonfpect fur leur ufage. On peut confulter à ce fujet l'excellent Traité de Baglivi.

L'emploi des *Véficatoires* & des autres *Exutoires*, comme des *Sétons*, *Cautéres*, &c. n'eft pas indifférent ; il peut en réfulter des bons & des mauvais effets, en égard à une infinité de circonftances particulières. L'effet de ces différens Exutoires n'eft pas le même ; celui des *Véficatoires* paroît plus prompt, par conféquent préférable dans les cas qui demandent de la célérité. On doit avoir égard au climat, au tempérament, à l'espèce & au tems de la maladie. Nous n'ajouterons rien à ce qu'a dit M. *Venel* à ce sujet.

Les cas où les *Véficatoires* sont indiqués sont très-multipliés : il seroit trop long de les rapporter tous ; nous nous bornerons à quelques-uns.

On les emploie avec succès pour suppléer à des exanthèmes, ou éruptions, qui ont été répercutés, ou à quelques évacuations supprimées, pour détourner ou empêcher des éruptions dans quelque partie du corps, pour combattre des douleurs & autres affections, soit aiguës, soit chroniques, qui reconnoissent pour principe le dépôt ou le transport d'une humeur éthérogène, ou de la matière morbifique, pour prévenir des métastases, ou pour les détruire, si elles ont déjà lieu (*a*).

On les applique souvent avec succès dans les maladies aiguës, comme les fièvres de ce genre, malignes, putrides, bilieuses, pourprées, les péripneumonies catarrhales, bilieuses, les maladies inflammatoires, dans lesquelles il survient une tendance au relâchement, à l'inertie, à la mortification, à la gangrène (*b*). Mais les succès de ce remède

---

(*a*) Voyez, 1.° *de Purpurâ retrogradâ per Veficatorii ulcus solutâ*, par *Chrift. Georg. Juft* van LARKEN ; Gottingue, 1743, *in*-4... 2.° *de Veficatoriorum ad exanthemata à nobilioribus partibus avocandâ efficaciori ufu*, par *André-Elie* BUCHNER ; Halle, 1758, *in*-4.

(*b*) Voyez, 1.° *de Veficatoriorum ad domandas febres malignas efficaciâ comprobatâ*, par *Abrah.* VATER ; Wittemberg, 1742, *in*-4... 2.° *de ufu Veficantium, quæ Cantharides recipiunt, in febribus*, par M. MOORE ; Edimbourg, 1752,

ne font pas les mêmes dans tous les pays. Nous avons observé qu'ils font indiqués beaucoup plus rarement , & qu'ils réuffiffent beaucoup moins dans les provinces méridionales de la France , qu'à Paris. Dans les premières , les maladies inflammatoires font prefque toutes effentielles , & les fièvres malignes , putrides , bilieufes , préfentent prefque toutes un caractère inflammatoire. A Paris , au contraire , les maladies inflammatoires font prefque toutes fecondaires , & les autres fièvres ont rarement un caractère inflammatoire , & font bien plus humorales. On les applique auffi avec fuccès dans les maladies foporeufes , & toutes celles qui font accompagnées d'atonie.

On emploie quelquefois les *Véficatoires* dans la petite-vérole , comme lorfque l'éruption rentre , difparoît ou s'affaiffe , fe décolore , noircit , ou lorfqu'on apperçoit des taches livides ou gangréneufes dans l'interftice des boutons ,

---

in-4... 3.º *de Ulcerum Artificialium in crifibus febrium acutarum imperfectis præclaro ufu* , par *George - Guill.* FEUERLIN ; Gottingue , 1754 , *in*-4... 4.º *de ufu Veficantium in Febre caftrenfi* , par M. KRICH ; Halle , 1761 , *in*-4... 5.º *de ufu Veficantium in acutis* , par M. J. M. STRUVE ; Gottingue , 1768 , *in*-4... 6.º *de tuto & eximio ufu Veficatoriorum in acutis* , par M. *Rod. Aug.* VOGEL ; Gottingue , 1768 , *in*-4... 7.º *de abufu Veficantium in morbis malignis* , par M. COSTENBACHER ; Leide , 1769 , *in*-4... 8.º *Praktifche abhandlung* , &c. c'eft-à-dire , *Differtation-Pratique fur le bon ufage & l'abus des emplâtres Véficatoires , tant en général , que dans les Fièvres malignes & pourprées* , par M. GORDACK ; Konigsberg , *Hartung* , 1774 , *in*-8... 9.º *de Veficantium ufu in febribus* , par M. TRALLES ; Breflaw , 1776 , *in*-8.

lorſque la ſuppuration eſt difficile ou trop abondante. On a propoſé de les appliquer dès le commencement de cette maladie, pour anéantir la petite vérole dès ſon invaſion; mais les ſuccès de cette méthode ſont encore trop peu avérés, pour qu'un Médecin prudent puiſſe ſe permettre de la tenter (*a*).

Le choix de la partie ſur laquelle on doit appliquer les *Véſicatoires*, doit encore fixer un inſtant notre attention. Si on ſe propoſe ſeulement de donner une iſſue à l'humeur, de provoquer une évacuation, le lieu devient indifférent: cependant il y a des perſonnes chez leſquelles ils ne réuſſiſſent point également ſur toutes les parties; nous en avons vu chez leſquelles ils ne faiſoient rien ſur les bras, & provoquoient au contraire une évacurtion conſidérable ſur les cuiſſes: l'expérience ſeule peut diriger le Praticien relativement à chaque individu. Mais s'il eſt queſtion de déterminer un point ou centre d'irritation ſur une partie, il faut ſouvent les appliquer ſur cette partie même; c'eſt ainſi que nous avons vu ſouvent réuſſir des *Véſicatoires* appliqués ſur la partie douloureuſe dans les fluxions de poitrine; nous avons obtenu les mêmes effets des *Véſicatoires* appliqués de bonne-heure ſur la partie antérieure du col, dans des maux de gorge qui avoient une tendance à devenir gangréneux (*b*).

(*a*) Voyez, 1.º *de Veſicatoriorum præſtanti in variolis uſu, magno pro extirpatione argumento*, par M. *Jean-Jacques* GREINER; Strasbourg, 1769, *in*-4... 2.º *de Rubefacientium & Veſicantium uſu in variolis*, par M. *J. C. Fr.* KUSTER; Erford, 1774, *in* 4.

(*b*) Voyez, 1.º *de Veſicatoriorum parti dolenti applicatorum*

Il est imprudent de supprimer tout-à-coup les *Véficatoires*, ainsi que les autres *Exutoires*, à moins que la cause pour laquelle ils avoient été établis ne soit détruite, & sans les précautions indispensables, que les lumières & la prudence doivent suggérer à tous les Praticiens. Ce seroit s'exposer à un danger souvent imminent & très-prompt ; les exemples en sont fréquens. Si un *Exutoire* vient à être supprimé soit par imprudence, soit par quelque cause particulière qu'on n'a pu ni prévoir, ni empêcher, on doit le rétablir sur le champ : le moindre délai pourroit être dangereux (*a*).

Les *Cantharides*, quoique appliquées extérieurement en *véficatoires*, portent quelquefois la même action sur les parties intérieures & sur-tout sur la vessie, que lorsqu'elles ont été prises intérieurement : il est alors nécessaire de modérer leur action ; on doit employer les mêmes remèdes que nous avons déjà indiqués contre les ravages qui sont la suite de leur usage extérieur. *Voyez* Tom. I. p. 347.

On a beaucoup écrit sur les *Véficatoires* & autres *Exutoires* ; nous avons cité déjà quelques-uns des Ouvrages qu'on a publiés sur cet objet : nous allons en indiquer quelques autres, sur-tout ceux qui méritent le plus d'être consultés sur leur emploi, leur utilité ou leur danger.

---

usu salubri & noxio, par *André-Elie* Büchner ; Halle, 1765, *in-*4... 2.° *de Veficantium locis*, par M. *Theodore-Gérard* Timmermann ; Halle, 1771, *in-*4.

(*a*) Voyez, 1.° *de Fonticulorum noxiâ concretione*, par *Michel* Alberti ; Yena, 1731, *in-*4... 2.° *de Fonticulis cauté occludendis*, par *J. Henri* Schulze ; Halle, 1739, *in-*4.

1.º *Differtatio de ufu & abufu Veficantium*, par *George* BAGLIVI, à la fuite de la *Praxis Medica* de l'Auteur ; Rome, 1696, *in-8.* 1699, *in-8.* Leide, 1700, *in-8.* 1704, *in-8.* Lyon, 1699, *in-8.* 1703, *in-8.* Londres, 1709, *in-8.* & dans toutes les éditions du Recueil des Œuvres de ce Médecin.

2.º *De Veficatoriorum ufu & abufu*, par *Germ. Herm.* CRATER ; Erford, 1701, *in-4.*

3.º *De Veficatoriorum ufu*, par *George-Phil.* NENTER ; Strasbourg, 1704, *in-4.*

4.º *De abufu Veficantium*, par *Rod. Jacq.* CAMERARIUS ; Tubingen, 1715, *in-4.*

5.º *De Veficantibus*, par *Frédéric* HOFMANN, Halle, 1722, *in-4.*

6.º *De Veficatoriis, Fonticulis & Setaceo*, par *Jof. Phil.* SALOMON ; Vienne, 1726, *in-4.*

7.º *De Veficatoriorum in Medicinâ ufu*, par *Jean-Jacques* BACKMEISTER ; Halle, 1727, *in-4.*

8.º *De Veficatoriorum ufu*, par *Frédéric* HOFMANN ; Halle, 1727, *in-4.*

9.º *De Veficatoriorum præflantiâ*, par *Frédéric* HOFMANN ; Halle, 1727, *in-4.*

10.º *De Fonticulorum naturâ, ufu & abufu*, par *Simon-Paul* HILSCHER ; Yena, 1729, *in-4.*

11.º *De verâ & dubiâ Fonticulorum efficaciâ*, par *Herman-Paul* JUCH ; Erford, 1736, *in-4.*

12.º *De Veficantibus*, par *Ifaac* PEREZ ; Leide, 1742, *in-4.*

13.º *De Cantharidum externo ufu, imprudentum, prudentumque bazylo Medicorum*, par *Chrift. God.* STEMMEL ; Wittemberg, 1743, *in-4.*

14.º *De Medicamentorum Veficatoriorum agendi modo, eorumque ufu*, par *Herm. Paul* JUCH ; Erford, 1745, *in-4.*

15.º *De Vesicatori dissertazione*, par *Jean* BIANCHI; Venise, *Pasquali*, 1746, *in-8*.

16.º *Lettere Fisiche Mediche*, par *Octave* NERUCCI; Lucques, 1748, *in-8*. La quatrième Lettre concerne les *Vésicatoires*.

17.º *De usu & abusu Vesicantium*, par *Thomas* BOWDEN; Leide, 1749, *in-4*.

18.º *De modo agendi atque effectu Vesicatoriorum*, par *J. Adrien-Fred.* ZOBEL; Strasbourg, 1751, *in-4*.

19.º *De Vesicantium usu*, par M. CHUDEN; Halle, 1758, *in-4*.

20.º *De curatione morborum artificiali per ulcera*, par M. *Fréd. Louis* THIEL; Gottingue, 1760, *in-4*.

21.º *De Paralysi & Setaceorum adversùs eam eximio usu*; par M. *Christophe* CRAMER; Gottingue, 1760, *in-4*.

22.º *De usu Vesicatoriorum*, par M. *Chr. Fr.* WEITZMANN; Halle, 1766, *in-e*.

23.º *De Cantharidibus*, *earumque usu tam interno*, *quàm externo in Medicinâ*, par *R. F. C.* RUMPEL; Erfort, 1766, *in-4*.

24.º *De Vesicantibus*, par M. *Adam-Ignace* PRANDT; Vienne, 1768, *in-8*.

25.º *Diatribæ Medicæ tres*, par M. DE MEZA; Coppenhague, 1775, *in-8*. La troisième traite *de usu noxio & salubri Vesicantium*.

ARTICLE X.

DES ÉCHAUFFANS.

La qualité *échauffante* est proprement attribuée aux remèdes, aux alimens & aux autres causes essentielles à la durée de la vie, qui peuvent produire l'état de chaleur animale & l'augmenter. Le véritable caractère de l'*échauffant* est d'exciter la fièvre dans le plus grand nombre de sujets, l'augmentation réelle de chaleur dans toute l'habitude du corps, ou dans diverses parties, une disposition à la sueur, la sueur actuelle, la soif plus ou moins pressante, les fréquentes envies d'uriner, suivies d'une évacuation peu abondante d'urine rouge ou fétide, & qu'on trouveroit apparemment trop peu aqueuse, la constipation, les démangeaisons de la peau, les rougeurs au visage, le saignement de nez, les paroxismes vifs & douloureux d'hémorroïdes sèches, l'insomnie ou le sommeil léger, inquiet, interrompu, une pente violente & continuelle aux plaisirs de l'amour, l'image la plus complette de ces plaisirs souvent présentée dans les songes avec ou sans effusion de semence, les érections fréquentes; tels sont les symptômes qui constituent l'*échauffement*.

Les remèdes qui peuvent produire tous ces symptômes, font les corps actuellement chauds, l'*Eau*, le *Thé* (*a*), les autres boissons de cette espèce avalées trop chaudes, un bain trop chaud,

---

(*a*) On peut consulter, sur les propriétés, l'usage & l'abus du *Thé*, les Ouvrages suivans.

1.º *Quod Medicina Thee arthritidi conveniat*, par *Henr.* Frisius; Regiomonti, 1684, *in-*4.

2.º *Ambrosia Asiatica, seu de virtute herbæ The, nec-non de modo adhibendæ & præparandæ ejus potionis*, par *Sim.* de Molinariis; Gènes, *Tranchellius*, 1672, *in-*12.

3.º *Traités nouveaux du Caffé, du Thé & du Chocolat*, par *Phil. Silv.* Dufour; Lyon, 1671. 1674. 1685. 1688. *in* 12. La Haye, 1685. 1693, *in-*12.

4.º *De Thee*, par *Bern.* Albinus; Francfort, 1684, *in-*4.

5.º *Theephilus Bibaculus, seu de potu The, dialogus*, par *J. Nicol.* Pechlin; Keil & Francfort, *Riechellius*, 1684, *in-*4.

6.º *The manner of making of Coffee, Tea, and Chocolate, and Their virtues, newly done out of French and spanish of Colmenero*, par *J.* Chamberleine; Londres, *Crook*, 1685, *in-*12.

7.º *De potu Thee*, par *J. Jacq.* Walschmidt; Marpourg, 1685, *in-*4.

8.º *De usu & abusu Thee in genere, præcipuè verò in hydrope*, par *Guill. Ulric* Walschmidt; Keil, 1692, *in-*8.

9.º *Edler Thee-Tranck, und herlicher Wasser-Trunck*, par *Abr.* de Gehema; Breme, 1686, *in* 8.

10.º *Homeri Nepenthes, sive de Heleno Medicamento lethum,*

le *Vin*, les *liqueurs spiritueuses*, les *Alcalis volatils
animaux* ou *végétaux*, les *Sucs*, les *Eaux distillées*,
les *infusions*, les *décoctions*, les *extraits des plantes
alcalines*, les *plantes à saveur vive*, analogue à

---

*animique omnem ægritudinem abolente, & aliis quibusdam
facultatibus prædito*, par *Pierre* PETIT; Utrecht, *Zyll*,
1689, *in-8*.

11.º *Theeologia, sive, de usu & abusu Thee*, par *J.* THILUS;
Wirtemberg, 1690, *in-4*.

12.º *Thee domi, militiæque custos*, par *J.* THILUS; Francfort,
1689, *in-4*.

13.º *De potu Theæ*, par *Marc* MAPPUS; Strasbourg, *Spoor*,
1691, *in-4*.

14.º *Unchuld der unbillig anklagen Thee- und Caffee getrancke*,
par *J. Pierre* ALBRECHT; Breme, 1696, *in-8*.

15.º *Theeologia, ejusque infusum*, par *George* EMMERICH;
Middelbourg, 1698, *in-4*.

16.º *Essay upon the nature and qualities of Thea*, par *J.*
OVINGTON; Londres, 1699, *in-12*.

17.º *An potus Thee explicandi & emaciandi virtute polleat?*
par *Charl. Fréd.* LUTHERUS; Keil, 1702, *in-4*.

18.º *Problemata quædam Medica*, par *J. Jacq.* BAIER;
Nuremberg, *Meyer*, 1706, *in-4*. *Baier* examine, dans le
quatrième Problême, si les bons effets du *Thé* dépendent
de la plante, ou de l'eau chaude dans laquelle on la fait
infuser.

19.º *Amœnitatum exoticarum Politico-Physico-Medicarum
Fasciculi V*, par *Engelb.* KÆMPFER; Lemgoviæ, *Meyer*,
1712, *in-4*.

celle

celle des précédentes, comme les *oignons*, l'*ail*, les *capucines*, &c. Les *plantes aromatiques âcres*, *amères*, les *baumes*, les *huiles essentielles*, les *résines*, les *gommes-résines*, les *martiaux* ou

---

20.º *De Thee Helvetico*, par *J. Fr. Nicol.* FABER; Basle; 1715, *in-*4.

21.º *De Polypodio & de Theâ Romanâ & Hungaricâ, sive Silesiacâ, aliisque succedaneis*, par *J. Adr.* SLEVOGT; Yena, 1721, *in-*4.

22.º *De Caffe, Chocolatæ, herbæ Thea ac Nicotianæ naturâ, usu & abusu*, par *Leon. Ferd.* MEISNER; Nuremberg, *Lochnerus*, 1721, *in-*4.

23.º *De herbæ exoticæ Theæ infuso, ejusque usu & abusu*, par *J. André* HAHN; Erfort, 1722, *in-*4.

24.º *Tractatus de naturâ, usu & abusu Caffe, Chocolatæ & Tabacci*, par *J. Fr.* LEFEVRE; Besançon, *Charmet*, 1737, *in-*4.

25.º *De tribus impostoribus, Theâ, Coffeâ, Vitâ commodâ & Officinis domesticis*, par *George* DETHARDING; Rostock, 1731, *in-*4.

26.º *De veris herbæ Theæ proprietatibus & viribus medicis*, par *Abr. Gottlieb* REICHEL; Erfort, *Heringius*, 1734, *in-*4.

27.º *Leçons sur le Thé, le Caffé, la Bierre & le Vin*, par *Gasp.* NEUMANN; Leipsick, 1736, *in-*4. en Allemand.

28.º *Traité du Thé, du Caffé & du Tabac*, par *J.* KRUGER; Halle, 1743, *in-*8.

29.º *The natural history of the trea-tree*, par M. COAKLEY LETTSOM; Londres, *Dilly*, 1772, *in* 8. traduit en François, Paris, *Lacombe*, 1773.

Tome II.   E

préparations du fer, tous les vrais *sudorifiques* & *diurétiques*, vraiment efficaces, tous les *aphrodisiaques* reconnus, comme les *Cantharides*, dont la dangéreuse efficacité n'est pas douteuse, les *Truffes*, les *Artichauds*, les *Champignons*, &c. les *épispastiques* & les *caustiques*.

Tous les remèdes que nous venons de nommer font des *Echauffans légitimes* ; ils en ont la propriété distinctive : leur usage immodéré peut produire la fièvre. Ils font distingués par-là d'une foule de prétendus *Echauffans*, connus dans les Traités de Matière Médicale, & dans le jargon ordinaire de la Médecine, sous le nom d'*Incisifs*, d'*Atténuans*, de remèdes qui frottent, qui brisent, qui cardent le fang & la lymphe.

Parmi les remèdes chauds exactement altérans, presque tous indifférens ou fans vertu démontrée, aucun n'est peut-être plus gratuitement qualifié que l'*Ecreviffe* & la *Vipère*.

Quant aux *Alimens échauffans*, on ne fait point par expérience qu'il y ait des alimens proprement dits qui possèdent d'autre propriété que la qualité nutritive : ainfi, tout ce que les Auteurs des Traités de Diète nous ont dit fur la qualité échauffante de la chair de certains animaux, ce que les Médecins d'une Ecole très-célèbre penfent des *bouillons* de *Bœuf*, qu'ils fe garderoient bien de donner dans les maladies aiguës, tout ce qu'on nous raconte de la chair des *vieux animaux lascifs*, tout cela n'est pas plus réel, au moins plus constaté par des faits, que le dogme du Galénisme sur la même matière.

Les alimens ne paroissent donc être *échauffans* que par l'assaisonnement; & le Médecin peut, en variant l'assaisonnement, ou en le supprimant, prescrire un régime *échauffant*, *rafraîchissant*, *indifférent*, &c. Au reste, les alimens, quels qu'ils soient, sont à-peu-près indifférens dans l'état sain; ils le deviennent par l'habitude : ce n'est que dans la maladie, la convalescence, pour un sujet foible ou valétudinaire, qu'il importe de défendre ou de prescrire les alimens *échauffans*.

Outre les médicamens & les alimens, un climat ou un jour chaud, une saison chaude, un soleil ardent, en un mot la chaleur extrême, échauffent réellement; l'exercice violent, la veille, l'exercice vénérien excessif, plus encore l'appétit vénérien non satisfait, irrité, sur-tout par la présence de certains objets, l'étude opiniâtre, la méditation profonde & continue, les jeûnes, les austérités, sur-tout la flagellation, le jeu, les fréquens accès de plusieurs passions violentes, échauffent, &c.

Il faut observer que toutes les causes ici mentionnées, sont des *échauffans* proprement dits,

& qu'ils diffèrent des médicamens *échauffans* en ce que l'action des premiers n'est efficace qu'à la longue, & qu'ils procurent ainsi un échauffement plus constant, plus opiniâtre, un échauffement chronique ; au lieu que l'action des derniers est plus prompte, & qu'ils produisent aussi un effet plus passager.

On ne prescrit les *Echauffans* que comme un inconvénient inévitable, attaché aux secours utiles.

ARTICLE XI.

DES RAFRAICHISSANS (a).

La qualité de *froid* étoit aussi odieuse aux Anciens, que nous est la qualité de *chaud*. Ils entendoient par *froid* des choses contraires au principe vital. Les poisons étoient *froids*, selon eux ; l'action redoutée des *narcotiques* étoit *froide*, &c. : mais cette acception des remèdes *froids* n'est plus la même aujourd'hui.

On entend par remèdes *froids* ou *rafraîchissans*, les remèdes appropriés à l'état d'échauffement, de feu, de chaleur augmentée, non-seulement

---

(a) Voyez, *de Medicamentis Refrigerantibus* ; Yena, 1764, *in-4.* soutenue par M. HALTTO, sous la présidence de M. FASELIUS.

réellement, mais même fenfiblement ; c'eft-à-dire, de la chaleur immodérée réelle , & du fentiment de chaleur , & même d'un état ainfi appellé par une expreffion figurée , comme démangeaifon , ardeur de poitrine , éréction extraordinaire , rougeur des yeux , &c. ; car l'échauffement , comme nous l'avons dit , ne fe mefure pas feulement à la chaleur réelle , ou au fentiment de chaleur , mais on a coutume d'ajouter à cet état les fièvres ardentes , la très-grande chaleur dans les fièvres aiguës pour ceux qui la redoutent comme un mal réel & comme un fymptôme dangéreux en foi. Quant au dernier cas , c'eft-à-dire , la très-grande chaleur dans les fièvres aiguës , *Hippocrate* & les vrais Médecins ne l'ont jamais regardée comme un mal réel en elle-même ; les feuls Médecins fymptômatiques , qui ne font attention qu'à chaque fymptôme particulier , fans s'embarraffer du cours de la maladie , redoutent la chaleur , c'eft-à-dire , la fièvre.

L'envie d'être rafraîchi eft générale ; tout le monde veut être rafraîchi : c'eft une manie, un préjugé , un air échapé des dogmes médicinaux, fur-tout depuis *Sydenham* , qui , voulant trop décrier la méthode de *van Helmont* , a donné dans l'excès contraire , ou du moins l'a infpiré à des Médecins moins habiles que lui.

1.° Les *Rafraîchiffans* agiffent par une action directe & immédiate (a), en s'oppofant à la chaleur proprement dite ; telles font les *boiffons froides, glacées*, les *bains froids*, les *applications d'eau froide, gelée, glacée*, l'air froid. Ces remèdes conviennent beaucoup à un fol, aux gens épuifés de fueur par exercice, ou par maladie. On s'en fert encore dans les cas où des perfonnes font prêtes à expirer pour avoir été long-tems expofées à une grande chaleur, ou à l'ardeur du foleil. M. *Deidier*, Médecin de Montpellier, mais qui favoit dans l'occafion s'écarter de la routine fans s'embarraffer des clabauderies de fes Confrères, fit plonger dans l'eau un Poftillon qui étoit dans ce dernier cas, & le guérit. Il y a plufieurs autres obfervations de ce même genre. J'ai modéré un excès de fueur qui alloit emporter mon frère, par des ventilations & autres *Rafraîchiffans* ci-deffus.

(a) Nous avons donné des idées nouvelles fur la nature & la manière d'agir des *Rafraîchiffans* ; nous avons fait voir qu'il n'exifte point des *Rafraîchiffans vrais & directs*, que leur action n'eft jamais *directe & immédiate*, qu'ils n'agiffent que d'une manière *indirecte & fecondaire*, & qu'ils ne deviennent vraiment *Rafraîchiffans* que par accident. On peut confulter notre *Differtation fur l'ufage des Rafraîchiffans & des Echauffans dans les fièvres exanthématiques*, Paris, *Cavelier*, 1778, in-8.

Enfin il y a certaines chaleurs & ardeurs excessives de l'eſtomac & des inteſtins, dans lesquelles les *Rafraîchiſſans* de cette claſſe, pris intérieurement, font des merveilles. On ſait, il eſt vrai, les accidens que produit quelquefois l'*eau froide*, lorſqu'on a extrêmement chaud, tels que des pleuréſies, des péripneumonies, &c. Mais, dans ces cas, les choſes ne ſont pas égales ; d'ailleurs ces mauvais effets ne ſont pas auſſi infaillibles qu'on le dit : on voit tous les jours des Voyageurs, des Chaſſeurs, des Soldats en ſueur boire beaucoup d'eau froide, ſans en éprouver le moindre mal, ſur-tout s'ils continuent l'exercice ; ce dernier moyen eſt même quelquefois efficace, lorſqu'on ſe ſent ſurpris par les boiſſons froides au moment où l'on vient d'avoir très-chaud.

2.º Les *Rafraîchiſſans* agiſſent par une action moins directe, ou du moins moins connue, qu'on croit & qu'on ſoupçonne aſſez raiſonnablement arrêter, appaiſer l'orgaſme, l'agitation quelconque des humeurs, dans laquelle réſide vraiment la matière ou le principe matériel de la chaleur ; on déſigneroit cette action par une image plus approchante du vrai, en diſant qu'ils modèrent l'incendie des humeurs. Les remèdes qui produiſent cet effet ſont les *Acides*, ſoit végétaux, ſoit minéraux, qui ſont les *Rafraîchiſſans par excellence.*

§. I.

ACIDES MINÉRAUX.

Parmi les *Acides minéraux* (a), les plus en usage sont l'*Acide Vitriolique*, ou celui de *Souffre*, qui est la même chose, l'*Esprit de Nitre*, mais peu usité, l'*Esprit de Sel marin*, qui est un des plus vantés. On emploie le plus ordinairement celui de *Vitriol*, quoiqu'il n'ait aucune qualité spécifique ; celui de *Souffre* se donne aussi communément : mais, comme il est la même chose que celui de *Vitriol*, & qu'il est d'une cherté étonnante à cause de sa préparation & de la petite quantité qu'on en retire, les Apothicaires ont raison de se moquer de ceux qui ont l'impéritie de prescrire toujours l'*Acide de Souffre*.

La dose de ces *Acides* n'est pas déterminée, & ne peut pas l'être, parce que leurs forces peuvent varier suivant les différens degrés de concentration. On doit les ordonner délayés dans l'eau, *ad gratam aciditatem*, & jamais autrement; car il est bon d'avertir, quoique nous soyons persuadés que personne ne l'ignore, (cependant il est des Médecins dénués de toutes les connois-

------

(a) Voyez l'Ouvrage cité au §. suivant.

sances chimiques, & trop persuadés de leurs lumières pour daigner s'en instruire) qu'on ne doit jamais donner ces *acides* seuls, quelques foibles qu'ils soient, parce que, dans cet état, ils sont *Corrosifs*.

§. I I.

ACIDES VÉGÉTAUX.

Les *Acides végétaux* usités (*a*) sont ceux de *Citron*, d'*Orange*, de *Grenade*, d'*Epine-vinette*, de *Groseille*, de *Verjus*, d'*Ozeille*; en cas de besoin, celui de *Vinaigre* (*b*). Ces *Acides* ne sont jamais nuds comme ceux des minéraux; ils sont ordinairement délayés dans une grande quantité d'eau, unis à de l'huile. On ne les emploie cependant pas seuls, & on les donne *ad*

(*a*) Voyez, 1.º *de Pharmacorum Acidulorum naturâ & usu*, par *J. Henri* Schulze; Halle, 1736, *in* 4... 2.º *de Acido Vegetabili*, par *Martin* Scepin: Leide, 1758, *in*-4... 3.º *An Essay on the Medical virtues of Acids*, par M. Farr; Londres, *Cadell*, 1774, *in*-8.

(*b*) Voyez, 1.º *de Liquore polychresto Aceto*, par *J. George* Wagner; Francfort, 1717, *in* 4... 2.º *de Aceto*, par *J. Jacques* Fick; Yena, 1726, *in*-4... 3.º *de Aceto*, par *Chr. Samuel* Gebaker; Erlang, 1748, *in*-4... 4.º *de Aceto*, par M. Oosterdyk; Utrecht, 1762, *in*-4... 5.º *de Acetificatione*, par M. Lerechin; Strasbourg, 1766, *in*-4.

gratam aciditatem, ou de la façon dont on les
prépare dans les Cafés. C'est un excellent *Rafraîchissant*. On fait auffi, avec ces *acides*, des *Sirops*,
qu'on peut délayer *ad gratam aciditatem*. Tout
cela ne vaut pas la *Limonade* légèrement fucrée ;
elle tient le premier rang parmi les *Acides végétaux*, & avec raison ; mais il faut en donner une
grande quantité, en remplir les malades.

ÉPINE-VINETTE. Son fuc occupe, dans la
claffe des corps muqueux, l'extrême marqué par
l'excès d'acide, avec le *Citron* & la *Grofeille*,
auxquels il peut être fubftitué, & qui font réciproquement fes fuccédanés propres. La *gelée*, le
rob & le *firop* de cette plante font des *analeptiques
rafraîchiffans*, qui ont toutes les propriétés des
doux aigrelets.

GRENADE (a). Le fuc de fes grains a une faveur
aigrelete très-agréable ; il eft moins acide que
celui du *Citron*, de la *Grofeille* & de l'*Epine-
vinette*, avec lefquels il eft d'ailleurs parfaitement
analogue : il faut le ranger avec ces autres fucs,
dans l'ordre des muqueux acides. Si on le garde

____

(a) Voyez, *de Malo Punici*, par *J. Jacques* BAIER, Altdorf
1712, *in-4*.

dans un lieu frais, exprimé, clarifié & enfermé dans un vaiffeau convenable, il donne un Sel effentiel d'une faveur acide. Ce fuc fert à faire un Sirop très-agréable, dont on fait une grande quantité dans les Provinces Méridionales du Royaume; celui qu'on vend à Paris, vient du Languedoc.

Les grains de *Grenade*, mangés tout entiers, font regardés comme amis de l'eftomac, tempérant l'ardeur de ce vifcère, calmant la foif, rafraîchiffant, corrigeant l'acrimonie de la bile : dans les fièvres ardentes & bilieufes, les malades paroiffent éprouver quelque foulagement, & même un certain degré de plaifir, lorfqu'on leur permet de rouler, de rems en tems, quelques-uns de ces grains dans leur bouche, & de les fucer.

On fait une *Eau de Grenade*, en étendant le fuc exprimé de ces grains dans fuffifante quantité d'eau, & l'édulcorant avec du fucre, ou bien en délayant du *Sirop de Grenade* dans fept ou huit parties d'eau ; cette boiffon a les mêmes ufages que la *Limonade* & l'*Eau de Grofeille* : elle eft feulement un peu moins agaçante, & par conféquent moins fujette aux inconvéniens des *acides* donnés mal-à-propos.

GROSEILLE ROUGE. Elle contient un fuc aigrelet fort agréable au goût, & légérement

parfumé, qui appartient à la claſſe des corps doux
végétaux, dont il occupe une diviſion caractériſée
par l'excès d'*acide* avec le *Citron*, l'*Orange*,
l'*Epine-vinette*, &c. Son ſuc, un peu rapproché
par le feu, ou mêlé d'un peu de ſucre, acquiert
facilement la conſiſtance de gelée : on en obtient
une belle, tremblante & de garde, en le mêlant
au ſucre à parties égales ; enſorte qu'on ne conçoit
point comment on pourroit en préparer un ſirop,
qui demanderoit qu'on employât une plus grande
quantité de ſucre, & que le mâlange reſtât cependant ſous une conſiſtance liquide. On peut
donc avancer, ſans témérité, que le *Sirop de
Groſeille*, qu'on trouve dans pluſieurs Pharmacopées, au rang des compoſitions officinales, eſt
une préparation impoſſible, au moins ſi on emploie le ſuc récent ; car on peut aiſément préparer
un ſirop avec ce ſuc altéré par la fermentation
acéteuſe, qui eſt la ſeule dont il ſoit ſuſcep-
tible.

Ce ſuc, étendu de trois ou quatre parties d'eau,
& édulcoré avec une ſuffiſante quantité de ſucre,
eſt connu ſous le nom d'*Eau de Groſeille*. Le goût
agréable de cette boiſſon l'a faite paſſer de la
boutique de l'Apothicaire dans celle du Limonadier;
de même la *Gelée* a ceſſé bientôt d'être un remède

officinal, pour devenir nne confiture très-agréable, qu'on fert journellement fur les meilleures tables, & dont les bons Bourgeois du vieux tems font feuls un remède domeſtique.

Cette *Gelée* eſt un excellent *Analeptique*, qui convient très-bien dans les convaleſcences des maladies aiguës, fur-tout après les fièvres putrides bilieuſes : elle fournit un aliment léger, tempérant & véritablement rafraîchiſſant. L'*Eau de Groſeille*, priſe à grandes doſes, eſt rafraîchiſſante & humectante ; elle convient dans les chaleurs d'entrailles, les coliques bilieuſes & néphrétiques, les diarrhées bilieuſes, &c. On peut la donner, pour toute boiſſon, dans quelques fièvres ardentes & putrides ; mais, dans ce cas, il faut la faire très-légère, & l'employer avec beaucoup de circonſpection, principalement lorſqu'on craint l'inflammation des viſcères du bas-ventre. Il ne faut point la donner aux perſonnes qui ont l'eſtomac foible, facile à être agacé, ni à ceux qui font fujets aux rhumes, à la toux, & qui ont la poitrine délicate. *Hannemann* a vu l'uſage continué des *Groſeilles* cauſer la confomption ; & *George Hannæus* a connu un homme, qui étoit attaqué d'enchifrenement, dès qu'il avoit avalé deux grappes de *Groſeilles rouges*.

LIMON (*a*). Il est connu de tout le monde ; il est très-rafraîchissant & d'un usage général : il a, au suprême degré, les propriétés des *Végétaux acides*. On prépare, avec son suc, du sucre & de l'eau, une boisson très agréable, que tout le monde fait & emploie sous le nom de *Limonade*. Cette liqueur factice a eu l'honneur de donner son nom à une Communauté de la Ville de Paris, qui n'étoit d'abord qu'un assemblage d'espèces de Regratiers, lesquels furent érigés en Corps de Jurande en 1678.

Il ne faut point confondre cette boisson avec la *Limonade à l'Anglaise* ; celle-ci est délicieuse, mais n'est pas rafraîchissante, tant s'en faut ; elle

____

(*a*) Voyez sur le *Limon*,

1.° *de Limonibus*, par *Ebnu al-baithar*, connu ordinairement sous le nom d'EBEMBITHAR ; traduit de l'Arabe en Latin, par *André* ALPAGO ; Venise, *Gubbis*, 1583, *in-fol.* Paris, 1602. Crémone, *Richini*, 1758, *in-4.*

2.° *Libellus de Rosâ & partibus ejus, de succi Rosarum temperaturâ, de Rosis Persicis seu Alexandrinis, de Malis Citriis, Aurantiis & Limoniis*, par *Nicolas* MONARDES ; Anvers, 1564, *in 8.*

3.° *Phytologica observatio de Malo Limoniâ Citratâ*, par *Pierre* NATIUS ; Florence, 1674, *in-4.*

4.° *In* EBEMBITARIS *Tractatum de Limonibus commentaria*, par *Paul* VALCARENGHI ; Crémone, 1758, *in-4.*

est faite avec le vin de Canarie, le suc de *Limon*, le Sucre, la Canelle, le Gérofle & l'Essence d'Ambre : on en use beaucoup dans les Isles de l'Amérique.

Il ne faut point encore confondre nos *Limons* avec deux sortes de ce fruit qu'on trouve à Tunquin ; les uns jaunes, les autres verts : on ne peut en manger ; ils ont une acidité presque caustique. Les Tunquinois s'en servent, comme nous de l'Eau forte, pour nétoyer le cuivre, le laiton & autres métaux, quand ils veulent les mettre en état d'être dorés.

On peut appliquer au *Citron*, ce que nous venons de dire du *Limon* (a).

(a) Voyez sur le *Citron*,

1.º *Horti Hesperidum libri duo, in quibus agitur de Citrio fructu & arbore*, par *J. Jovianus* PONTANUS ; Florence, 1514, *in*-12.

2.º *Analysis Mall Citrii compendiosa, ad Botanices, Philosophiæ, juxta ac Medicinæ cynosuram redacta*, par *Herman* GRUBE ; Coppenhague, *Paulli*, 1668, *in*-8.

3.º *de Malo Citreo*, par *George* FRANCK ; Heidelberg, 1686, *in*-4.

4.º *Citrologia*, par *Joseph* TANZONI ; Ferrare, *Pomatelli*, 1690, *in*-12, 1703, *in*-12.

5.º *Nurnbergische Hesperides, oder gründliche beschreibung der Citronat, Citronen, und Pomeranizen früche*, &c. par *Jean-Christophe* VOLCKAMER ; Nuremberg, 1708, *in fol.*

M. *Venel* ne parle point de l'*Orange*, qui mérite cependant d'être placée dans la même classe, que les Acides végétaux, dont il vient d'être question. On en distingue deux espèces, l'*Orange aigre* ou *bigarrade* & l'*Orange douce* : l'une & l'autre contient un acide, à la différence que celui de la première a quelque chose de piquant & de désagréable, à moins qu'on ne la mêle avec beaucoup de sucre, & que celui de la seconde est au contraire très-agréable par lui-même. On prépare, avec le suc de l'une & de l'autre, exprimé dans de l'eau & en y ajoutant du sucre, une boisson agréable, connue sous le nom d'*Orangeade*, dont on peut faire usage dans les mêmes cas que ceux où on emploie la *Limonade* & l'*Eau de Groseille*. L'*Orangeade*, faite avec les *Oranges douces*, a un acide bien plus agréable, plus doux, moins piquant, & exige beaucoup moins de sucre, que celle qui est faite avec les *Oranges aigres* : elle doit être même préférée aux autres boissons acides végétales, dans les cas où on craint le piquant de l'acide. On mange la pulpe des *Oranges douces* seule ou avec du sucre ; elle éteint la soif & rafraîchit : mais on doit en éviter l'excès, qui est suivi quelquefois de diarrhée ou de dyssenterie. On ne doit point mettre le suc des *Oranges* sur le feu ; une partie de l'acide qu'il contient pourroit se changer en un sel alcali-urineux (*a*).

6.° *de præstantiâ malorum Citreorum in Medicinâ*, par *Fred.* HOFMANN ; Halle, 1715, *in-4*.

7.° Quelques-uns des Ouvrages indiqués en parlant des *Limons*.

(*a*) Voyez sur les *Oranges*,

1.° *Hesperides*, *sive*, *de Malorum Aureorum culturâ & usu*, par *Jean-Bapt.* FERRARI ; Rome, 1646, *in-fol*.

Ces

Ces *Acides* font excellens dans tous les cas d'échauffement dont nous avons parlé, dans les inflammations, fur-tout lorfqu'on croit que la bile domine, par exemple, dans les éréfipeles, dans les maladies aiguës, les pleuréfies, les fièvres ardentes, &c. Ils foulagent les malades, & n'empêchent pas la maladie de parcourir fes tems.

On a obfervé que les *Acides* ont une certaine pente vers la poitrine, qu'ils la picotent, l'agacent, & font touffer : ainfi, ils font contre-indiqués dans les cas d'irritation de la poitrine, de même que dans les piffemens & crachemens de fang, les excoriations internes, par exemple, celles de la matrice.

2.° *Chryfomeleïda , five , Aurantiorum Malorum hiftoria mithicè defcripta*, par *Laurent* LEGATUS, Bologne, *Benatius*, 1667, *in-4*.

3.° *de Pomo Aurantio Citrato*, par *Luc* SCHROECK. (Mifc. Acad. Nat. Cur. *dec. II. ann.* 2. *obf.* 12.)

4.° *de Aurantiis , eorumque ufu medico*, par *Laur.* HEISTER; Helmftadt , 1744, *in-4*.

5.° L'Ouvrage de VOLCKAMER , indiqué en parlant du *Citron*.

§. III.

RAFRAICHISSANS SÉDATIFS.

Il y a une autre espéce de *Rafraichissans*, appellés vulgairement *Sédatifs*, *anti-Phlogistiques*, *Tempérans*, dont l'action peut être rapportée à celle des précédens; mais elle est beaucoup moins connue.

NITRE & POUDRE TEMPÉRANTE DE STAHL. On a principalement attribué au *Nitre* la vertu *tempérante* : on l'a dit utile contre les maladies inflammatoires, parce qu'on a cru qu'il dissolvoit l'état coéneux du sang, assez commun dans ces maladies. Quoiqu'il en soit, il est assuré qu'il modère & qu'il tempère : les Italiens s'en sont beaucoup servis, & ont fort loué cette vertu. La *Poudre tempérante de Stahl* est faite avec du *nitre*, du *tartre vitriolé* & du *cinnabre* : *Stahl* a employé ce dernier, parce qu'il lui croyoit une vertu *narcotique*; mais cette qualité paroît chimérique, & il vaudroit beaucoup mieux prescrire le *Nitre* seul; il fait assez bien dans les cas où il y a beaucoup d'agitation. Cette pratique est connue depuis long-tems en Angleterre & en Allemagne; elle s'est introduite en France depuis quelque tems, & on en a vu des merveilles dans les maladies de la poitrine. Nous avons déjà parlé du *Nitre* à l'article des *Béchiques*.

SEL SÉDATIF D'HOMBERG (*a*). Il y a un Sel, auquel on a donné ce nom, qu'on rapporte très-bien à cette claſſe. *Baron*, qui a beaucoup travaillé ſur ce Sel, dit que ſa vertu *ſédative* eſt fort douteuſe. On l'emploie, ſelon *Homberg* ſon Inventeur, dans les délires, principalement ceux qui ſurviennent aux fièvres ardentes & malignes. *Baron* croit que, s'il fait quelque choſe alors, ſa vertu eſt due à un peu d'acide qu'il contient. On ne l'emploie preſque plus; c'eſt un remède d'appareil, qui n'eſt d'uſage que pour les Grands. On l'ordonne à la doſe de huit ou dix grains dans l'eau, cinq ou ſix fois pendant l'accès. On retire ce Sel du *Borax* par les *Acides minéraux*; du reſte on ne ſait ce que c'eſt.

____

(*a*) Voyez, 1.° *de Sale Sedativo* HOMBERGII, par M. J. G. *Leb.* RITTER; Halle, 1759, *in-*4... 2.° *de Oleo Vini atque Sale Sedativo* HOMBERGII, par M. FASELIUS; Yena, 1764, *in-*4... 3.° *de Sale Sedativo* HOMBERGII, par M. REUS; Tubingen, 1778, *in-*4.

§. I V.

RAFRAICHISSANS

pris des Evacuans, des Délayans & des Adouciffans.

Il eſt d'autres *Rafraîchiſſans* qui agiſſent d'une manière bien plus inconnue & bien plus éloignée, tels que la *faignée*, dont nous ne devons point nous occuper, la *purgation*, la *diurèfe*, la *diaphorèfe*, &c. Nous en avons déjà parlé, & leur principal effet eſt l'effet évacuant.

On range encore dans cette claſſe les *Délayans*, les *Relâchans*, les *Adouciſſans*, & ce ſont ordinairement les plus employés ; tels ſont les *émulfions*, les *tifannes des mucilagineux*, &c. ; nous en parlons ailleurs. On dit que ces remèdes agiſſent en délayant certains ſels contenus dans les humeurs, & en les diſpoſant à être évacués, ou bien en maſquant leur acrimonie, ou, ce qui eſt plus vraiſemblable, en relâchant les ſolides. Quoiqu'il en ſoit de leur façon d'agir, on en voit ſouvent de bons effets.

Le *Nénuphar* (*Nymphea*) qui eſt de cette claſſe, paſſe pour plus *rafraîchiſſant* que les autres ; mais il ne l'eſt pas plus que la *Guimauve* & le *Ris*.

On rapporte auſſi à la même claſſe, les *Gelées des jeunes Animaux*, l'*Eau de Poulet*, le *Petit-*

Lait, &c., & quelques herbes, le *Pourpier*, l'*Endive*, la *Violette*, &c. Ces dernières entrent ordinairement dans les bouillons appellés *Bouillons frais* : elles agissent principalement par le *Nitre* qu'elles contiennent ; car du reste, ce n'est que de l'eau.

On place encore dans cette classe la *Courge*, la *Laitue* & le *Melon*.

COURGE. Elle a une chair ou pulpe très-aqueuse, quoique légérement nourrissante : elle éteint la soif ; elle convient dans les ardeurs d'entrailles & dans les constipations qui en dépendent. Elle relâche les premières voies, & est bientôt évacuée par les selles. Les Médecins de Montpellier & d'une partie du Bas-Languedoc, emploient assez communément l'*Eau de Courge*, qui n'est qu'une légère décoction & expression de sa chair. Ils s'en servent pour rafraîchir & tempérer, presque dans les mêmes cas où ceux de Paris emploient l'*Eau de Poulet*, l'*Eau de Veau*, le *Petit-Lait*, &c. ; cependant beaucoup moins fréquemment, parce que cette indication de rafraîchir ou tempérer, se présente bien plus rarement dans la pratique des premiers ; je ne sais pourquoi.

F 3

Laitue. La *Laitue*, qui est un aliment, est aussi un médicament.

C'est un aliment peu stimulant, qui convient aux estomacs chauds & sensibles : elle rafraîchit, tient le ventre libre, dispose au sommeil, sur-tout lorsqu'on la mange crue & en grande quan-tité, comme les gens du peuple le font presque journellement à Paris pendant l'été ; car il est bien difficile d'évaluer l'effet de quelques feuilles de *Laitue* mangées en salade, dans un repas composé de différens mets. La *Laitue* cuite, man-gée avec le potage, ne peut presque être re-gardée que comme une éponge chargée de jus ou de bouillon.

Ses propriétés médicinales se réduisent aussi à rafraîchir & à relâcher, ou, ce qui est la même chose, la *Laitue* est délayante & émolliente : ses feuilles entrent dans les bouillons & apozèmes rafraîchissans, dans les lavemens émolliens & relâchans, dans les décoctions émollientes desti-nées à l'extérieur, dans les cataplasmes, &c.

On lui a attribué une vertu *narcotique* ; *Galien* rapporte que, dans sa vieillesse, il ne trouva point de meilleur remède contre les insomnies, que de manger le soir des *Laitues* crues ou bouillies ; mais *Galien* étoit peut-être très-échauffé ou très-resserré, & les *Laitues* le faisoient dormir en le rafraîchissant ou le relâchant.

Ce même Médecin de l'Antiquité a cru que le suc exprimé de la *Laitue*, est un poison mortel à la dose de deux onces : on l'a répété souvent après lui ; mais cette assertion est démentie par l'expérience.

La *Laitue* a passé pour diminuer la sécrétion de la liqueur séminale, pour amortir le feu de l'amour, pour affoiblir la vue par un usage trop long ; ce sont des erreurs populaires, qui ne se sont accréditées que par la bonhomie de quelques Médecins crédules & faciles à juger sur des ouï-dire ou sur des contes de bonnes-femmes.

On conserve, dans les Boutiques, une *Eau distillée de Laitue*, qui n'est bonne à rien ; on peut cependant en faire la base de quelques potions ou juleps, où l'eau commune feroit aussi-bien.

MELON (a). Le *Melon commun* & le *Melon blanc* ont la chair également fondante : celle du *Melon d'eau* l'est infiniment davantage ; c'est peut-être la plus aqueuse de toutes les substances

____

(a) Voyez, 1.° *de Melonibus*, par *Jérôme* RUBEUS ; Venise, 1607. *in*-4... 2.° *Breve discorso intorno alla natura del Pepone*, par *Pierre* NATIO ; Florence, *Marescotti*, 1676, *in*-12.

végétales organisées : ce n'est presque que de l'eau.

Les qualités *diététiques* de ces trois espèces de fruit sont exactement les mêmes ; la dernière diffère seulement des deux premières par le degré de ces qualités, c'est-à-dire, en ce qu'un certain volume de *Melon d'eau* doit être regardé comme répondant à peine à un volume trois fois moindre de *Melon commun* ou de *Melon blanc*.

Le *Melon* fournit un aliment agréable, facile à digérer, humectant, rafraîchissant, désaltérant. Les habitans des pays chauds, où ils sont excellens, trouvent, dans leur usage journalier, une grande ressource contre l'influence du climat : dans ces pays, on en mange presqu'à tous les repas ; on les fait rafraîchir, en les faisant tremper tout entiers dans l'eau de puits, ou en les couvrant de glace. Ils causent rarement des accidens ; ils ne lâchent pas même aussi souvent le ventre qu'on pourroit le penser, en considérant leur analogie avec d'autres fruits de la même famille, & en partant de l'observation de la vertu très-purgative du *Melon* lui-même dans les pays où il croît naturellement & sans culture. J'ai vu un malade qui en mangeoit un par jour, pendant l'usage d'Eaux minérales purgatives, sans en être incommodé.

Ce fruit, mangé avec excès, a causé cependant quelquefois des coliques, des dyſſenteries & des diarrhées opiniâtres, chez les perſonnes qui n'y ſont pas accoutumées, & ſur-tout dans les climats moins chauds. Il n'eſt pas poſſible de déterminer quels ſont les ſujets qui doivent s'en abſtenir; il faut s'en rapporter à cet égard aux tentatives d'un chacun, & heureuſement ces tentatives ne ſont pas dangereuſes. On croit communément que le *Melon* eſt moins dangereux, lorſqu'on le mange avec du ſel, & qu'on boit par-deſſus du bon vin & copieuſement : il n'eſt pas clair que ce ſoit là un aſſaiſonnement ſalutaire; mais il eſt certain qu'il eſt au moins fort agréable.

On nous vend une confiture, ſous le nom d'*Ecorce verte de Citron*; c'eſt l'écorce préparée d'une eſpèce de gros *Melon* qui croît en Italie : cette confiture pèſe généralement ſur l'eſtomac, & eſt difficile à digérer.

Tous les remèdes de cette dernière claſſe ſont très-bons dans le léger état de chaleur, ſur-tout chez les perſonnes bilieuſes : ils conviennent ainſi dans les maladies chroniques avec démangeaiſon, comme les maladies de la peau invétérées, les ophtalmies, les rhumatiſmes, les ardeurs d'urine, la chaleur de poitrine; ils conviennent d'autant mieux, qu'en ce cas les *acides* sont contre-indiqués (*a*). La meilleure manière de les admi-nistrer, est de les donner sous forme d'apozêmes, de tisanne à grande dose, de boisson aqueuse.

ARTICLE XII.

DES CALMANS (*b*).

Il y a plusieurs espèces de *Calmans* : les pre-miers sont les *anti-Spasmodiques*, *anti-Epileptiques*, *anti-Hystériques*, ou même *Hystériques* ; car ces

---

(*a*) Voyez la note de la page 81, Tome I.

(*b*) Voyez, sur les différentes espèces de *Calmans*, soit *Parégoriques*, soit *Narcotiques*,

1.º *Tractatus de remedio doloris, seu Materie Anodinorum, nec-non Opii causâ criminali in foro medico*, par M. *C. A.* Sinapius ; Amsterdam, 1599, *in-8*.

2.º *Réflexions sur l'usage de l'Opium & des Calmans*, par *Phil.* Hecquet ; Paris, 1726. 1727, *in-12*.

3.º *Rifleffioni sopra alcuni Somniferi*, par *Crifteo* Stilita ; Milan, 1749, *in-8*.

4.º *de præparationibus Anodinorum*, par M. *H. Fred.* Sever ; Halle, 1760, *in-4*.

5.º *de actione Narcoticorum in fluidum nerveum*, par M. *Sig. Got.* Schroeter ; Halle, 1762, *in-4*.

6.º *Von der physikalischen theorie*, &c. c'est-à-dire, *des sentimens de douleur & des remèdes Anodins*, par M. Schroe-der ; Quedlimbourg, *Schwau*, 1764, *in-8*.

remèdes sont propres à la matrice. Viennent ensuite les *Anodins* ou *Parégotiques*, c'est-à-dire,
calmant la douleur blandè & amicè, les *Hypno-
tiques* ou *Assoupissans*, *Narcotiques* ou *Stupéfians*,
qui diffèrent des *Anodins* en ce qu'ils enlèvent la
douleur par force, en faisant un effet approchant
de la mort, en éloignant la sensibilité, le mouvement & la vie ; d'où on peut tirer quelques
corollaires pratiques, savoir qu'on peut donner
les *Anodins* en grande quantité sans risque, &
qu'il ne faut jamais donner les *Narcotiques* qu'à
petite dose, parce qu'il n'est pas permis de diminuer la vie jusqu'à un certain point. Il est aussi
certaines maladies où les *Anodins*, qui sont des
remèdes benins, conviennent, & où il n'est pas
permis de donner les *Narcotiques*.

Nous ne parlerons pas de la première espèce
de *Calmans*, c'est-à-dire, des *anti-Spasmodiques*,
anti-Epileptiques, *Hysteriques* ; nous les renvoyons
aux *Spécifiques*. Nous parlons ailleurs de la seconde espèce, savoir des *Anodins* & des *Parégoriques* ; mais cependant en les considérant par
d'autres qualités, car tout ce que nous appellons
Adoucissant, *Relâchant*, *Rafraîchissant*, *Tempérant*, les prétendus *Incrassans*, les *Mucilagineux*,
Emulsifs, *Gélatineux*, *Laitages*, &c. tout cela est
Anodin proprement dit, c'est-à-dire, agissant *amicè*,

ſans attaquer le principe vital & la ſenſibilité : mais, pour peu que ces remèdes contiennent de principe inconnu, qui endort ou ſtupéſie, & qui diminue la vie, c'eſt un léger *Narcotique*, & on doit le rapporter à cette claſſe.

LIQUEUR MINÉRALE ANODINE D'HOFMANN. Tel eſt, par exemple, un fameux remède moderne, la *Liqueur minérale anodine d'Hofmann*, de la préparation de laquelle *non bene conſtat*; mais qui eſt vraiſemblablement de l'*Eſprit-de-vin* chargé d'un peu d'*Huile* éthérée d'autre *Eſprit de-vin*, c'eſt-à-dire, *æther*, ou d'une *Huile* analogue. Les *Æthers* eux-mêmes, les *Vitrioliques* & les *Nitreux*, peuvent être regardés comme *Narcotiques*, mais foibles.

CINNABRE. Nous avons déjà donné notre ſentiment ſur la vertu *narcotique* du *Cinnabre*, malgré le reſpect que nous devons à *Stahl* & à *Juncker*; nous avons dit que cette vertu n'avoit point été obſervée, & qu'il étoit plus vraiſemblable de croire que c'étoit un vain poids ſur l'eſtomac, qui ne paſſe point dans le ſang. Cette ſubſtance a une inſolubilité, une inaltérabilité par les humeurs digeſtives, & une inſipidité abſolue, qui doivent nous faire croire qu'elle ne

sauroit ni paſſer dans la maſſe des humeurs, &
en altérer la conſtitution, ni faire aucune im-
preſſion ſalutaire ſur le ſyſtême nerveux, par ſon
action immédiate ſur les organes de la digeſtion.
Quelques Auteurs ont dit cependant qu'elle a
quelquefois procuré la ſalivation; mais on peut
douter beaucoup de cet effet, & il eſt à préſumer
qu'on a confondu les vertus du *Cinnabre*, donné
en fumigation, avec celles du *Cinnabre* donné
intérieurement.

CAMPHRE. Il paſſe auſſi pour un peu *narco-*
tique, éteignant le feu de l'amour, même étant
flairé : *Camphora per nares caſtrat odore mares.*
Cette dernière vertu eſt aſſez peu prouvée; mais
cependant aſſez inſinuée par la vertu qu'a le
Camphre d'empêcher l'emplâtre véſicatoire, loiſ-
qu'il y eſt mêlé, de porter ſur les voies urinaires.
Nous ne pouvons cependant nous empêcher de
convenir que tout cela n'eſt pas aſſez conſtaté.

M. *Venel* n'inſiſte pas aſſez ſur la propriété calmante du
Camphre; c'eſt un de nos meilleurs *Tempérans*, ſur-tout ſi
on lui joint le *Nitre purifié* : ce mêlange fait le grand *anti-*
Phlogiſtique de *Fred. Hofmann.* Nous l'avons vu réuſſir ſouvent à la place des *Narcotiques*, chez les perſonnes qui ne
peuvent ſupporter ces derniers. On l'emploie avec ſuccès
dans les fièvres ſoit ardentes, ſoit bilieuſes, dans les maladies

inflammatoires, fur-tout celles de la poitrine, dans les maladies accompagnées d'une chaleur âcre & mordicante, dans les cas de douleurs, de convulfions, d'infomnie, de démangeaifons, de picotemens à la peau, d'éréthifme, dans les maladies aujourd'hui affez communes fous le nom de *Maux de Nerfs*. On le donne à la dofe de quatre, fix, huit, même jufqu'à dix grains dans toute la journée, avec une dofe double ou triple de *Nitre*, en pilules ou fous forme de potion : mais celle-ci eft très-défagréable, & peu de malades peuvent en fupporter le goût & l'odeur.

Le *Camphre* eft regardé encore comme tenant un rang diftingué parmi les *anti-Epileptiques* : fon action fur les nerfs eft affez évidente, & affez analogue à celle de quelques bons *anti-Epileptiques*, pour lui accorder cette propriété. Nous avons même plufieurs obfervations qui prouvent fes bons effets : nous nous bornerons à citer le témoignage de MM. *Hannes* & *Locher*, qui en ont employé la *Teinture* avec le plus grand fuccès. Le premier prépare cette *Teinture* avec une once & demie de *Grains de Kermès*, & une once & demie de *Camphre*, dans vingt onces d'*Efprit-de-vin* : c'eft ce qu'on appelle *Teinture épileptique de Pierre* (a). Le dernier la compofe avec un demi gros de *Camphre*, un gros de *Mucilage de Gomme Arabique*, un gros de *Sucre*, le tout pilé dans un mortier, en ajoutant enfuite demie once de *Vinaigre* chaud, fix onces d'*Eau de Fleurs de Sureau*, & une once de *Sirop de Fleurs de Coquelicot* (b).

(a) *Epiftola de puero Epileptico foliis Aurantiorum fanato*, par M. HANNES; Vefer, 1767, p. 47.

(b) *Obfervationes practicæ circa Luem Veneream, Epilepfiam & Maniam*, par M. LOCHER; Vienne, *Trattner*, 1762, in-8, Liv. II.

Le *Camphre* est encore un bon *anti-Septique* ; il en sera question ailleurs.

Enfin cette substance est employée avec succès, pour pousser vers la peau, sur-tout dans le cas de répercussion des éruptions cutanées.

On a essayé, depuis quelque tems, de donner le *Camphre* à forte dose : nous en parlerons à l'article des *anti-Septiques*.

Nous joignons ici l'indication de quelques-uns des Ouvrages qu'on peut consulter sur la nature, l'usage & les effets du *Camphre*.

1.° *De Camphorá*, par *George-Wolffg.* WEDEL ; Yena, 1697, *in-4.*

2.° *De Camphorá*, par *Fr.* CRONBERG ; Marpourg, 1697, *in-4.*

3.° *De præstantiâ Camphoræ in deliriis*, par *J. Fred.* RECCARD ; 1703, *in-4*

4.° *De igne per ignem extinguendo, seu de præstantissimo Camphoræ usu in febribus acutis*, par *J. Henri* HEUCHER, Wirtemberg, 1712, *in-4.*

5.° *De usu interno Camphoræ* ; Halle, *Zeitler*, 1714, *in-4.* soutenue par *Chr. Henri* KEIL, sous la présidence de *Fréder. Hofmann.*

6.° *Camphoræ Historia*, par *J. Fred.* GRONOVIUS ; Leide, 1715, *in-4.*

7.° *Dissertatio gradualis de Camphorá*, par *J. Fred.* GRONOVIUS ; Leide, 1715, *in-4.*

8.° *De Camphoræ circumspecto usu medico*, par *Mich.* ALBERTI ; Halle, 1722, *in-4.*

9.° *De virtute Camphoræ refrigerante*, par *Balth. Louis* TRALLES ; Halle, 1734, *in-8.*

10.° *De Camphorá*, par *Herman-Paul* JUCH, Erford, 1737, *in-4.*

11.º *De Camphorâ*, par *Chr. Henri* HÆNEL; Leide, 1739, *in*-4.

12.º *Nonnulla ad Camphoram spectantia*, par *J. Henri* SCHULZE; Halle, 1744, *in*-4.

13.º *De usu medico Camphoræ*, par M. JONKERS; Helmstadt, 1748, *in*-4.

14.º *De usu Corticis Peruviani cum Camphorâ remixti in febribus ex putredine ortis*, par MM. BÜCHNER & MARGRAFF; Halle, 1762, *in*-4.

15.º *De præstantiâ Camphoræ in deliriis*, par MM. BÜCHNER & ROUARD; Halle, 1763, *in*-4.

16.º *De Camphoræ usu externo in Chirurgiâ maximè præstabili*, par M. EVERS; Butzaw, 1765, *in*-4.

17.º *De Camphorâ*, par M. PIRCK; Vienne, 1767, *in*-8.

18.º *De Camphorâ, ejusque viribus*, par M. SEVERI; Pavie, 1776, *in*-8.

19.º Nous indiquerons, à l'article des *anti-Septiques*, quelques autres Ouvrages sur le *Camphre*, par MM. CARTHEUSER, GRIFFIN, LYSONS, COLLIN, ALEXANDER & GESSNER.

OPIUM. Parmi les *Narcotiques*, l'*Opium* tient le premier rang; c'est une drogue majeure. Le mot *Opium* vient du Grec, qui signifie *Suc des Plantes*, &, en particulier, *Suc tiré par incision*, *Suc par expression*.

Hippocrate ne l'a pas connu : les Anciens, après lui, en avoient de deux espèces, l'*Opium* qui étoit un suc en larmes, découlant des têtes de Pavot, & principalement de leur couronne emportée

emportée par incifion, & le *Meconium*, qui étoit
le fuc de tous les Pavots, épaiffi en confiftance
d'extrait. Ils donnoient encore au premier le nom
de *Diacodium*, d'où eft venu celui de *Sirop de
Diacode*, ou préparé avec ce fuc.

On ne connoît aujourd'hui qu'une efpèce
d'*Opium*, qu'on nous apporte en gâteaux, re-
couverts de feuilles de Pavot, d'un goût très-
amer & très-âcre, ulcérant la langue & la peau.
Le fentiment dominant des plus illuftres
Pharmacologiftes anciens & modernes, eft que
ce fuc découle par incifion des têtes de Pavot;
Tournefort feul contredit ce fentiment, & affure
au contraire que la plus grande partie fe tire en
écrafant ces têtes, & en tirant ce fuc par expreffion; *Pomet* fait, à ce fujet, une très-bonne
réflexion de Marchand; c'eft que, s'il étoit tiré
par incifion, il ne feroit pas à fi bon marché.
Quoiqu'il en foit, nous n'en connoiffons que d'une
efpèce.

Quant à l'efpèce de Pavot dont on le tire, on
convient généralement que c'eft le *Papaver
hortenfe femine albo, fativum Diofcoridis, album
Plinii, &c.*, quoique, felon le témoignage de
Pline, d'*Avicenne* & même de *Diofcoride*, on le
tirât anciennement du Pavot noir; mais cela eft
indifférent, & il eft probable qu'on le tire de

tous les deux. Aujourd'hui cet extrait nous vient en abondance de la Natolie ou Asie mineure : on y cultive, dans la campagne, ce Pavot blanc, qui est le même que celui qu'on cultive dans nos pays pour l'usage de la Médecine, & dont on croit que la vertu est diminuée & affoiblie par la nature du climat. *Duchesne* (*Quercetan*) prétend, & c'est une chose à tenter, que notre Pavot, préparé de la même manière que celui de la Natolie, donneroit un *Opium* aussi bon & même préférable.

On demande souvent dans les formules l'*Opium Thebaicum* ; mais il ne vaut pas mieux que les autres : c'est un reste de préjugé qu'on avoit autrefois en faveur de celui de ce pays. L'*Opium* doit être un peu mol, flexible, cédant sous les doigts, d'une couleur brune ou noirâtre, & d'une odeur forte, désagréable, étant dissout, d'un goût amer, âcre, nauséeux, non mêlé d'ordures,&c.

Dioscoride & *Galien* ont parlé fort au long de l'*Opium* : le premier le redoutoit beaucoup ; le second l'employoit un peu plus : un seul endroit des épidémies d'*Hippocrate* pourroit faire soupçonner que ce Médecin l'a connu ; mais la chose est encore fort douteuse.

Les Anciens, qui sont venus après eux, s'en sont servis dans leurs fameuses compositions, dans la *Thériaque*, le *Mithridate*, &c. *Mesué* l'a aussi employé dans son *Phylonium persicum*, & *Nicolas de Salerne* dans son *Phylonium romanum*. Les Arabes en ont fait un usage immense dans leurs compositions ; ils le joignoient aux aromates & aux drogues de même genre, qu'ils croyoient capables de corriger sa vertu froide & ennemie de la vie. *Baillou*, *Houllier*, & autres fameux Médecins des siècles postérieurs, l'ont beaucoup décrié. Il resta dans l'oubli jusqu'à *Paracelse*, qui fit, avec l'*Opium*, des cures surprenantes ; mais qui s'en servit en Charlatan, plutôt qu'en Médecin. Il faisoit un secret de ce remède, qu'il a pourtant célébré en plusieurs endroits de ses Ouvrages, & notamment dans ses *Archidoxes*. Ensuite vinrent des Médecins sages, & d'une réputation méritée, *Félix Plater* & *Sylvius de Leboë* ; ils s'en servirent beaucoup, sur-tout le dernier, qui, en ayant parlé fort succinctement & jamais *ex professo*, fut cependant surnommé *Doctor Opiaticus*. Depuis ce tems, il a été tellement en vogue, que, pendant quelque tems, l'envie de le prendre ou de le donner a été une fureur : mais il commence à perdre un peu de son crédit ; on ne s'en sert plus, ou presque plus, en Angleterre ; on commence à s'en desabuser à Paris ; mais en l'emploie encore beaucoup à Montpellier.

Quoique l'*Opium* foit compofé d'une partie réfineufe & d'une partie extractive, puifqu'il a été originairement un fuc laiteux, quoique, par des procédés chimiques très-exacts, il paroiffe poffible de féparer l'*Opium* en des parties extractives & des parties réfineufes, & que *Neumann*, célébre Chimifte de Berlin, affure en avoir féparé même des parties réfineufes de deux efpéces, dont l'une unguineufe, & l'autre balzamique, beaucoup plus efficace que l'*Opium* entier (a), enfin, quoique les Teintures, faites avec l'Efprit-de-vin, foient plus efficaces, & plus dangéreufes felon le témoignage des Auteurs, que les Teintures à l'eau (b), cependant, de l'aveu de *Cartheufer*, confirmé par l'expérience, il eft très-difficile de féparer ces divers principes; ce qui revient au même.

(a) Voyez, *Leçons publiques fur le Succin, l'Opium & la Gérofle*, par *Gafp.* NEUMANN; Berlin, 1730, *in*-4. en Allemand.

(b) *Wallace* a cru reconnoître dans l'*Opium* une partie gommeufe & une partie réfineufe : il a regardé la première comme plus faine & moins dangereufe, & il a confeillé de la féparer de la dernière par la macération dans l'eau. On peut confulter fon Ouvrage, *The miftery of Opium reveald*; Londres, 1700, *in*-8.

Il paroît plus vrai que l'*Opium* entier est de la classe des *Extracto-résineux* de M. *Rouelle*, c'est-à-dire, des corps entièrement solubles ou par l'Eau ou par l'Esprit-de-vin : ainsi, quand on dissout l'*Opium* dans la vue d'en séparer une résine grossière & trop active, on est frustré dans son attente ; on le purifie seulement.

On a proposé plusieurs façons de corriger l'*Opium*, qui sont toutes mauvaises : on a cru qu'en le faisant bouillir, il étoit moins énergique ; d'autres ont cru que la torréfaction lui faisoit perdre une partie de sa vertu & de sa terre : les uns l'ont mêlé, dans la même vûe, avec les aromatiques, comme *Sydenham* ; d'autres avec le Savon, d'autres avec le Succin ; le *Codex* de Paris avec l'Esprit-volatil de Succin ; mais toutes ces corrections sont inutiles. Enfin, il y a eu un ancien usage de le mêler avec le Castoreum, que *Geoffroy* regarde comme nouveau, quoique *Galien* en ait parlé : on prétend qu'il vient d'*Asclépiade*.

L'*Opium* a été appellé *Laudanum* par *Paracelse* ; c'est sous ce nom qu'on le désigne à présent le plus communément, & on y ajoute quelquefois le mot *Opiatum*.

On emploie ordinairement le *Laudanum* qui est sous forme solide, ou le *Laudanum liquide* de *Sydenham* ; on se sert aussi quelquefois des *Pilules*

G 3

de *Cynogloſſe*, de *Styrax* & du *Sirop de Karabé*,
qui eſt une décoction d'*Opium*, à laquelle on
ajoute un peu de *Succin*, & ,avec cette décoction
& une ſuffiſante quantité de Sucre, on fait un
Sirop. Les *Pilules* de *Cynogloſſe* ſont moins bonnes
que beaucoup d'autres préparations d'*Opium*,
parce qu'elles contiennent de la *Juſquiame* (a).
Il y a encore les *Gouttes d'Angleterre Anodines*,
dans la compoſition deſquelles entre l'Alcali-
volatil : elles ſont inuſitées ; il faut en donner
cinquante ou cinquante-cinq gouttes pour équi-
valoir à un grain d'*Opium*.

Quand on donne le *Laudanum ſolide*, il faut
commencer par un quart de grain, enſuite demi-
grain, un grain, &c. ; mais il y a beaucoup de
variation pour les doſes, à cauſe de l'habitude.
Quinze gouttes de *Laudanum liquide* répondent
à un grain d'*Opium*. Il y a des gens à Montpellier
qui en prennent juſqu'à un verre : c'eſt une drogue
à laquelle on s'habitue ſinguliérement.

Sydenham préfère ſon *Laudanum liquide*, par
pluſieurs raiſons : 1.º parce qu'il ſe diviſe avec

(a) *Chr. Jacq.* SCHROECK croit que, dans la préparation
de ces Pilules, toute la partie ſoporifique s'évapore, &
qu'elles ne conſervent aucune propriété narcotiqne. On peut
voir ſa Diſſertation *de Cynogloſſo* ; Altdorf, 1753, *in-4*.

plus de facilité ; 2.° parce qu'on ne le vomit pas comme le *folide* ; 3.° parce qu'il eft plus fur. Ces deux dernières raifons font affez bonnes : la première ne vaut abfolument rien ; car le *Laudanum* agit fans être fondu.

Les effets manifeftes de l'*Opium* font les fuivans. A une certaine dofe, il rend gai ; à une autre, il donne du courage ; il endort à une un peu plus forte ; enfin, donné à une dofe extrême, il tue. Il y a beaucoup de variation dans fon action, eu égard au tems, & on a obfervé que quelquefois il ne fait dormir que la nuit fuivante. Pour ce qui eft de la gaieté qu'il procure, il y a mille obfervations rapportées par *Kempfer* & plufieurs autres, & rappellées dans les *Lettres Perfannes*, par lefquelles cet effet eft démontré. *Kempfer* raconte qu'ayant pris dans un certain repas, un électuaire préparé avec l'*Opium*, il fut extrêmement gai, qu'il fe fentit transporté, qu'il fe croyoit un efprit, & qu'étant enfuite monté à cheval, il lui fembloit voler fur le cheval Pégafe, en un mot, qu'il étoit dans un état délicieux. *Homère* a connu cette qualité de l'*Opium*, & il en fait mention dans fes Ouvrages. On fait que l'*Opium*, quand il agit, attaque le principe vital, le diminue : or cet état de moindre vie fuffit pour faire réprouver ce

fentiment. *Montaigne* rapporte encore des exemples qui favorifent notre opinion à ce fujet ; mais
nous nous fommes affez étendus fur cette vertu
particulière de l'*Opium*.

Sans nous arrêter à expliquer le *modus agendi*
de ce médicament, nous dirons que les effets
qu'il produit, quoique oppofés, peuvent aifément
fe déduire de la même caufe, & qu'on peut très-
bien comparer l'action de l'*Opium* à celle des
Enivrans, du Vin, par exemple. Quelques Auteurs prétendent que l'*Opium* agit par un fouffre
narcotique, par une vapeur indéterminée, qui
excite une plus grande turgefcence des humeurs,
d'où fuit une moindre fécrétion du fluide nerveux ; mais tout cela eft vain. Le Docteur *Mead*
parle de fon action, & en donne une idée plus
belle & plus plaufible ; mais qu'il ne pourfuit pas
affez : il affigne pour caufe première de l'effet de
l'*Opium*, la fenfation agréable qu'il produit dans
l'eftomac ; il compare cette fenfation à celle qu'on
éprouve après une furcharge d'alimens. Quoiqu'il
en foit, l'*Opium* paroît agir dans l'eftomac ; car
il peut agir fans fe diffoudre.

L'*Opium* a été vanté comme le plus grand remède ; c'eft, felon quelques Auteurs, un des
plus beaux préfens que la Nature ait fait aux
miférables mortels. Il ne faut point s'étonner de

ces éloges ; car, outre l'effet *exhilarant* dont nous avons déjà parlé, il calme les douleurs, il supprime les évacuations, excepté celle de la sueur qu'il augmente. Il est *fébrifuge*, *hystérique*, *aphrodisiaque*; quelques-uns l'ont dit *purgatif*, comme *Duchesne* & *Wedel*, parce que son *sel* purge; mais on ne doit rien conclure de l'action de ce *sel* en vertu de l'*Opium* lui-même ; cependant on le mêle avec les *purgatifs* dans certains cas, & même avec les *Emétiques* (*a*). L'*Opium* rend le pouls plein, élevé, lent, égal, comme dans le sommeil ; il calme assez ordinairement le vomissement & le hoquet. Un de ses effets assez

---

(*a*) Nous conroissons une Dame d'environ cinquante ans, qui, depuis quinze ans, étoit sujette à une constipation habituelle : elle n'alloit à la garde-robe que toutes les trois semaines ou tous les mois, & cette évacuation étoit toujours précédée d'une fièvre d'un ou deux jours. Une circonstance particulière d'une maladie qu'elle éprouva en 1778, nous engagea à lui donner l'*Opium*. L'usage de ce remède fut suivi d'évacuations alvines, faciles & répétées chaque fois qu'elle le renouvella. Cette observation nous engagea à essayer ce remède contre la constipation habituelle, & ce moyen nous réussit. Depuis ce tems-là, elle prend un demi grain d'*Opium* trois ou quatre fois la semaine, & l'usage de ce remède est suivi constamment chaque fois d'une évacuation facile & plus ou moins abondante.

singulier & assez conftant, c'eft d'exciter des démangeaifons à la peau. On l'accufe d'être *anoftro-*
matique, c'eft-à-dire, ouvrant les vaiffeaux; mais
c'eft mal à propos, car il arrête fouvent les hémorragies.

L'*Opium*, donné à trop haute dofe, caufe,
comme nous l'avons dit, tous les fymptômes de
l'ivreffe, qui dégénère fouvent en apoplexie;
quelquefois les malades deviennent apopleſtiques
immédiatement fans paffer par l'état d'ivreffe. Si,
dans ces cas, il furvient des cours de ventre ou
des fueurs, les malades font ordinairement dé-
livrés de ces accidens, ou par la feule nature qui
détermine les cours de ventre ou les fueurs, ou
par l'Art, comme par des faignées, mais mieux
encore par des *émétiques* & tous les *excitans*, foit
chirurgicaux, foit pharmaceutiques, & principalement les *Véficatoires*, les *Ventoufes*, la
Brulure, &c. Il faut employer tous ces fecours à
la fois, & même les alcalis-volatils, & les acides
à haute dofe (*a*).

Sydenham renferme les indications de l'*Opium*
fous trois claffes; les grandes douleurs, les vomiffemens & déjeſtions énormes, & les mouvemens convulfifs.

____

(*a*) Voyez, Tome I. page 331.

Pour entrer dans quelque détail plus circonstancié, & en même tems plus instructif que les généralités de *Sydenham*, nous dirons qu'on emploie ordinairement l'*Opium* dans l'insomnie, qui survient dans l'état de santé, dans les douleurs, dans les hémorragies, les cours de ventre, les pertes immodérées, les convulsions, les délires. On s'en sert rarement dans les fièvres, excepté dans celles d'un génie particulier : on s'en sert très-peu chez les femmes hystériques, & on ne l'emploie chez elles que dans les cas de nécessité urgente. *Sydenham* a observé encore que, quand la suppression des vuidanges dépend de l'irritation, l'*Opium* les fait couler. Enfin on l'emploie extérieurement dans les douleurs d'oreilles, des dents, &c. Il est contre-indiqué chez les paralytiques, dans les évacuations critiques, dans les démangeaisons de la peau, chez les maniaques, sur-tout lorsque ces maladies ont été précédées d'hémorragies, qui ont affoibli considérablement les malades.

Pour ce qui est de son usage, au sujet des veilles qu'on éprouve quelquefois dans l'état de santé, j'ai passé trois mois & dix jours sans dormir, sans être sensiblement incommodé, & cette veille ou insomnie s'est dissipée sans *Opium*. On doit beaucoup le craindre dans ces sortes de cas :

car on s'y accoutume aifément, & fon ufage
devient une néceffité. On a obfervé que les
ivrognes d'*Opium* y étoient plus attachés que ne
le font au Vin ceux qui aiment cette liqueur; &
de plus, quand fon action eft paffée, on eft dans
un mal-aife marqué, & dans une mélancolie
profonde; on devient ftupide, hébêté, noctam-
bule, quoique dans fon action l'efprit foit comme
revivifié, & qu'on fe trouve dans un état de bien-
être, dont le fouvenir produit, en ceux qui en
ont pris, l'envie d'en prendre de nouveau. Ainfi,
dans ces cas, il ne faut pas l'employer; il vaut
mieux confeiller la patience aux malades.

On doit moins craindre fon ufage dans les
maladies, lorfqu'il eft indiqué, parce que la
révolution de la maladie empêche qu'on ne s'y
accoutume. Il faut cependant obferver que les
veilles ne font pas un grand mal, fur-tout quand
les maladies dépendent de caufes humorales, &
qu'elles fuivent leurs périodes : il eft néanmoins
des cas de fièvres nerveufes, qui ne dépendent
que de l'irritation des folides, où on peut l'employer; mais il faut ne le mettre en ufage que
dans le commencement, & avant qu'une caufe
humorale fe jointe à l'irritation des folides. A
Montpellier, on s'en fert beaucoup indiftinctement dans toutes fortes de cas; cette pratique

est détestable : en général l'*Opium* ne guérit rien, & de plus n'endort pas tout le monde. *Willis* observe qu'il ne fait presque rien aux scorbutiques.

On s'en sert aussi dans les douleurs, les coliques venteuses, la goutte, le rhumatisme, &c. Nous ne pouvons approuver cet usage ; souvent la douleur est un instrument dont se sert la Nature pour chasser la matière morbifique : ainsi, nous croyons qu'en pareil cas, on ne doit le donner que dans les douleurs insupportables, ou qui dépendent de l'irritation des solides. *Sydenham* dit qu'il faut l'employer comme dernière ressource dans la goutte remontée, quand elle produit des diarrhees, des foiblesses d'estomac ; il conseille alors le *Vin* de *Canarie* & le *Laudanum liquide* ; mais il dit que si la matière se porte vers la tête ou vers les poûmons, il ne faut pas s'en servir.

On l'emploie aussi dans les grandes hémorragies ; mais il faut que le malade soit réduit à l'extrémité & prêt à périr.

On s'en sert encore dans les rhumes, la toux, &c., pourvu qu'il y ait irritation, constriction réelle.

Il fait aussi très-bien dans les toux qui viennent de la transpiration arrêtée. Dans les phthisies confirmées, on le donne aux malades pour les soulager ; sans cela ils passent des nuits cruelles ;

on ne doit point leur refufer ce léger fecours : cela n'eſt point curatif, il eſt vrai ; mais on leur fait paſſer ainſi le reſte de leurs jours plus tranquillement.

Il eſt d'un uſage fort fuſpect dans les migraines, les céphalalgies, les vertiges, les épilepſies. La migraine & le vertige dépendent ſouvent d'un vice de l'eſtomac, auquel on ne remédie point par l'*Opium* : d'ailleurs on ſait que c'eſt un remède extrême, & que la migraine n'a pas des ſuites ; il vaut mieux donc l'abandonner à elle-même, avec d'autant plus de raiſon, que l'*Opium* fuſpend les évacuations , par leſquelles cette maladie ſe termine le plus communément. Le vertige n'exige pas plus l'uſage de l'*Opium* que la migraine. L'épilepſie eſt de pluſieurs eſpèces : il y en a une qui dépend d'une affection des premières voies, dans laquelle l'*Opium* fait très-mal ; il y en a une autre qui dépend ſeulement d'irritation, dans laquelle il fait affez bien : mais, dans ce cas, il eſt à craindre que la maladie ne ſe change en apoplexie, & l'*Opium* favoriſe ce changement ; ainſi, dans tous ces cas, c'eſt un mauvais remède.

Enfin, les Médecins diſputent beaucoup ſi on doit l'employer dans la manie. Fondés ſur des bonnes obſervations, & entre autres ſur celles de M. *Lorry*, qui rapporte qu'il a vu de fureurs maniaques augmentées à la suite de l'adminiſtration de l'*Opium*, nous croyons qu'on doit s'en abſtenir : il y en a cependant qui diſent en avoir vu des bons effets ; nous n'avons donc rien de certain ſur ce ſujet.

Le vomiſſement opiniâtre eſt un des cas où ſon effet eſt le moins douteux. *Sydenham* le recommande beaucoup, ſur-tout ſous forme liquide. Il dit l'avoir donné quelquefois cinq ou ſix fois de ſuite, ſans qu'il pût rien faire, parce que le malade le vomiſſoit toujours ; mais, en perſiſtant, il réuſſit : alors il ne faut pas craindre de réitérer les doſes. On s'en ſert auſſi dans la faim exceſſive : c'eſt un aſſez bon remède ; il relâche & diminue la ſenſibilité de l'eſtomac.

Il peut convenir dans les dyſſenteries, les flux hépatiques, &c., lorſqu'il y a grande irritation ; mais, dans les vraies lienteries qui dépendent du relâchement, il feroit beaucoup de mal : on le conſeille auſſi dans les dyſſenteries, ſur-tout lorſqu'on a fait précéder l'*Ipecacuanha*.

L'uſage de le donner dans les fièvres intermittentes eſt fort ancien. *Hippocrate*, dans ce cas, donnoit de la *Mandragore* & de la *Juſquiame*. Les Anglois ont fait quelques expériences à ce ſujet, & ont obſervé qu'il y a certaines fièvres qui ne cèdent qu'à ce remède : mais il faut obferver de ne pas arrêter trop tôt les accès ; on s'expoferoit à des récidives faciles : il vaut mieux laiffer aller quelque tems la maladie, & être toujours cir-confpect fur fon ufage.

L'ufage des *Narcotiques*, dans les fièvres intermittentes, n'eft pas nouveau : il a été connu dès les premiers fiècles de la Médecine. *Hippocrate* &, après lui, un grand nombre de Médecins de l'Antiquité, ont employé ces médicamens, & les ont recommandés dans leurs Ecrits. Plufieurs Praticiens des fiècles poftérieurs s'en font fervis auffi, & ont donné fur-tout la préférence à l'*Opium*. On a voulu cependant de nos jours donner ce remède comme nouveau, & faire hon-neur de fa découverte à notre fiècle : mais M. *de la Guérenne* vient de lire un Mémoire à la Société Royale de Méde-cine (*a*), dans lequel il expofe, d'une manière très-détaillée, quoique claire & précife, la doctrine & la pratique des Médecins anciens & modernes, fur l'ufage de ce médicament dans les fièvres intermittentes.

Ce remede étoit tombé dans l'oubli ou le difcrédit. M. *Berryat* l'a renouvellé depuis environ trente-cinq ans, & a vanté les fuccés qu'il en a obtenus (*b*). Quelques Médecins Anglois, & fur-tout M. *Lind*, ont voulu en étendre l'ufage, & en ont proclamé les bons effets. M. *Duchanoy* a renchéri

---

(*a*) Il fera imprimé dans le Tome VI des *Mémoires* de cette Compagnie.

(*b*) *Mémoires de l'Académie Royale des Sciences de Paris*, Savans Etrangers, Tome II.

encore sur leurs assertions, & a attribué à ce médicament
une efficacité merveilleuse, qui le rendroit le fébrifuge par
excellence, si l'expérience ne nous apprenoit à le réduire
à des bornes bien plus circonscrites (*a*) : aussi M. *Morizot
Deslandes* a-t-il apprécié avec plus de justesse le mérite de
ce remède, dans un Mémoire qui est comme le correctif
de l'Ouvrage de M. *Duchanoy* : ce Médecin, sans rejetter
entiérement l'usage de ce *Narcotique* du traitement des
fièvres, cherche à prévenir les abus qu'on pourroit en
faire (*b*).

M. *Schœrtlich* s'est occupé aussi de ce remède : il a mis,
dans ses recherches & ses assertions, un discernement fondé
sur une connoissance parfaite de la nature, de l'action &
des effets des *Narcotiques*, & sur une expérience raisonnée
& heureuse. Après avoir donné un catalogue des Auteurs
qui ont conseillé l'emploi de ces médicamens dans les fièvres
périodiques, & avoir décrit la méthode qu'ils ont suivie ou
enseignée dans leur usage, il les considère sous différens
points de vue. Il examine d'abord les accidens qui les indiquent, comme la diarrhée, la toux, les douleurs, le
vomissement, le hoquet, &c. Il envisage ensuite l'*Opium*
comme anti-spasmodique & sudorifique : il conseille de s'en
abstenir lorsqu'il y a cause matérielle ; il croit au contraire
qu'il convient, lorsque l'impression a porté sur les nerfs,

(*a*) *Mémoire sur l'usage des Narcotiques dans les Fièvres
intermittentes, ou Nouvelle Méthode de traiter les Fièvres
d'accès ;* Paris, *Méquignon*, 1780, *in*-12.

(*b*) *Séance publique de la Faculté de Médecine de Paris, du
9 Décembre* 1779 ; Paris, *Méquignon*, 1780, *in*-4.

Tome II. H

que la sueur critique ne peut pas s'établir, que la fièvre dépend de la suppression de la transpiration, ainsi que dans quelques épidémies où le *Quinquina* est emploié sans succès, dans les fièvres opiniâtres qui ont affecté fortement le genre nerveux, & dans les constitutions très-irritables. Il indique le commencement de la chaleur dans les fièvres comme le moment le plus convenable pour le placer; il en excepte les fièvres comateuses, où il conseille de l'administrer dès le retour du paroxime (a).

M. *Schartlich*, quoique plus modéré, paroit encore donner trop d'étendue à ce remède. On doit éviter d'accorder une confiance trop aveugle aux assertions de ceux qui ont préconisé cette méthode : elle n'a pas un degré d'efficacité générale assez reconnu, pour qu'on puisse l'adopter indistinctement; elle peut devenir utile, si on sait la réduire à des justes bornes; mais on doit être en garde contre la prévention à laquelle on se livre avec trop de facilité en faveur de tout ce qui paroit nouveau ou merveilleux.

Il y a quelques Chirurgiens qui conseillent l'usage de l'*Opium* avant les opérations chirurgicales : on ne le donne pas ordinairement; ceux qui veulent le prescrire dans ce cas disent qu'il appaise la douleur & prédispose l'hémorragie à s'arrêter.

De tout ce que nous venons de dire, concluons que l'opinion de *Galien* est la plus raisonnable,

____

(a) *De usu Opii in febribus intermittentibus*; Gottingue, 1783, *in-4*.

& qu'il ne faut emploier ce remède, que lorsqu'on ne peut mieux faire, sur-tout qu'il faut être très-circonspect sur son usage dans l'état sain, & ne jamais le donner sans avoir averti les malades.

Que les donneurs d'*Opium* ne nous objectent point que nous en blâmons l'usage, parce que nous ne savons pas le manier, rétorquant par-là ce que nous objectons à leur crainte ridicule sur l'*Emétique* : la chose n'est pas égale ; les bons effets des vomitifs dans les maladies, sur-tout aiguës, sont démontrés, & rien n'est plus douteux que ceux qu'on attribue à l'*Opium* : mais qu'ils nient, s'ils osent, que c'est renoncer à guérir les maladies chroniques, que de mettre les malades à l'usage des *Opiatiques*. Quant à la marche de la nature dans les maladies aiguës, ils n'ont pas la grammaire de l'idiôme de cette doctrine ; ainsi il ne faut pas disserter avec eux sur cet article.

Pour ce qui est de l'usage extérieur, l'*Opium* a tué quelquefois, même emploié extérieurement, & on sait que les emplâtres que l'on applique aux tempes pour le mal aux dents, ont causé dans certains cas des assoupissemens mortels.

On donne aussi l'*Opium* en lavement, & on a observé qu'à dose égale, il a à-peu-près la même vertu, que pris par la bouche.

H 2

On donne très peu l'*Opium* délayé, à cause de son amertume ; on l'avale entier, ou on le prend sous la forme de *Gouttes anodines* de *Sydenham*. Cependant on pourroit le donner délayé dans l'eau, dans le vin ou dans le bouillon. On le prend ordinairement le soir, vers l'heure du sommeil. Il faut observer de mettre un intervalle entre son usage & le repas, comme de deux ou trois heures : sans cela il pourroit suspendre la digestion ; mais, nous le répétons, c'est un remède dangereux & à craindre, dont il vaut mieux s'abstenir.

Les Ouvrages qu'on peut consulter sur les préparations, les propriétés, l'action, l'usage & les effets de l'*Opium*, se multiplieroient à l'infini : *Sala*, *Doehring*, *Kohler*, *Freitag*, *Winckler*, *Hartmann*, *Sylvius de Leboë*, *Jones*, *Tiling*, *Heigelius*, *Walschmidt*, *Ludwig*, & un grand nombre d'autres, ont écrit sur cet objet ; leur simple énumération nous feroit excéder les bornes que nous devons nous prescrire ; nous nous contenterons d'indiquer ceux que nous regardons comme les plus importans.

1.° *Diatribe de Opio*, par *George-Wolffg.* WEDEL ; Yena, *Krebsius*, 1667, *in-*4.

2.° *Opiologia*, par *George-Wolffg.* WEDEL ; Yena, *Freitach*, 1674, *in-*4.

3.° *Virtus Opii diaphoretica*, par *Michel* ETTMULLER ; Leipsick, 1679, *in-*4. Yena, *Bielchius*, 1682, *in-*4. 1696, *in-*4. Venise, 1727, *in-*4. & dans plusieurs des Recueils des Œuvres de ce Médecin.

4.ª *De Opii naturâ & usu*, par *Samuel* SCHROER; Erfort, 1693, *in*-4.

5.º *Libera in Opium disquisitio*, par *Samuel* SCHRÖER; Leipsick, 1696, *in*-8.

6.º *De Opio*, par *Michel* LUBECK; Leide, *Elzévir*, 1699, *in*-4.

7.º *De Opiatorum novâ & mechanicâ agendi ratione*, par *Fréd.* HOFMANN; Halle, 1700, *in*-4.

8.º *Opii correctio genuina & usus*, par *Fréd.* HOFMANN; Halle, 1701, *in* 4.

9.º *De vi Opii rarefaciente*, par FIMMLER & BERGER; Wirtemberg, 1703, *in*-4.

10.º *De Opio*, par RICHENAU & TIL; Leide, *Elzévir*, 1704, *in*-4.

11.º *De Papavere & Opio esculentis*, par *J. Adam* HOFSTETER; Halle, 1704, *in*-4.

12.º *De imposturâ Opii*, par *George-Ern.* STAHL; Halle, 1707, *in*-4.

13.º *De naturâ & viribus Opii*, par *J.* MIDLEY, Leide, 1716, *in*-4.

14.º *De Opio*, par BIRCH; Leide, 1716, *in*-4.

15.º *De Opio*, par *J.* OMELING; Groningue, 1730, *in*-4.

16.º *De medicamentis Opiatis officinalibus*, par *J. Henri* SCHULZE; Halle, 1735, *in*-4.

17.º *De Opio*, par *Salomon* DE MONCHY; Leide, 1739, *in*-4.

18.º *De genuinis Opii effectibus in corpore humano*, par BÜCHNER & SCHWARTZ; Halle, 1748, *in*-4.

19.º *De Opio*, par *J. Wolffg.* WEDEL; Yena, 1749, *in*-4.

20.° *De Opio liberiùs in medicinâ adhibendo*, par *Charl. Henri* OBERLIN. Strasbourg, 1752, *in-4*.

21.° *Treatise on Opium founded on practical observations*, par M. *George* YOUNGE; Edimbourg, 1753, *in-8*.

22.° *Usus Opii salubris & noxius*, par M. *Balth. Louis* TRALLES; Breslaw, 1757-1762, *in-4*. 4 vol.

23.° *De viribus Opii*, par M. BARD; Edimbourg, 1765, *in-8*.

24.° *Ad C. G. LUDWIG disquisitionem de vi Opii cardiacâ responsio*, par M. *Balth. Louis* TRALLES; Breslaw, *Meyer*, 1771, *in-8*.

25.° *De Opii usu in morbis inflammatoriis*, par M. *Rob. Butler* REMMET; Edimbourg, 1774, *in 8*.

26.° *De suspectâ Opii ope in pleuritide*, par M. *J. A. W.* SCHULZE; Wirtemberg, 1774, *in 4*.

27.° *Opium vires fibrarum cordis debilitare & motum tamen sanguinis augere*, par M. WIRTENSOHN; Munster, *Ferrenon*, 1777, *in-8*. traduit en Allemand, Leipsick, *Dicke*, 1779, *in-8*.

28.° *Commentatio medica de universali nuperrimè celebrato partum levante, adjunctoque recto Opii usu in graviditate, partu & puerperio*, par M. *J. Christien* STARKE; Yena, 1781, *in-4*.

Nous avons déjà annoncé, Tome I, page 332, deux Ouvrages qui contiennent des recherches curieuses & intéressantes, & des expériences ingénieuses & bien faites sur l'*Opium*, le premier par M. *Lorry*, le second par M. l'Abbé *Fontana*. Parmi ceux que nous venons d'indiquer, quelques-uns méritent d'être distingués, tels que ceux de MM. *Hofmann, Schulze, Tralles, Bard, Starke & Wirtensohn*; celui de ce dernier présente un ensemble d'expériences intéreſſantes ſur l'action de l'*Opium* ; celui de M. *Bard* eſt propre à répandre beaucoup de lumières ſur l'utilité & les effets de ce médicament.

Nous avons indiqué auſſi les Ouvrages dans leſquels il eſt queſtion de l'uſage de l'*Opium* dans les fièvres inter-mittentes.

On a célébré depuis quelque tems les propriétés de ce médicament, dans le traitement des maladies vénériennes ; nous en parlerons à l'article des *anti-Vénériens*.

CICUTA ; Ciguë. Elle eſt regardée, par un grand nombre, comme *narcotique*. *Nicolas Fon-tanus* rapporte qu'un homme qui avoit perdu le ſommeil pendant une convaleſcence à la ſuite d'une hémorragie, s'étoit tellement accoutumé à la *Ciguë* pour guérir cette inſomnie, qu'on fut obligé d'y avoir recours dans le traitement d'une autre maladie, dans laquelle il tenta vainement de ſe procurer le ſommeil avec l'*Opium* ; d'où on peut conclure qu'en certains cas, la *Ciguë* peut être une reſſource extrême : mais c'eſt d'ailleurs un remède à rejetter comme *narcotique* ; car ſa qualité vénéneuſe ne doit pas empêcher qu'on ne l'emploie comme M. *Stærck*, & même juſqu'à un demi-gros dans les écrouelles, cancers, &c. *Voyez* le Traité de *Stærck*, ſur l'uſage de la *Ciguë* dans les maladies : ce n'eſt pas ici le lieu de parler de cette vertu.

M. *Penel* ne parle pas ailleurs des propriétés qu'on a attribuées à la *Ciguë*, d'après M. *Stœrck*, dans différentes maladies, comme les écrouelles, le cancer, les tumeurs cancéreuses, l'engorgement des glandes, &c. Ce remède, qui paroît avoir réussi en Allemagne, n'a pas eu les mêmes succès dans les autres Parties de l'Europe. Il seroit trop long d'entrer dans les détails qui peuvent y être relatifs : nous renvoions aux Ouvrages qui ont été publiés sur cet objet ; ils se sont beaucoup multipliés ; nous indiquerons les plus importans, soit parmi ceux qui tendent à proclamer l'efficacité du remède, soit parmi ceux qui sont destinés à en faire voir l'insuffisance & le danger. Nous commencerons par ceux dont la publication a précédé les expériences de M. *Stœrck*.

1.° *De Cicutâ Aquaticâ*, par J. Jacq. WEPFER ; Basle, 1670, *in*-4. Leide, 1733, *in*-8.

2.° *Cicutæ Aquaticæ historia & noxæ*, par J. Jacq. WEPFER ; Basle, 1682, *in*-4.

3.° *Verhandeling over de Cicuta Aquatica GESNERI*, par *Mart. Guill.* SCHWENKE ; La Haye, 1756, *in*-8.

M. *Stœrck* a beaucoup célébré les vertus & les effets de la *Ciguë* dans les maladies que nous avons indiquées : plusieurs Médecins de différentes Nations ont répété ses expériences, & assurent en avoir obtenu des heureux succès ; nous allons indiquer leurs Ouvrages.

4.° *Libellus quo demonstratur Cicutam non solùm usu interno tutissimè posse exhiberi, sed & esse simul remedium valde utile in multis morbis qui huc usque curatu impossibiles dicebantur*, par M. STŒRCK ; Vienne, 1760, *in*-8.

5.° *Libellus secundus, quo confirmatur Cicutam non solùm usu interno tutissimè exhiberi*, &c. par M. STŒRCK ; Vienne, 1761, *in*-8.

6.º *Tentamina de Cicutâ*, par M. QUARIN; Vienne, *Trattner*, 1761, in-8.

7.º *De Cicutâ, & an sit cancri remedium*, par M. REISMAN; Duisbourg, 1763, in-4.

8.º *Observations on the use of Hemlock*, par M. HOFFMAN; Londres, *Nicoll*, 1763, in-8.

9.º *De Cicutâ commentarias*, par M. ORTEGA; Madrid, 1763, in-8.

10.º *De Cicutæ agendi modo in corpus humanum, ejusque inde deductâ virtute medicâ*, par M. SALOMON; Halle, 1763, in-4.

11.º *Nutzbakeit des Schierlings, &c.* ; c'est-à-dire, *Traité de l'utilité de la Ciguë dans les maladies chirurgicales*, par M. LEBER; Vienne, *Trattner*, 1762, in-8. 1765, in-8.

12.º *Saggio degli effetti della Cicuta*, par M. RIPAMONTI; Modène, 1766.

13.º *Schreiben an* GEORG. LUDW. RUMPELT, *Worinnen die Wirksamkeit des atzenden sublimir ten queekfilbers un deschierlings wider den herrn* HIRSCHEL *darg & han wird*, par M. PLENCK; Vienne, *Kraus*, 1766, in-8.

14.º *De Cicutâ commentarius*, par M. VIVENZIO ; Naples, *Lampo*, 1767, in 8.

15.º *Bericht von den heilsamen virkungen der Kinkina*, par M. SCHENKBECHER; Riga & Mittaw, *Hartnoch*, 1769, in-8. Il y a un *Appendice* sur l'usage interne de la *Ciguë*, de la *Jusquiame* & de l'*Aconit*.

16.º *De Cicutâ, Flammulâ Jovis, Aconito, Pulsatillâ, Gratiolâ, Dictamno, Strammonio, Hyosciamo & Colchico*, par M. SPALOWSKY; Vienne, 1777, in-4.

17.º *Observationes quædam practicæ, imprimis circa virtutem Mercurii, extracti Cicutæ & Pulsatillæ*, par M. ZIMMERMANN; Strasbourg, 1779, in-4.

18.º *Dissertatio Epistolaris de Cicutâ, Stramonio, Hyosciamo & Aconito*, par M. Razoux ; Nismes, *Beaume*, 1780, *in* 8.

Si la *Ciguë* a eu des Apologistes, elle a eu des Détracteurs : un grand nombre de Médecins, de différens Pays de l'Europe, se sont élevés contre son usage, fondés sur des expériences inutiles ou dangereuses. Il résulte de la réunion de leurs observations, que cette plante a été emploiée sans succès, qu'elle n'a point opéré des guérisons, que souvent elle a produit des accidens fâcheux. Nous indiquons ici quelques-uns des Ouvrages qui contiennent ces observations.

1.º *Observations upon a treatise of the virtues of Hemlok in the cure of cancers*, par M. Andree ; Londres, 1761, *in*-8.

2.º *Dubia Cicutæ vexata*, par M. *J.* Muller ; Helmstadt, 1764, *in*-4.

3.º *Betrachtungen über den innerlichen Gebrauch des Mercurii sublimati corrosivi*, par M. *Léon-Elie* Hirschel ; Berlin, 1765, *in*-8.

4.º *Epistola de Cicutâ*, par M. *Ant.* de Haen ; Vienne, 1765, *in*-8.

5.º *Verhandeling over der natuur der klier knoest en kanker geswellen, Warin H.* Stœrck *Verhandeling van de Cicutæ ter toetze gebragt word*, par M. *van der* Haar ; Amsterdam, 1767, *in*-8.

6.º *De Cicutâ*, par M. Kaltschmidt ; Yena, 1768, *in*-4.

7.º *Auzug aus den besten chirurgischen Anmerkungen*, par M. Weizen ; Hambourg & Breme, 1769, *in*-8.

Les succès de cette plante n'ont pas été plus heureux en France : elle n'y a produit que peu de guérisons ; ce n'a été même assez généralement que dans des cas peu graves,

Nous l'avons emploiée plufieurs fois dans des cancers, des affections cancéreufes & des fquirres ; nous n'en avons obtenu aucun effet : elle nous a réuffi feulement dans des fimples engorgemens. Les Partifans de cette plante ont prétendu que les vertus de la *Ciguë* n'étant pas les mêmes dans tous les climats, fes effets doivent être différens ; mais nous avons emploié trois fois de l'*extrait de Ciguë*, venu de Vienne en Autriche, & nous connoiffons plufieurs Médecins qui en ont fait auffi ufage ; il n'a pas eu plus de fuccès, que celui qui a été préparé avec la *Ciguë* que nous avons en France.

Plufieurs plantes ont une reffemblance avec la *Ciguë*, qui a donné lieu fouvent à des erreurs, dont les fuites ont été funeftes ; il eft important de favoir les diftinguer : M. *Huber* a donné les détails néceffaires à cet égard, & a indiqué les différences qui peuvent fervir à ne pas confondre la *Ciguë* avec ces autres plantes, dans fa Differtation *de Cicutâ* ; Caffel, 1764, *in*-4.

STRAMONIUM ; *Pomme épineufe* (a). Cette plante eft encore regardée comme *narcotique*. Mêlée avec le vin, elle n'en change point le goût ; ce qui fait que les voleurs s'en fervent pour endormir & voler les paffans : mais fon effet eft communément perfide & meurtrier : s'il ne tue pas, lorfqu'on eft revenu de l'affoupiffement qu'il procure, on eft languiffant, & fujet à mille

---

(a) Nous en avons parlé dans nos Additions à l'article *des Antidotes*.

maladi:s. Un de mes Domeftiques fut endormi par des voleurs avec le *Stramonium*; mais la dofe n'étoit pas affez forte pour être mortelle : il ne s'eft cependant jamais bien rétabli.

Nymphæa; Nymphæa major alba; Nénuphar blanc, Lis d'eau, Blanc d'eau. Cette plante a une vertu *narcotique*; mais elle eft fi peu de chofe, qu'elle ne mérite pas la peine d'en parler. On prépare avec fes fleurs un *Sirop*, qu'on donne à une once dans les juleps, comme *narcotique*. On en fait encore un *Miel*, qui diffère très-peu du *Sirop*, & qu'on emploie dans les lavemens rafraîchiffans & anodins. On en prépare auffi une *Eau diftillée*; c'eft une vraie charlatanerie : elle eft plus mauvaife que l'eau de fontaine. Enfin l'*Huile par décoction de Nymphæa*, ne fignifie rien.

Papaver; Pavot (a). Nous devons rapporter à cette claffe le *Pavot* de notre pays, le *blanc* &

(a) Voyez, 1.º *Papaver ex omni antiquitate erutum*, par *Michel-Frédéric* Lochner; Nuremberg, *Heinius*, 1713, in-4... 2.º *de Papavere & Opio efculentis*, par *J. Adam* Hofsteter; Halle, 1704, *in* 4... 3.º *de Papaveris ufu tam noxio, quàm falutari in parturientibus & puerperis*, par M. Garthshore; Edimbourg, 1764, *in-8.*

le *noir*, & sur-tout le premier : nous croyons même devoir nous étendre à ce sujet.

On ne se sert en Médecine que du fruit de cette plante ; c'est une coque plus ou moins grosse, qui contient les semences de la plante, & que nous connoissons sous le nom de *Tête de Pavot*.

C'est des têtes pareilles du *Pavot blanc* de la Natolie, de quelques contrées voisines, de la Perse, &c., qu'on retire l'*Opium*, dont nous nous servons. Celles du *Pavot* de notre pays fournissent, par la décoction, une substance qui ne diffère de ce fameux extrait, que par le degré d'activité, & qui n'a besoin, pour produire les mêmes effets, que d'être emploiée à une dose beaucoup plus considérable. La variété des climats produit cette différence dans le degré d'énergie, sans détruire la qualité spécifique ou absolue : aussi l'extrait du *Pavot* des régions tempérées de l'Europe est-il un *Narcotique* léger, mais sûr, & nous n'emploions la substance extractive des *Pavots* que pour cette qualité. On la donne ordinairement sous forme de *Sirop*, qu'il faut préparer de la manière suivante.

On prend une livre de têtes de Pavot sèches, coupées par morceaux, après en avoir ôté les semences ; on les fait cuire dans une suffisante quantité d'eau commune, pour pouvoir faire bouillir, pendant

*un quart-d'heure , & avoir environ une livre de
liqueur de reste. Après cette courte & légère coction ,
on passe & on exprime fortement à la presse ; on
ajoute deux livres de sucre ; on clarifie au blanc-
d'œuf , & on fait cuire à consistance de sirop.*

Cette manière est différente de celle qui est
décrite dans les Pharmacopées, où l'on emploie
une quantité immense d'eau, qu'il faut consumer,
soit par une très-longue décoction des têtes, soit
par une très-longue cuite, après qu'on a ajouté
le sucre. Par exemple, dans la *Pharmacopée de
Paris*, on demande seize livres d'eau & quatre
livres de sucre pour une livre de têtes de *Pavot*:
il faut par conséquent faire dissiper à peu-près
quatorze livres d'eau dans l'une & dans l'autre
coction. Dans la méthode que nous proposons,
& qui est d'après les vues de M. *Rouelle*, il faut
à peine quatre livres d'eau, dont une partie se
dissipe pendant la décoction des *têtes*, & une plus
grande partie est imbibée dans leur substance,
d'où on la retire ensuite par une forte expression
chargée presque à saturation, ou du moins très-
chargée de matière extractive. M. *Rouelle* prétendoit que la longue décoction des *têtes de Pavot*,
& la longue cuite de la liqueur qu'elle fournit,
requises pour réduire cette liqueur en consistance
de sirop , sont non - seulement inutiles , mais

même nuisibles , en ce qu'elles dénaturent la composition propre de l'extrait. Il soutenoit que ce sirop , préparé par une décoction d'un quart-d'heure , & ensuite par la cuite *sirupeuse* , qui demande la moindre évaporation qu'il est possible , est beaucoup plus *narcotique* , que celui qui est préparé selon la pratique contraire , qui est cependant la plus suivie.

La prétention de M. *Rouelle* est confirmée par l'expérience. Il est incontestable qu'une petite quantité d'eau & une courte application de ce menstrue , étant suffisantes pour extraire du *Pavot* sa partie médicamenteuse , il est plus commode , plus conforme aux règles de l'Art , & essentiellement mieux d'opérer cette extraction avec ces circonstances, que d'appliquer une quantité superflue de menstrue , & de l'appliquer trop long-tems. Pour ce qui regarde la quantité d'eau à évacuer par la cuite du *Sirop* , il est clair que la proportion est d'autant plus parfaite , tout étant d'ailleurs égal , c'est-à-dire , la quantité de matière dissoute dans la liqueur étant la même , que cette quantité d'eau à dissiper est moindre.

On fait presque toujours ce *Sirop* avec les *Pavots blancs* : il y a cependant des Apothicaires qui le font indifféremment avec l'un ou l'autre des deux *Pavots* , le *blanc* & le *noir* , & quelques

Médecins prétendent avoir obfervé que la vertu *narcotique* de ces deux efpèces , eft à-peu-près la même.

Ce *Sirop* , appellé tantôt *Sirop de Pavot blanc* , tantôt *Sirop de Meconium* , tantôt *Sirop de Diacode* , eft un des remèdes le plus communément employés dans les cas où il faut un léger *narcotique*. La dofe eft de deux gros à une once ; on regarde celle-ci comme équivalant à celle d'un grain d'*Opium* , & à feize gouttes de *Laudanum liquide*.

On donne auffi le *Pavot* en décoction : on fait bouillir , à cet effet , les *têtes de Pavot* dans l'eau , après en avoir ôté les femences ; la décoction d'une groffe *tête* ou de deux petites , équivaut affez communément à une dofe commune de *Sirop*.

Les femences de *Pavot* , qu'on trouve dans la coque , ne contiennent aucun principe *narcotique* : elles font émulfives , & contiennent par conféquent de l'Huile par expreffion. Cette Huile , connue dans plufieurs Provinces du Royaume fous le nom d'*Huile d'Œillet* ou d'*Œillete* , y eft employée par le peuple aux mêmes ufages que l'*Huile d'Olives* , fans qu'il en réfulte aucun inconvénient.

Cette diftinction de vertu entre la coque & les femences eft connue depuis très-long-tems ; elle

elle est notée par *Dioscoride* : *Matthiole* en fait
mention ; *Tournefort* rapporte qu'on fait à Gènes
des petites dragées avec des semences de *Pavot*,
& que les Dames en mangent une grande quantité sans en éprouver aucune impression assoupissante.

Il est singulier que ces autorités, & plus encore l'expérience, n'aient pas détruit le préjugé
qui règne encore, & que, dans tous les Livres
de Médecine, même les plus modernes, on
trouve les *Semences de Pavot* expressément recommandées dans les *émulsions* qu'on veut rendre
plus tempérantes, plus calmantes, ou qu'on
destine à appaiser le *bouillonnement* des humeurs.
On devroit en conclurre au contraire que ces
Semences ne pourroient y être propres que par
les qualités communes à toutes les matières
émulsives. Comme d'ailleurs, par leur petitesse,
elles sont d'un emploi bien moins commode
que les grosses Semences émulsives, on ne devroit jamais préparer des *émulsions* avec les premières, que dans le cas où l'on manqueroit
absolument des dernières.

ARTICLE XIII.

DES INCRASSANS, ADOUCISSANS ET DÉLAYANS.

Nous voici arrivés aux remèdes qui agissent véritablement sur les humeurs; les noms qu'on leur donne sont de pure convention, & on ne doit les conserver que pour entendre les autres & être entendus; mais on ne doit y affecter aucune idée particulière.

§ I.

INCRASSANS.

On appelle *Incrassans* les médicamens destinés à épaissir les humeurs, à leur donner du corps. La bile étoit principalement, selon les Anciens, susceptible d'incrassation. *Wedel* & *Juncker* se font l'idée suivante de l'incrassation : ils disent qu'on doit appeller *Incrassant* un corps qui, mêlé dans les liqueurs aqueuses, les épaissit.

Les *Incrassans* d'usage sont les *Corps doux*, les *Farineux*, les tisannes ou les crêmes des *Semences farineuses*, les *gelées des jeunes animaux*, les bouillons de quelques substances animales, gélatineuses, le *Lait*, les *Œufs*, le *Chocolat*, les *Châtaignes*, la *Guimauve*. Tous ces remèdes sont crus *incraffer*, épaiffir les humeurs, c'est-à-dire, ôter leur trop grande fluidité : mais cette vertu *incraffante* eft démontrée fauffe ; tous ces corps font alimens purs, c'eft-à-dire, ne contiennent que la partie vraiment alimenteufe : de plus, ils font capables de fubir une altération fpontanée, qui eft en état de leur faire perdre leur *glutinofité*; l'action des fucs digeftifs fait le même effet. Il faut avouer cependant que les peuples qui ne vivent que de *farineux* font gros, lourds, pefans; mais, être gras, n'eft pas avoir les humeurs plus épaiffes qu'un autre qui eft maigre. Ils ne peuvent paffer dans les fecondes voies en leur état de vifcofité, & leurs effets doivent fe borner à la falive.

Les *Farineux* font encore bons à quelque chofe dans plufieurs maladies, non comme *incraffans*, mais comme des alimens utiles, dont l'effet fenfible eft d'engraiffer, d'empâter, & d'être digérés avec moins de travail, & avec moins de mauvaifes fuites que les viandes : 1o. ainfi, dans les maladies aiguës, que nous ferions fort portés à traiter à cet égard comme les Anciens, on peut nourrir le malade avec les *Farineux* & fur-tout avec l'*Orge*. Voyez *HIPPOCRATE*, *de Nat. vict.* & *GALIEN*, *de Facult. alim.*

qui certainement, dans ces cas, n'avoient pas envie d'*incraffer*. 2°. Ils peuvent fournir une très-bonne nourriture aux enfans à la mamelle. 3.° Dans un grand nombre de maladies chroniques, le marasme, l'hémophthisie, les fièvres lentes, la phthisie, la dyffenterie, la diarrhée, le fcorbut, ils font beaucoup de bien, foit feuls, foit délayés.

Nous parlerons plus bas des *Farineux* ; nous avons déjà parlé des autres corps dans mille occafions : ainfi nous n'ajouterons rien.

NAVET. Nous en excepterons cependant le *Navet*, racine d'une plante du même nom, qui nous fert en Médecine & pour l'ufage de la table.

Lorfqu'il eft crud, il a un goût fucré, relevé d'un montant vif & piquant, qui s'évapore facilement par la fuite, pour ne lui laiffer que la fimple faveur douce. Les principes par lefquels il excite l'un & l'autre fentiment, font connus : fon goût fucré & fixe eft dû au corps muqueux-doux qu'il contient abondamment, & fon goût piquant & *fugitif* dépend d'une petite portion d'alcali-volatil fpontané. Le corps doux-muqueux qu'il contient, eft de l'efpèce de ce corps qui a le plus d'analogie avec le *muccus* ou la fubftance gélatineufe des animaux, & qui peut être regardé comme étant, à cet égard, le dernier chaînon

par lequel la férie des végétaux fe lie au règne
animal. Cette efpèce de corps muqueux , & celui
que contient le *Navet* en particulier , fournit aux
animaux une nourriture abondante , un aliment
pur, & peut-être l'aliment végétal par excellence :
auffi le *Navet* eft-il généralement reconnu pour
être très-nourriffant , de bon fuc & de facile
digeftion. L'ufage diététique du *Navet* eft trop
connu , trop manifeftement & trop généralement
falutaire , pour que la Médecine ait des préceptes
à donner fur cet objet ; mais c'eft pour cela même,
qu'il y a peu à compter fur les éloges que les
Médecins ont donnés aux *Bouillons* & au *Sirop
de Navet*, employés à titre de remède dans les
toux , la phthifie , l'afthme , &c. ; un aliment fi
pur , & fi propre à tous les fujets , ne fauroit
exercer chez quelques-uns une vertu véritablement
médicamenteufe.

Si quelque Médecin fe propofoit cependant
de foutenir un malade par un aliment doux ,
léger , pur , de prefcrire une diète plus ténue
que celle des bouillons de viande , les *Bouillons
de Navet* pourroient être regardés comme rem-
pliffant très-bien cette vue. Cette diète mérite
au moins d'être tentée & comparée à la *Diète
lactée* & à la *Diète farineufe* , fur laquelle les obfervations manquent auffi abfolument.

I 3

Gommeux & Mucilagineux. Ils sont très-visqueux & même redoutés, par rapport à leur trop grande viscosité : on ne les emploie que peu en tisanne, très-peu chargée.

Chocolat. Le *Chocolat* sans parfum ou de *Santé* est bon dans les cas de langueur, de dyssenterie ; s'il faut animer, on peut le parfumer : s'il faut beaucoup nourrir, on le prépare avec les jaunes d'œuf ; mais tout cela, par l'habitude, devient indifférent.

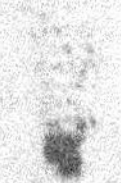

Le *Chocolat* est un de nos meilleurs *Analeptiques* ; c'est un des alimens, ou, si l'on veut, des médicamens alimenteux les plus propres à réparer les forces, sur-tout dans les cas de langueur, d'épuisement, de consomption, d'appauvrissement des fluides : il a l'avantage de pouvoir faire le fond de la nourriture ordinaire des personnes épuisées ou dans le marasme, de celles sur-tout qui ne peuvent soutenir les alimens solides, si l'estomac le supporte & le digère ; il devient encore plus nourrissant, si on le prépare avec du lait.

La *Chocolat*, fait simplement avec le *Cacao* & le *Sucre*, est une substance grasse, que peu d'estomacs peuvent digérer ; il est le plus souvent nécessaire de le parfumer avec une substance qui lui serve comme d'aiguillon, pour exciter les fibres de l'estomac. On le parfume avec la *Canelle*, la *Vanille*, la *Rose*, le *Musc*, &c. Les deux premières sont les plus usitées : la première, employée à une dose modérée, ne lui donne point la qualité échauffante, qu'on craint ordinairement dans le *Chocolat* parfumé ; on peut en user sans crainte, même dans celui qu'on appelle *Chocolat de Santé* ; cette addition devient très-souvent utile pour faciliter & accélérer la digestion du *Chocolat*. Il n'en est pas de même de la *Vanille*, qui est bien plus active, bien plus échauffante, qui porte même sur les nerfs chez beaucoup de personnes, & dont il est prudent de s'abstenir pour les tempéramens échauffés, irritables, dont la fibre est seche & tendue, dont les fluides sont dans un état d'appauvrissement : elle peut être utile au contraire pour les tempéramens lâches, mous, gras, pituiteux, pour les estomacs paresseux par foiblesse ou relâchement, & pour les vieillards.

On peut consulter sur le *Chocolat*, ainsi que sur la maniere de le fabriquer, de le préparer & d'en faire usage, les Ouvrages suivans :

1.º *Dialogo del Tabacco, los daños que causa, y del Chocolate, y otras bebidas*, par *Barthélemi* MARRADON ; Séville, *Ramos*, 1618, *in*-8. traduit en François, Paris, 1643, *in*-4. Lyon, 1685, *in* 12.

2.º *Curioso trattato de la naturaleza y calidad del Chocolate*, par *Antoine* COLMENERO ; Madrit, *Martinez*, 1631, *in*-4. traduit en François par *Moreau*, Paris, 1643, *in*-4. traduit en Latin, par *Severinus*, Nuremberg, 1644, *in*-12 ; traduit en Italien par *Tamagnino*, Venise, 1678, *in*-12 ; traduit en Anglois par *Chamberlaine*, Londres, 1685, *in*-12.

3.º *The Indians Nectar, or a discourse concerning Chocolata, wherein the nature of the Caeao nut, and the other ingredients of that composition is examined*, &c. par *Henri* STUBBE ; Londres, *Crook*, 1662, *in*-8.

4.º *Traités nouveaux du Caffé, du Thé & du Chocolat*, par *Philippe-Silvestre* DUFOUR ; Lyon, 1671, *in*-12, 1674, *in*-12, 1685, *in*-12, 1688, *in*-12. La Haye, 1685, *in*-12, 1693, *in*-12.

5.º *A discurse of the Cacao nut tree, and the use of its fruits, with all the ways of making of Chocolate*; Londres, Crook, 1672, in-12.

6.º *De Chocolatæ usu & abusu*, par J. Philippe Eysel; Erford, 1694, in-4.

7.º *Beschreibung des Thee, Coffee, Chocolate und des Chinesischen Anisum Stellatum*, par Barthélemi Belli; Leipsick, 1695, in-4.

8.º *Dissertatio Medica de potu Choccolatæ*, par Marc Mappus; Strasbourg, *Spoor*, 1691, in-4.

9.º *Nachricht von der Chocolate, ihre nutzen, und gebrauch*, par *Jean-Godefroid* Kühne; Nuremberg, 1719, in-8.

10.º *De Caffe, Chocolatæ, herbæ Thea ac Nicotianæ naturâ, usu & abusu, Anacrisis Medica*, par *Léon-Ferdin.* Meisner; Nuremberg, *Lochnerus*, 1721, in-8.

11.º *De Chocolatâ Indorum, ejusque viribus Medicis*, par *Ives-Jean* Stahl; Erford, 1736, in-4.

12.º *Il Cioccolato, Trattenimento dittirambico*, par *François* Arisi; Cremone, 1736, in-4.

13.º *Tractatus de naturâ, usu & abusu Caffe, Thei, Chocolatæ & Tabacci*, par Jean-François Lefebvre; Besançon, *Charmet*, 1737, in-4.

14.º *De usu & abusu Chocolatæ in re medicâ & morali*, par *Joseph* de Marco; Malthe, 1759, in-4.

15.º *De Chocolatâ analepticorum principe*, par M. Cartheuser; Francfort, 1763, in-4.

16.º *Observations sur le Cacao & le Chocolat, ou l'on examine les avantages & les inconvéniens qui peuvent résulter de ces substances nourricières*; Amsterdam [Paris, *Didot*,] 1772, in 12.

Le *Chocolat*, malgré ses bonnes qualités, a eu des détracteurs. Le Comte *Jean-Baptiste Félice*, Médecin à Venise,
est un de ceux qui se sont le plus élevés contre son usage,
Parere intorno alla Cioccolata, Florence, *Manni*, 1710, *in-4.*
1728, *in 4.* Lucques, 1710, *in-8.* Ce Médecin regarde le
Chocolat comme chaud & visqueux ; il prétend que son
usage est suivi d'une langueur qui dure pendant quelques
heures, & qu'il produit des coliques & des apopléxies fréquentes. Il est aisé de concevoir combien ce tableau est
outré : aussi, quelques autres Médecins Italiens se sont-ils
élevés contre les assertions du Comte *Félice*, tels sont,
1.º GIUNTINO , *Parere intorno alla natura e l'uso della
Cioccolata*, Florence, *Paperini*, 1729, *in-4.* 2.º SERAFINI,
Lettera in cui si esaminano le ragioni addotte da GIOVAN-BA-
TISTA FELICI *nel suo Parere sopra la Cioccolata*, Florence,
Albizzini, 1729, *in-4.* 3.º AVANZINI, *Lezione Académica in
lode della Cioccolata*, Florence, *Paperini*, 1729, *in-4.* Ce
dernier sur-tout les a combattues avec autant de force, que
de succès.

On commet, sur-tout à Paris, beaucoup de fraudes dans
la fabrication du *Chocolat*, dans la vue de faire un bénéfice
plus considérable, ou de pouvoir en avoir un plus grand
débit par la modicité du prix. On y mêle plusieurs substances
étrangeres, & sur-tout des matieres farineuses, de la farine
de froment, de ris, de fèves-de-marais. Quelques Fabricans
commettent encore une fraude bien plus pernicieuse ; ils
enlevent le beurre du *Cacao*, &, pour conserver au *Chocolat*
la qualité grasse qu'il devroit avoir au moyen de ce beurre,
ils y substituent des jaunes d'œufs, & plus fréquemment
encore des graisses animales : quelquefois on y mêle des
semences émulsives. Quelquefois on emploie du *Cacao* verd

ou gâté. Ces mélanges & ces fraudes font qu'on n'obtient point du *Chocolat* les effets qu'on en attend ; ils peuvent même quelquefois devenir nuisibles.

Il est important de pouvoir connoître les fraudes, & s'assurer de la fidélité ou de la sophistication du *Chocolat*.

1. On doit se méfier de tout *Chocolat* qui est à un trop bas prix ; on en vend beaucoup à Paris à vingt-quatre, trente & quarante sols la livre : il n'est pas possible d'avoir du bon *Chocolat* à ce prix ; le *Chocolat* médiocre non sophistiqué coûte plus cher.

2. Si le *Chocolat* a un goût pâteux, si on s'apperçoit d'une odeur de colle à son premier bouillon, lorsqu'on le prépare ; si, lorsqu'il est entièrement refroidi, il s'épaissit en forme de gelée, il contient une substance farineuse, & elle y est en plus ou moins grande quantité, eu égard à la maniere dont ces effets sont plus ou moins marqués. Nous en avons vu, qui, refroidi & renversé de la tasse sur une table ou une assiete, formoit un corps assez solide, qui se soutenoit de lui-même, comme de la colle épaissie : la farine de féves-de-marais produit assez cet effet.

3. S'il a un goût ou une odeur de rancidité, on y a mêlé des semences émulsives.

4. S'il a un goût de moisi, on a emploié du *Cacao* verd ou altéré.

5. S'il exhale une odeur de fromage, lorsqu'on le prépare, il contient des graisses animales.

On pourroit, pour autoriser ces mélanges, supposer qu'il est nécessaire de rendre le *Chocolat* plus substantiel, plus nourrissant ; mais le bon *Chocolat* est un aliment bien plus nourrissant que les substances farineuses : en supposant même la nécessité de ce mélange, le choix des substances qu

conviennent à chaque individu feroit relatif aux circonftances, & ne doit pas dépendre de la fimple volonté du
fabricant; même dans ce cas, on ne devroit employer les
matieres farineufes, que dans l'état de fécule ou d'amidon,
qui ne contient que le principe alimentaire par excellence :
c'eft cependant ce qu'on ne fait point; ce feroit encore trop
coûteux.

Le *Baume de Cacao* eft un très-bon *Adouciffant;*
mais fon effet fe borne aux premières voies (*a*).

Gelées animales. Les plus ufitées font les
Bouillons de veau au bain-marie, de *Grenouilles*,
de *Limaçons*. On s'en fert avec fuccès dans les
cas ci-deffus mentionnés en parlant des maladies
chroniques. Elles font très-exaltées contre les
acrimonies, à caufe du *Blandum lentum & tenax*,
fi utile dans ce cas.

La qualité infipide & glutineufe de la chair
dés *Limaçons*, a fait beaucoup vanter les Bouillons
qu'on en prépare, contre la phthifie & le marafme;
mais ces Bouillons font encore plus inutiles, ou
peut-être plus nuifibles, que ceux de *Grenouille*,
de *Tortue*, &c.

Enfin les *Œufs* font transformés en remèdes

(*a*) Nous indiquerons les Ouvrages qui le concernent,
en parlant du *Beurre de Cacao.*

dans les *Bouillons à la Reine*, dans le *Chocolat*, le *Caffé*, &c. Ils ont auffi une vertu *fpermatique* affez connue.

§. I I.

D É L A Y A N S.

Les *Délayans* font des médicamens qu'on croit agir en fourniffant de la férofité à la maffe des humeurs, en les humectant, en les détrempant, en diffolvant leurs fels maffifs & groffiers, en les rendant ainfi non-feulement irritans, mais même plus propres à être évacués par les différens couloirs : ce font les *Emolliens*, les *Relâchans* des Solidiftes, &c.

On range principalement, parmi les *Délayans*, l'*Eau commune*, & toutes les boiffons dont l'eau eft le principe dominant, fans être chargée d'aucune fubftance qui ait une vertu médicinale connue : en deux mots, l'*Eau* & les *Boiffons aqueufes* connues telles, font les vrais remèdes délayans, humectans, relâchans, émolliens. Tels font encore le *Petit-Lait*, l'*Eau de veau*, l'*Eau de poulet* très-légère, &c.

Les fubftances qui peuvent fe trouver mêlées à l'eau en petite quantité, fans altérer fa vertu délayante, font les *Farines*, les *Emulfions*, les *Doux*, les *Aigrelets végétaux*, les *Extraits* légers faits par infusion théiforme , les *Eaux diſtillées aromatiques* , les *Sucs gélatineux des jeunes animaux* , &c.

Il paroît raiſonnable de regarder ces ſubſtances comme indifférentes , relativement à la vertu *délayante* : cependant la théorie a prétendu qu'elles ſont très-eſſentielles , & qu'elles ſervent de moyen , *medium* , par lequel l'eau mouille les humeurs ; car l'*Eau pure* , dit cette Théorie , ne les pénètre point , mais gliſſe inutilement ſur elles.

Les *Délayans* ſont indiqués , ou du moins emploiés preſque généralement, dans toutes les maladies aiguës ; ce ſont les *Délayans* qu'on donne aux malades , qu'on fait boire , qu'il faut faire boire , & dont on ne ſauroit trop recommander de bien boire. C'eſt preſque uniquement ſous la forme de Tiſanne qu'on les donne. Ils ſont encore emploiés dans toutes les maladies chroniques qui ne dépendent point du relâchement , de ſéroſité épanchée : il n'y a que les affections œdémareuſes vraies , & la plupart des hydropiſies, qui n'en admettent pas l'uſage.

Dans toutes les incommodités qui ſont regardées comme indépendantes d'échauffement & d'aridité , telles que la ſenſibilité exceſſive , le ſentiment incommode de chaleur , les légères

ophtalmies, les démangeaisons, les picotemens
de la peau, la chaleur, la rougeur, la *paucité*
d'urine, la soif habituelle, la maigreur spontanée,
ou sans cause sensible, &c., l'usage des *Délayans*
est regardé comme salutaire : ces médicamens
sont des *Diurétiques faux*.

Le *Bain* doit être encore rapporté à cette
classe : c'est un très-grand *Délayant*.

§. III.

ADOUCISSANS.

Les *Adoucissans* ne sont autre chose que les
Délayans mêlés aux *Incrassans* ; ainsi, les médicamens dont nous avons parlé, & les *Farineux*
dont nous parlerons, sont regardés comme
Adoucissans. Le *Petit-Lait* & les *Emulsions* possèdent encore éminemment cette vertu : les
Huileux sont aussi les *Adoucissans* par excellence,
de même que le *Decoctum album* de *Sydenham*,
qui se fait avec la décoction de la *Corne de Cerf*,
la *Mie de Pain* & le *Sucre* ; mais ce dernier est
plutôt *nourrissant* qu'*adoucissant*.

On peut consulter sur le *Sucre*, les Ouvrages suivans:
1.° *De Saccharo*, par *Ant.* DEUSING ; Groningue, 1659,
in-12.

2.° *De Corallo , Balsamo & Saccharo* , par *Georg. Gasp.* KIRCHMAIER ; Wirtemberg , 1661 , *in-4.*

3.° *De Manná & Saccharo* , par *Cl.* SAUMAISE ; Paris , 1663 , *in-8.*

4.° *De Saccharo* , par *J. Ad.* HOECHER ; Giessen , 1698 , *in-4.*

5.° *Dissertatio Sacchari historiam naturalem & medicam continens* , par *Fred.* HOFMANN ; Halle , *Zeitler* , 1701 , *in-4.* 1703 , *in-4. Hofmann* a trouvé , dans le *Sucre* , un esprit ardent , un sel sulphureux, & un acide.

6.° *De Arundine Sacchariferâ* , par *J. Frédéric* DE PRÉ ; Erford , 1719 , *in-4.*

7.° *Vindication of sugars against the charge of D.* WILLIS , par *Frédéric* SLARE ; Londres , 1715 , *in-8.*

8.° *De Saccharo , ejusque virtutibus & usu* , par *J. Henri* BONHOEFFER ; Altorf , 1752 , *in 4.*

9.° *De Saccharo* , par M. CARTHEUSER ; Francfort , 1761 ; *in-4.* M. *Cartheuser* dit le Sucre composé d'une terre légère , d'un acide volatil , d'une huile subtile & d'un phlogistique : il ne le range point dans la classe des Sels neutres ou moyens ; il le croit propre à résister à la putréfaction , & lui attribue une vertu dissolvante.

10.° *De Saccharo* , par M. *Ant. Guill.* PLAZ ; Leipsick , 1763 , *in-4.*

11.° *De Acido Sacchari* , par M. BERGMANN ; Upsal , 1776 , *in-4.* M. *Bergmann* examine les propriétés d'un acide qu'il a extrait de *Sucre* : il décrit le procédé par lequel il l'a obtenu ; il expose les qualités qui lui sont communes avec les autres acides : il fait le détail des combinaisons que cet acide forme avec la plupart des corps, qui en général sont susceptibles de s'unir avec les acides ; il fait voir que ces combinaisons forment des Sels neutres, dont les propriétés font remarquables & plus ou moins intéressantes, relativement à un grand nombre d'opérations de Chimie : enfin il détermine les affinités de cet acide avec ces mêmes substances. C'est aux Praticiens à examiner si cet acide peut être de quelque utilité dans la pratique de la Médecine ; M. *Bergmann* ne s'en est point occupé.

12.° *Dulcium natura & vires*, par M. MURRAY ; Gottingue, 1779, *in-*4. Les propriétés & les usages du *Sucre* y sont discutés d'une maniere intéressante & instructive.

M. *Bergmann* a extrait du *Sucre* un *acide* dont nous venons de parler ; mais il paroît, par les expériences de MM. *Hermbstædt* & *Westrumb*, que ce même acide existe dans plusieurs végétaux. Ce dernier Chimiste, dirigé par ses réflexions, des combinaisons & des expériences, a soupçonné que les acides, soit fixes, soit volatils, du regne végétal, contiennent cet *acide*, & que leurs autres parties constitutives font le principe de leurs propriétés différentes. Il a cru sur-tout que cela doit avoir lieu particuliérement à l'égard de quelques acides, comme de ceux de l'*Oseille*, du *Tartre* & du *Benjoin*. D'après ces vues, il a fait un grand nombre d'expériences, aussi ingénieuses, que belles & intéressantes, qui l'ont conduit à extraire du *Tartre* un vrai *acide de Sucre*, & à trouver que cette substance est composée de cet *acide*, d'*alcali*, de *terre calcaire*, de *phlogistique* & d'*air*. On trouve ces expériences dans la Collection publiée par M. *Laurent* CRELL, sous le titre de *Die neuesten entdeckungen in der Chemie* ; Leipsick, *Weigand*, 1781-1783, *in* 8.

On

On rapporte ordinairement les *Fleurs de Violettes* (a) à la classe des *Adoucissans.* Ces Fleurs, qui donnent une eau distillée aromatique foible en parfum, & point d'huile-essentielle, contiennent une substance mucilagineuse, peu abondante, pour laquelle on les emploie à titre d'*Adoucissant*, de *Relâchant* & de *Pectoral* ; mais c'est un *Adoucissant* bien léger, qui ne peut pas avoir des effets bien sensibles. On les emploie sous différentes formes ; 1°. en infusion ou trèslégère décoction, qui tient lieu de tisanne ou boisson ordinaire dans les rhumes, les maladies aiguës de la poitrine, les affections des voies urinaires, les douleurs d'entrailles & les menaces d'inflammation de ces parties ; 2°. en *Sirop*, appellé *Sirop de Violettes* ou *Sirop Violat*, qui a les mêmes vertus, & qu'on emploie dans les

---

(a) Voyez sur la *Violette*,

1.° *De Violâ martiâ purpureâ*, par *George-Wolffg.* WEDEL ; Yena, 1710, *in-4.*

2.° *De Violâ martiâ*, par *I. Sigism.* HENNINGER ; Strasbourg, 1718, *in-4.*

3.° *De morte subitâ ex nimio Violarum odore obortâ*, par M. TRILLER ; Wirtemberg, 1762, *in-4.*

4.° *De Violâ*, par M. KESZLER ; Vienne, 1763, *in-4.*

5.° *De Violæ caninæ in Medicinâ usu*, par M. J. *Henri-André* NIEMEYER ; Gottingue, 1785, *in-4.*

Tome II.   K

mêmes cas, étendu dans l'eau, la tifanne ou
le petit-lait, & plus fouvent dans les apozèmes
& juleps; 3o. en Conferve, qui eft une confiture
agréable, dont on ufe dans la toux, à titre de
looch fec, de la même manière qu'on fe fert des
Tablettes pectorales, du Sucre-d'orge & de la
Pâte de Guimauve. Quand on les donne en infufion, on les monde ordinairement de leurs
calices, qui font regardés comme doués d'une
qualité purgative affez confidérable, mais avec
affez peu de fondement.

I.

EMULSIONS.

Les *Emulfions* font une liqueur laiteufe,
blanche, opaque, qui eft prefque toujours faite
avec les *Semences* que les Auteurs ont appellées
Froides, parce qu'ils ont cru qu'elles avoient une
vertu rafraîchiffante. L'*huile* qu'on tire par expreffion de toutes ces *Semences* fait la bafe des
Emulfions, en reftant fufpendue dans l'eau.

Les Semences dont nous venons de parler
font principalement les *Amandes* (a), les *Piftaches*,

(a) Il s'agit ici des *Amandes douces*; on peut confulter,
fur leurs vertus & leurs ufages,

les *Pignons.* Les *Semences froides majeures* font celles de *Courge* ou *Calebasse* , de *Citrouille* , de *Melon* & de *Concombre* : les *Semences mineures* font celles de *Chicorée* , d'*Endive* , de *Pourpier* & de *Laitue.*

Les Chimistes ont toujours comparé les *Emulsions* au lait des animaux, fans doute parce que, comme le lait, elles font portées à la fermentation acéteuse, & qu'elles se décomposent par l'ébullition; d'où il fuit qu'une *Emulsion* cuite eft un monftre pharmaceutique : car faire cuire une *Emulsion* , c'eft la rendre, d'*Emulsion* qu'elle étoit, une eau chargée d'une matière jaunâtre & dégoutante, mais qui n'a plus les qualités d'*Emulsion.* Les *Emulsions* fe coagulent auffi, comme le lait, par les acides & les fpiritueux : il faut encore ne point mêler aux *Emulsions* du Sirop coloré; on en change l'élégance. Il eft bon d'y ajouter du Sucre dès le commencement de la trituration.

1.° *Fafciculus differtationum medicarum* , par *Théodore* ZWINGER ; Bâle, *König* , 1710, *in-4.* La quatrième Differtation concerne les *Amandes.*

2.° *De Amygdalis* , par J. *Ulric* HEGNER , Bâle , 1713 ; *in-4.*

3.° *De genuino Amygdalarum in Medicinâ ufu* , par Herman *Paul* JUCH ; Erfort , 1733 , *in-4.*

On aromatife encore les *Emulfions* avec l'eau de *Fleurs d'Orange* ; mais il faut en mettre très-peu, & même point dans le cas d'inflammation.

Les *Emulfions* font d'un très-grand ufage dans les maladies aiguës, & dans les maladies chroniques avec chaleur & ardeur : on s'en fert beaucoup à Paris dans ce cas. On les donne encore dans les affections des voies urinaires ; enfin on s'en fert dans les rhumatifmes, les dartres & les chaudepiffes commençantes. Les *Emulfions* ne peuvent faire quelque effet, qu'autant qu'on les ordonne à grande dofe ; on ne doit point faire comme à Montpellier, où on envoie myftérieufement tous les foirs au malade la petite taupete d'*Emulfion*, fans leur en donner durant le refte de la journée.

L'*Orgeat* eft une vraie *Emulfion* ; il n'en diffère qu'en ce qu'il eft plus fucré, plus fort ou chargé, plus parfumé, & qu'on y ajoute quelques amandes amères, qui n'entrent point dans les *Emulfions*. On peut avancer avec confiance qu'excepté peut-être le cas d'inflammation actuelle de l'eftomac & des inteftins, l'*Orgeat* le plus agréable eft auffi falutaire qu'une *Emulfion* plus fade, & qu'ainfi on peut accorder aux malades l'innocente confolation d'une boiffon plus gracieufe, dans les cas ordinaires où l'*Emulfion* des Boutiques eft indiquée.

Le *Sirop d'Orgeat* peut suppléer à l'*Orgeat* &
aux *Emulsions* ; on l'appelle ainsi , parce que ,
dans les Pharmacopées , on demande une décoction d'Orge pour le faire , au lieu de l'eau
commune ; mais cette décoction nuit à l'agré-
ment , sans ajouter à la vertu : aussi tous les
Artistes , qui savent évaluer les loix dictées par
la spéculation , se gardent bien d'emploier la
décoction d'Orge à la préparation de ce *Sirop* ;
il est aisé de décider si cette infidélité est plus
blâmable chez le Ministre , que la charlatanerie
ou la routine chez le Législateur. Une once de
Sirop d'Orgeat , étendue dans huit ou dix onces
d'eau , fait une *Emulsion* ordinaire ; ce *Sirop* sert
donc à préparer sur le champ une *Emulsion* : or
comme cette *Emulsion* a exactement les mêmes
vertus , que celle qui est tirée immédiatement
des *Semences émulsives* , à cela près seulement
qu'elle est nécessairement très-sucrée , on peut
user sans scrupule , dans la plupart des cas , de la
commodité que fournit le *Sirop d'Orgeat.*

I I.

DES HUILES DOUCES.

Nous avons déjà parlé des *Huiles douces* , à
l'article des *Purgatifs ;* nous ajouterons ici qu'elles

font beaucoup de bien dans les coliques ordinaires, foit des inteftins, foit de l'eftomac. A
Montpellier, on les regarde auffi comme bonnes
dans les maladies de la poitrine & des reins; mais
il ne paroît guère vraifemblable, quand on eft
éclairé par le flambeau chimique, qu'il en puiffe
paffer affez dans l'océan des humeurs, pour y
produire l'effet *adouciffant.* Cependant dans tous
ces cas, on peut les donner, parce que, de ce
que leur effet n'eft pas bien évident, il ne s'enfuit
pas qu'il foit nul; mais il faut alors les ordonner à livres, fans quoi elles ne feroient aucun
effet.

Ce n'eft prefque que l'*Huile d'Amandes douces,*
qu'on emploie en Médecine pour l'ufage intérieur : la bonne *Huile d'Olives* vaudroit bien au
moins autant, & elle a, au-deffus de l'*Huile
d'Amandes douces*, la faculté d'être moins fujette
à rancir (a). Le *Beurre de Cacao* n'eft pas employé
pour des qualités affez génériques, pour devoir
être rangé avec ces *Huiles*, & d'ailleurs ce remède

(a) Voyez, 1.º *De Oleo Olivarum*, par Jean-Henri
Schulze; Halle, 1740, in-4.... 2.º *Analyse chimique de
l'Huile d'Olives*, par M. Pozzi. (*Comment. Acad. Bonon.*
Tom. VII. 1783, in-4.)

eſt plus magnifique qu'utile, ou au moins que néceſſaire (*a*).

Ces *Huiles* ſont le ſouverain *Adouciſſant, Relâchant, Emollient, Lubréfiant, Emolliens, Béchique, Sédatif*, le plus *BENIN* des *Purgatifs*, en un mot la ſuprème reſſource, *le grand cheval de bataille*, comme on s'exprime vulgairement, de cette pratique de Médecine, appellée dans l'art & par les gens du monde, *anodine, tempérante, calmante*, qui voit par-tout des ſpaſmes, des éréthiſmes, des incendies, &c. : quelquefois, il eſt vrai, elles rempliſſent utilement les indications d'adoucir, de relâcher, d'appaiſer les douleurs des entrailles, de lâcher doucement le ventre; mais plus ſouvent encore, elles ne ſont qu'un remède inutile, infidèle & quelquefois pernicieux.

On peut auſſi regarder les *Graiſſes*, les décoctions des parties membraneuſes des animaux, comme *adouciſſantes* : tout ce que nous avons dit des *Huileux*, leur convient parfaitement.

(*a*) On peut conſulter, ſur le *Beurre de Cacao*,

1.º *De Balſamo Cacao*, par *André-Ottomar* GOELICKE, Francfort, 1723, *in-*4.

2.º *De Avellanâ Mexicanâ, vulgò Cacao*, par *François-Erneſt* BRUCKMANN, Brunſwig, 1721, *in-*4. 1728, *in-*4.

3.º *Butyrum Cacao, novum & accommodatiſſimum remedium*, par *Théophile* HOFMANN; Tubingen, 1735, *in-*4.

Les Médecins n'ont pas été d'accord fur l'utilité de l'ufage intérieur des *Huileux* dans les différentes maladies : les uns ont cherché à les profcrire ; les autres ont voulu, par un excès contraire, leur donner trop d'étendue. Parmi ces derniers, M. *Lizzari* (*la Diffeza degli Oleofi nella cura della malattia biliofa* ; Venife, *Zatta*, 1775.) a voulu en faire comme une panacée univerfelle, & a préfenté les *Huileux* comme utiles dans le plus grand nombre des maladies. Quelques autres Praticiens ont pris un jufte milieu ; ils n'ont prononcé ni une profcription trop févère, ni une adoption trop étendue de ces médicamens. Parmi le grand nombre, nous nous conten-terons de citer,

1.º *George-Wolffg.* WEDEL, *de Oleoforum naturâ, ufu & abufu* ; Yena, 1697, *in* 4.

2.º BÜCHNER, *de Oleis expreffis, eorumque agendi modis* ; Halle, 1747, *in*-4.

3.º MORASCH, *de Oleis* ; Ingolftadt, 1760, *in*-4.

4.º NICOLAÏ, *de Oleorum exprefforum virtute ac ufu* ; Yena, 1765, *in* 4.

5.º HEILMANN, *de ufu legitimo Oleoforum in variorum mor-borum medelâ* ; Bâle, 1781, *in*-4.

Les *Huileux* réuffiffent rarement dans les maladies bilieufes & dans les fièvres aiguës : nous en avons vu au contraire des mauvais effets dans les Provinces Méridionales, où ils font très-emploiés ; ils ne peuvent avoir des fuccés dans les maladies aiguës, que dans les cas d'irritation, de douleurs internes, de menace d'inflammation, d'éréthifme, fans fièvre aiguë.

III.
DU LAIT EN GÉNÉRAL (a).

Il est inutile de définir le *Lait* par ses qualités

(*a*) On trouve des expériences & des analyses des différens *Laits*, dans les Ecrits de quelques Chimistes : M. *Venel* en cite quelques-uns ; nous nous contenterons d'ajouter les suivans, dont il n'a pas parlé.

1.º *De Lacte*, par M. Egeling ; Utrecht, 1759, *in-*4.

2.º *Observationes de Lacte Humano , cum Asinino & Ovillo comparato* , par M. Voltelen ; Utrecht, 1765 , *in-*4. Leipsick , 1779, *in-*8.

3.º *De Lacte*, par M. Doorschodt ; Leide, 1737 , *in-*4. Leipsick , veuve *Bueschel* , 1779 , *in-*8.

4.º *Specimen Chymico - Medicum de variis Lactis Bubuli salibus, aliisque substantiis in ejusdem parte aquosâ contentis* , par M. *Louis-Aug.* Schoepff ; Strasbourg, *Heitz* , 1785 , *in-*4.

Nous devons convenir cependant que nous n'avons aucune analyse du *Lait*, aussi profonde, aussi exacte & aussi bien faite, que celle que nous donne M. *Venel*. M. *Scheele* vient de s'occuper de cet objet : il nous a donné une suite d'expériences variées, bien faites & curieuses sur le *Lait* ; elles concourent à prouver que l'*Acide* du *Lait* est un acide particulier, qui a la plus grande conformité avec le Vinaigre, mais qui ne se change point en Vinaigre, parce que le *Lait* n'a point une quantité suffisante du principe qui, au moyen de la fermentation, donne l'eau-de-vie. On peut consulter le *Mémoire* de M. *Scheele*, inséré dans les *Nouveaux Mémoires de l'Académie Royale des Sciences de Stockholm*, pour l'année 1780, publiés en 1781.

extérieures; tout le monde connoît le *Lait* : sa

On peut consulter, sur le choix & l'usage du *Lait*, les Ouvrages suivans,

1.º *Tractatus de Lacte*, par *Jer.* ACCOROMBONI; Venise, 1536, *in-*8. Nuremberg, *Petrejus*, 1538, *in-*4. Basle, 1578, *in-*4.

2.º *De Lactis, Seri & Butyri facultatibus*, par *Jul. Cef.* BARICELLI; Naples, *Scorrigius*, 1603. 1623, *in-*4.

3.º *Tractatus Medicus de curâ Lactis in arthritide*, par *J. George* GREISEL; Budissin. 1681, *in-*12, Vienne, 1670, *in-*12, Leipsick, veuve *Buefchel*, 1779, *in-*8.

4.º *Traité de l'usage du Lait*, par *Barthel.* MARTIN; Paris, *Thierry*, 1684, *in-*12.

5.º *De curâ Lactis, podagricorum folatio*, par WALDSCHMIDT; Marbourg, 1675, *in-*4.

6.º *Nova methodus circa Lactis usum in podagrâ*, par *Jacq.* SACHS. (*Ephem. German.* Tom. I.)

7.º *Tractatus de furiâ podagræ Lacte victâ & mitigatâ*, par *J.* DOLÆUS; Amsterdam, 1705, *in-*12. *Ibid.* 1707, *in-*12. traduit en Hollandois, Harlem, 1709, *in-*8. traduit en Anglois, par *Stephens*, Londres, 1732, *in-*8.

8.º *De Lacte optimo alimento & medicamento*, par *J. Andr.* FISCHER; Erfort, 1719, *in-*4.

9.º *Monita quædam practica circa noxium & falutarem usum Lactis juxta* HIPPOCRATIS *Aph.* 64, *Sect.* 5, par *André-Elie* BÜCHNER; Erfort, 1739, *in-*4.

10.º *De Lacte Caprillo medicato*, par M. ŒTTINGER; Tubingen, 1769, *in-*4.

11.º *A Dissertation on Milk*, par M. FERRIS; Londres, *Cadell*, 1785, *in-*8.

conftitution intérieure ou chimique , fa nature
n'eft pas non plus bien difficile à dévoiler. Cette
fubftance eft de l'ordre des corps fur-compofés;
elle eft même de ceux dont les principes ne font
unis que par une adhérence imparfaite. L'altération
fpontanée & prompte que cette liqueur fubit in-
failliblement , lorfqu'on la laiffe à elle-même ,
c'eft-à-dire , fans aucun mélange & fans une application de chaleur artificielle , fuffit pour défunir
fes principes , & pour les mettre en état d'être
féparés par des moyens fimples & méchaniques.
Les opérations les plus communément pratiquées
dans les laiteries , prouvent cette vérité.

Les principes du *Lait*, ainfi manifeftés comme
d'eux-mêmes , font une graiffe fubtile , connue
fous le nom de *Beurre*, une fubftance muqueufe ,
appellée *Partie Caféeufe* ou *Fromage*, une liqueur
aqueufe chargée d'une matière faline & muqueufe.
Cette liqueur eft connue fous le nom de *Petit-
Lait*, & fous le nom vulgaire de *Lait-de-Beurre*,
& cette matière faline & muqueufe, fous celui
de *Sel* ou de *Sucre-de-Lait*.

Cette altération fpontanée du *Lait* eft évidemment une efpèce de fermentation : auffi la partie
liquide du *Lait* ainfi altérée, qui a été débarraffée
des matières concrefcibles dont elle étoit aupa-
vant chargée, eft-elle devenue une vraie liqueur

fermentée ; c'est-à-dire qu'il s'est engendré ou développé chez elle le produit essentiel & spécifique d'une des fermentations proprement dites. C'est la fermentation acéteuse qui tourne communement le *Petit-Lait* séparé de lui-même ; mais on pense qu'il n'est pas impossible de ménager cette altération de manière à exciter, dans le *Lait*, la fermentation vineuse, & à saisir, par la succession des changemens arrivés dans le *Petit-Lait*, au moins quelques instans, pendant lesquels on le trouveroit spiritueux & enivrant. On ajoute que de pareilles observations ont été faites plus d'une fois par hasard dans les pays, comme la Suisse, où le *Lait-de-Beurre* est une boisson commune & usuelle, pour les hommes & pour quelques animaux domestiques, tels que les cochons. On prétend donc qu'il n'est pas rare, dans ces contrées, de voir des hommes & des cochons enivrés par une abondante boisson de *Lait-de-Beurre*. La fermentation commence dans le *Lait*, & même s'y accomplit, quant à son principal produit, celui de l'acide, avant que le *Beurre* & le *Fromage* se séparent ; car le *Lait*, laissé à lui-même, aigrit, c'est-à-dire, avant la désunion des principes dont nous venons de parler : l'un & l'autre changement, savoir l'aigrir & le tourner, font d'autant plus prompts, que la chaleur est plus forte ou la saison plus chaude.

Les principes immédiats du *Lait* se réduisent
auffi par l'ébullition. Dès qu'on fait bouillir du
Lait, il se forme à sa surface une pellicule qui
ne diffère presque point de celle qui nage sur le
Lait qui a subi la décomposition spontanée; cette
matière s'appelle *Crême :* elle n'est autre chose
que du *Beurre* mêlé de quelques parties de *Fromage*, & empreint & imbibé de *Petit-Lait*.

On peut épuiser le *Lait* de sa partie *butyreuse*
par le moyen de l'ébullition. Dans cette opération, le *Fromage* reste diffout dans le *Petit-Lait*
qui n'aigrit point ; ce qui est conforme à une
propriété constante de la fermentation vineuse &
de l'acéteuse, sçavoir d'être empêchée, prévenue,
suspendue par un mouvement étranger, & qui
acquiert même la propriété d'aigrir plus tard de
beaucoup, lorsqu'on l'abandonne ainsi à sa pente
naturelle. Le *Lait* qu'on a fait bouillir seulement
pendant un quart-d'heure, se conserve sans aigrir
ni tourner pendant trente - six heures, & même
quarante-huit, plus ou moins selon la température de l'air, au lieu que le *Lait* qui n'a pas bouilli,
se conserve à peine douze heures.

On opère la décomposition du *Lait* par un
moyen très-connu, très-vulgaire, mais dont il
n'existe encore dans l'Art aucune théorie satis-
faisante ; je parle de sa coagulation par l'appli-

cation de diverses substances, sçavoir les acides
soit foibles, soit très-forts, tels que l'acide vitriolique le plus concentré, que *Hofmann* prétend, sans raison, produire dans le Lait l'effet
directement contraire. *Voyez Dissert. de saluberrimâ
Lactis virtute*, N°. 4°.

Les esprits ardens, & particulièrement le Lait
aigri dans l'estomac des jeunes animaux à la
mamelle, enfin certaines fleurs ou étamines le
font aigrir, & les matières végétales tirent de
leur usage le nom connu de *Pressures*. Le *Lait*
n'est séparé par la coagulation qu'en deux parties,
& cette séparation n'est pas absolue ou parfaite.
Le *Coagulum* ou *Caillé* contient cependant
presque tout le *Fromage*, & presque tout le
Beurre, & la partie séreuse est le *Petit-Lait*, c'est-
à-dire le principe aqueux chargé du *Sel* ou *Sucre*
de *Lait*, & d'une très-petite quantité de *Fromage*
& de *Beurre*.

Plusieurs Auteurs ont prétendu que, de même
que certaines substances mêlées au *Lait* hâtent
son altération, ou le coagulent, de même il
en est d'autres qui le préservent de la coagulation, qui en opèrent une espèce d'assaisonnement. Ils ont attribué principalement cette
vertu aux *Eaux Minérales alkalines*, aux *sulfureuses spiritueuses*, & cela à raison de leur principe

spécifique. Ces prétentions sont sans fondement. On ne connoît aucune matière qui, étant mêlée en petite quantité au *Lait*, en empêche l'altération spontanée, & quant aux *Eaux Minerales*, j'ai éprouvé que le principe aqueux étoit le seul agent utile dans le mélange d'*Eau Minérale* & du *Lait*, fait dans la vue de corriger la tendance du *Lait* à une prompte décomposition ; car il est vrai que les *Eaux Minérales* mêlées au *Lait frais*, à parties à-peu-près égales, retardent sensiblement, quoique pour peu de tems, l'altération spontanée ; mais l'eau pure produit exactement le même effet. Le *Petit-Lait* n'aigrit point & n'a pas le tems d'aigrir dans cette dernière opération, aussi est-ce presque toujours par ce moyen qu'on le sépare pour l'usage médicinal ordinaire.

Le *Lait* distillé au bain-marie donne un phlegme chargé d'une odeur de *Lait* ; mais cette odeur n'est point due à un principe aromatique particulier, mais distinct des principes dont nous avons parlé jusqu'à présent. Ce n'est ici, comme dans toutes les substances vraiment dépourvues d'un principe aromatique distinct, qui se font reconnoître pourtant dans le produit le plus mobile de leur distillation, qu'une foible & légère émanation de leurs substances entières.

Tout le principe aqueux étant séparé par la distillation au bain-marie, ou dissipé par l'évaporation libre au même degré de chaleur, on obtient une matiére solide, friable, jaunâtre, d'un goût gras & sucré assez agréable, qui étant jettée dans des liqueurs aqueuses bouillantes, s'y dissout en parties, les blanchit & leur donne presque le même goût que le mélange du *Lait* frais & exaltéré. Il est évident que cette matière n'est que du *Lait* concentré, mais cependant un peu dérangé de sa composition.

L'analyse ultérieure à la violence du feu, ou la distillation par le feu seul poussée jusqu'à ce dernier degré fournir une quantité assez considérable d'huile empyreumatique, & s'il en faut croire *Homberg* (a), incomparablement plus actif que le sang & la chair des gros animaux, & point du tout de sel volatil concret. Cette attention à spécifier l'état concret de l'alcali-volatil, que ce Chimiste exclud des produits du *Lait*, fait conjecturer avec beaucoup de fondement qu'il retiroit du *Lait* de l'alcali-volatil sous une autre forme, c'est-à-dire liquide. Or, quoique les matières, dont on retire l'alcali-volatil sous cette dernière forme dans les distillations vulgaires en

______

(a) *Mémoires de l'Académie Royale des Sciences*, ann. 1714.

contiennent

contiennent beaucoup moins en général que celles qui fourniſſent communément ce principe ſous forme concrete ; cependant cette différence peut n'être qu'accidentelle & dépendre d'une cir-conſtance de manuel, ſçavoir du deſſéchement plus ou moins abſolu du ſujet pendant le premier tems de la diſtillation : auſſi, l'obſervation d'*Hom-berg* ſur ce principe du *Lait* n'eſt elle rien moins qu'exacte & poſitive.

Ce que nous avons dit du *Lait* juſqu'à préſent convient au *Lait* en général. Ces connoiſſances ſont déduites des obſervations faites ſur le *Lait* de pluſieurs animaux différens entr'eux, autant qu'il eſt poſſible à cet égard, c'eſt-à-dire ſur celui de pluſieurs animaux qui ne ſe nourriſſent que de ſubſtances végétales, & ſur celui de cerrains qui vivent principalement de chair. L'analogie entre ces différens Laits eſt parfaite, du moins très-conſidérable, & il y a auſſi très-peu de diffé-rence, quant au fond de la compoſition du *Lait*, entre celui que donne un même individu, une femme, par exemple, nourrie abſolument avec des végétaux, ou qui ne vivra preſque que de ſubſtances animales ; ce dernier fait eſt une ſuite bien naturelle de l'obſervation précédente. Une expérience déciſive prouve ici que la Chimie, en découvrant cette identité, ne l'établit point ſeulement par des principes groſſiers, tandis que des principes plus ſubtils, & qui fondent cette différence eſſentielle, lui échappent : cette expérience eſt que les quadrupèdes, ſoit très jeunes, ſoit adultes, ſont très-bien nourris avec le *Lait* de quelqu'autre quadrupède que ce ſoit : on élève très-bien un jeune loup avec du *Lait* de brebis ; rien n'eſt ſi commun que de voir des petits chats tetter des chiennes ; on nourrit encore les enfans avec du *Lait* de vache, de chèvre, &c.

Cette identité générique ou fondamentale n'empêche point que les *Laits* des divers animaux ne ſoient diſtingués entr'eux par des qualités ſpécifiques. La différence qui les ſpécifie principalement & mutuellement, conſiſte dans la diverſe proportion des principes ci-deſſus mentionnés. Les Chimiſtes Médecins ſe ſont principalement attachés à déterminer les proportions dans les eſpèces de *Lait* qui ont des uſages médicinaux, ſavoir le *Lait* de *femme*, ceux d'*âneſſe*, de *jument*, de *vache*, de *chèvre* & de *brebis*.

Frederic Hofmann a trouvé que douze onces de *Lait de vache*, épuiſé de ſa partie aqueuſe par l'évaporation, donnent une once & cinq gros de matière jaunâtre, concrete, ſèche, & pulvériſante, & que cette matière leſſivée avec de l'eau bouillante perd un gros & demi.

Homberg d'ailleurs obferve que les parties caféeufe & butyreufe font à-peu-près à une quantité
égale dans le *Lait de vache* : ainfi, en fuppofant
que l'eau emploiée à leffiver le *Lait* concentré &
defféché n'en emporte que la matière qui eft naturellement diffoute dans le *Petit-Lait*, il réfultera
de ces expériences que le Lait de vache examiné
par *Hofmann* contenoit environ un feiziéme de
fon poids de beurre, autant de fromage, & un
foixante-quatriéme de matière tant faline ou fucrée,
que cafeo-butyreufe foluble par l'eau. Les mêmes
expériences, tentées par *Hofmann* & par *Homberg*
fur le *Lait de chèvre*, ont indiqué que la proportion
des principes eft la même dans ce *Lait*, & que
la quantité de matière concrefcible prife en fomme
eft feulement moindre d'un vingt-fixième.

Hofmann a tiré, par la même voie, de douze
onces de *Lait d'aneffe*, une once de réfidu fec,
pulvérifant & blanc, qui, ayant été leffivé avec
de l'eau bouillante, a perdu environ fept gros.
Homberg prétend que le *Lait d'aneffe* contient trois
ou quatre fois plus de fromage que de crême,
ou de fubftance dans laquelle le beurre domine;
ainfi la partie foluble dans l'eau, où le fucre de
Lait un peu barbouillé de fromage & de beurre
domine dans le *Lait d'aneffe* ; il y eft contenu à
la quantité d'environ un quinziéme ou un feiziéme

du poids total ; le beurre y fait tout au plus la
trois-centième partie du tout , & le fromage la
centième.

Le Lait de femme a donné à *Hofmann* un résidu
blanchâtre , presqu'égal en quantité à celui du
Lait d'ânesse , mais qui ne contenoit pas tant de
matière soluble par l'eau , & seulement six gros
sur dix-huit ou les deux tiers.

Les expériences que nous venons de rapporter
ont été faites avec beaucoup de négligence &
d'inexactitude. L'énoncé de celle d'*Homberg* est
beaucoup trop vague , & *Hofmann* a manqué
d'emploier le bain-marie pour dessécher la substance fixe ou concrescible du *Lait* ; or il est
presque impossible de dessécher ces deux matières
parfaitement au feu nud sans les brûler , ou du
moins les rissoler tant soit peu : ce qui est le
défaut contraire au desséchement parfait. Il n'a
encore distingué ni dans la partie insoluble de son
résidu le beurre du fromage , ni dans la matière
enlevée par les lessives le sel ou sucre de Lait ,
du fromage subtil uni à un peu de beurre que
l'eau entraîne avec ce sel qui fournit la matière
de la recuite , & qui est celle qu'on se propose
d'enlever par la clarification du Petit-Lait , & par
la lotion du sel ou sucre de Lait. Cet examen
bien fait seroit donc encore un travail tout neuf,

& certainement indépendant des différences qu'on doit se promettre dans les résultats d'une analyse exacte (a). On en trouveroit beaucoup qui seroient nécessairement dépendantes de l'âge, du tempérament, de la santé de divers animaux, & surtout de la manière dont ils seroient nourris : par exemple, des pâturages plus ou moins gras, & encore du climat où ils vivroient. Ce que nous venons de rapporter, tout imparfait qu'il est, suffit pourtant pour fixer l'idée des Médecins, sur les différences essentielles des espèces de *Lait* qui fournissent des alimens ou des remèdes aux hommes ; car l'usage médicinal se borne presque aux espèces de *Lait* dont nous venons de parler ; il est connu encore par des observations à-peu-près suffisantes, que le *Lait* de *Brebis*, qu'on emploie dans quelques contrées, est fort analogue à celui de *Vache*, & que le *Lait* de *Jument*, dont l'usage commence à s'établir en France, est d'une nature moyenne entre le *Lait* de *Vache* & celui d'*Anesse*, s'approchant cependant d'avantage de celle du dernier. Celui de *Chameau*, dont le peuple du Levant se sert, est un objet étranger pour nous.

(a) La Société Royale de Médecine, convaincue de l'importance de ces travaux, & de l'utilité qui en résulteroit, en a fait un sujet de prix, qu'elle a proposé en Février 1785.

I. *USAGES DIÉTÉTIQUES ET MÉDICINAUX*

du Lait de Vache, de Chèvre & de Brebis.

Le *Lait* de *Vache* est, pour les Médecins, le *Lait* par excellence ; c'est de ce *Lait* qu'il est toujours question dans leurs Ouvrages, lorsqu'ils parlent du *Lait* en général, & sans en déterminer l'espèce. Le *Lait* de *Vache* possède en effet le plus grand nombre des qualités génériques du *Lait* : il est, s'il est permis de s'exprimer ainsi, *le plus Lait* de tous ceux que la Médecine emploie, celui qui contient les principes que nous avons déjà exposé dans la proportion la plus exacte. Il est vraisemblable cependant que cette espèce de prééminence lui a été principalement accordée, parce qu'il est le plus commun de tous ceux qu'on a le plus commodément sous la main. Quant au *Lait* de *Chèvre*, il est très-analogue au *Lait* de *Vache*. La prétendue qualité plus particulièrement pectorale-vulnéraire, par laquelle on distingue le premier dans la pratique la plus reçue, est peu évidente ; dans les pays où l'on trouve plus facilement du *Lait* de *Chèvre* que du *Lait* de *Vache*, on emploie le premier au lieu du second, sans avoir observé des différences bien constatées dans leurs effets bons & mauvais. Le *Lait* de

Brebis fupplée très-bien, dans tous les cas, à l'un & à l'autre, dans les pays où l'on manque de Vaches & de Chèvres. Tout cela pourroit peut-être s'éclaircir par des obfervations ; je dis peut-être, car les obfervations feroient au moins très-difficiles : quoiqu'il en foit, elles n'exiftent pas, & il paroît que l'Art y perd peu. On peut cependant, fi l'on veut, regarder le *Lait* de *vache* comme le *Lait* principal chef majeur, & les deux autres comme fes fuccédanès. Ce mot *Lait*, fans épithète, fignifiera dans la fuite de cet article, comme il doit le fignifier dans les Ouvrages de Médecine, *Lait de vache*, ou, à fon défaut, *Lait de chèvre* ou *de brebis* ; & nous renfermerons ce que nous avons à dire à ce fujet dans les confidérations fuivantes, où nous nous occuperons de fes ufages diététiques dans l'état fain, & enfuite de fon emploi plus proprement médicinal, c'eft-à-dire dans l'état de maladie.

Le *Lait* fournit à des Nations entières, principalement aux Habitans des montagnes, la nourriture ordinaire, journalière, fondamentale. Les hommes de ces contrées font gras, lourds, pareffeux, ftupides ou du moins ignares, férieux, penfifs, fombres. Il n'eft pas douteux que l'ufage habituel du *Lait* ne foit une des caufes de cette

constitution populaire : la gaieté, l'air lefte, la
légéreté, les mouvemens aifés, vifs & vigoureux
des peuples qui boivent actuellement du vin,
en eft le contrafte le plus frappant. Ce qui confirme
cette conjecture, & qui eft en même tems une
obfervation utile, c'eft que le *Lait*, donné pour
toute nourriture, ou ce qu'on appelle communément la *diète lactée* ou *blanche*, que ce régime,
dis-je, jette très-communément les fujets qu'on
y foumet dans une mélancholie très-fombre,
très-noire, dans des vapeurs affreufes. Il eft admirable cependant combien le *Lait*, pris en très-
petite quantité pour toute nourriture, nourrit &
foutient, lorfqu'il réuffit, les perfonnes même
les plus vigoureufes & de l'efprit le plus vif,
fans faire tomber fenfiblement leur force corpo-
relle, & fans affoiblir confidérablement leurs
forces intellectuelles, & cela pendant des années
entières. On comprend plus aifément, mais il eft
cependant affez fingulier auffi que des perfonnes
auparavant très-voraces, s'accoutument bientôt
à la fobriété que cette diète exige, & qu'elles
contractent de l'indifférence, & même du dégoût
pour les autres alimens.

Nous ne parlons, dans les deux obfervations
précédentes, que des fujets qui fe réduifent à la
diète blanche ou *lactée*, pour prévenir des maux

dont ils font menacés , & non pour remédier à des maux présens. Ces sujets doivent être considérés alors comme véritablement sains ; car nous n'examinons que les effets du *Lait* dans l'état sain.

Certains alimens solides, & quelques boissons assaisonnées avec le *Lait*, tels que le ris, les œufs, le thé, le café, ont l'inconvénient très-commun de lâcher le ventre. Ces alimens, sur-tout ceux qui font sous forme liquide, produisent cet effet par une espèce de corruption qu'ils éprouvent dans les premières voies. Ils deviennent réellement purgatifs par cette altération, qui se démontre par les rapports nidoreux qui s'élèvent de l'estomac, par les borborigmes & des légères tranchées, enfin par la mauvaise odeur des excrémens, qui est exactement semblable à celle des évacuations excitées par un léger purgatif. De toutes ces boissons, le café au lait est celle qui produit le moins éminemment cette espèce de purgation, soit que la petite quantité qu'on en prend, en comparaison du thé au lait, par exemple, cause cette différence, soit que le café corrige véritablement le lait.

L'effet dont nous venons de parler, s'observe principalement sur les personnes robustes, agissantes, peu accoutumées au *Lait*, & qui font dans l'usage journalier des alimens & des boissons

ordinaires, fur-tout de la groffe viande & du vin ;
& ces perfonnes font fenfiblement affoiblies par
cette opération des laitages. Les gens foibles,
peu exercés, ceux qui font accoutumés au *Lait*,
ceux enfin, de quelque conftitution qu'ils
foient, qui vivent de *Lait* pour toute nourriture,
font au contraire ordinairement conftipés par le
Lait. Cet accident, qui eft naturellement propre
à la *diète lactée*, eft un des principaux inconvéniens
de cette *diète*.

En général le *Lait* paffe mieux, c'eft-à-dire,
eft mieux digéré, laiffe mieux fubfifter l'état naturel & fain des organes de la digeftion, lorfqu'on le prend pour toute nourriture, ou qu'on
en combine l'ufage avec celui des farineux fermentés ou non fermentés, tels que le pain, le
ris, les pâtes d'Italie, le fagou, &c., que lorfqu'on en ufe fans ceffer de tirer le fonds de la
nourriture des alimens ordinaires, même avec
les exceptions vulgaires, des affaifonnemens
acides, des fruits cruds, des falades. Cependant
il y a encore en ceci une bifarrerie fort remar-
quable : quoique ces fortes de contradictions
foient fort connues dans l'ordre des objets diététiques, il eft très-ordinaire de voir des perfonnes
qui, dans un même jour, & fouvent même dans
un feul repas, fe gorgent de viande de toute

espéce, de vin , de salade , de fruits & de laitages , & qui digèrent très-bien ce margouillis,
& cent fois de suite ; ce qui feroit frémir tout
Médecin raisonnable (*a*).

Le Proverbe vulgaire , que le vin après le *lait*
est salutaire , & que le *lait* après le vin est venin,
ne porte sur rien , si on l'explique *in sensu obvio*,
& comme on l'entend communément ; c'est-à-
dire , qu'il n'est rien moins qu'observé qu'un
mélange de *lait* & de vin affecte différemment
l'estomac , selon que l'une ou l'autre de ces
liqueurs y est versée la première. Il est très-sûr
au contraire que ce mélange , dans quelqu'ordre
qu'il soit fait , est toujours monstrueux aux yeux
de la Médecine rationelle , & plus souvent nuisible , qu'indifférent , aux yeux de l'Observation.
Mais si ce dogme populaire signifie que le vin
remédie aux mauvais effets que le *lait* , pris depuis quelques heures , a produit sur les premières
voies , & qu'au contraire le *lait* , jetté dans un
estomac chargé de vin depuis peu, cause constamment un mal considérable , alors il ne fait que
trop l'effet porté au premier chef , selon l'expérience.

(*a*) Nous connoissons une Dame qui ne peut supporter
aucune espéce de *Lait* , qu'autant qu'elle le mêle avec un
acide végétal.

Il eſt facile de conclure de ce petit nombre d'obſervations ſur les propriétés diététiques du *Lait* dans l'état ſain, que c'eſt un aliment ſuſpeƈt, peu analogue aux organes digeſtifs de l'adulte, & que l'art humain, l'éducation, l'habitude n'ont pu faire adopter à la Nature, comme elles ont naturaliſé le vin, liqueur cependant bien plus étrangère à l'homme que le *Lait* des animaux ; on peut en déduire un canon diététique, ſûr, inconteſtable, & qui ſuffit ſeul en cette matière, c'eſt que les perſonnes qui n'ont point éprouvé leur eſtomac à ce ſujet, ne doivent uſer du *Lait* que dans les cas de néceſſité ; c'eſt-à-dire, s'il arrivoit par haſard qu'elles manquaſſent, dans quelques occaſions particulières, d'autres alimens, ou ſi elles étoient menacées de quelque maladie que l'uſage du *Lait* pût prévenir. Mais comme il eſt peu d'hommes qui ſe ſoient toujours conduits aſſez médicinalement pour avoir conſtamment uſé de cette circonſpeƈtion, & qu'ainſi chacun peut à-peu-près ſe ſouvenir des effets du *Lait* ſur ſon eſtomac, ſi c'eſt pour lui un aliment ſain, malſain ou indifférent, & dans quelles circonſtances il lui a fait du bien ou du mal, ou ni l'un ni l'autre ; cette expérience peut ſuffire à chacun pour l'obſerver convenablement à cet égard. Il faut ſe ſouvenir cependant, & il n'eſt pas poſſible de ne le point répéter, que pour toutes perſonnes qui ne ſont pas très-accoutumées au *Lait*, c'eſt toujours un aliment ſuſpect, tant par ſa propre nature, qu'à cauſe des altérations dont il eſt très-ſuſceptible dans les premières voies par le mélange des autres alimens ; on doit le dire, principalement des perſonnes vigoureuſes & vivant durement, qui ſont peut-être les ſeules qu'on puiſſe appeller vraiment *ſaines*, les ſujets délicats élevés mollement, étant, par leur propre conſtitution, dans un état de maladie habituelle. Cette importante diſtinction méritera encore plus de conſidération, dans ce que nous allons dire de l'emploi du *Lait* en cas de maladie.

Nous obſerverons d'abord, ſous ce nouvel aſpect, que le *Lait* eſt une de ces matières que les Médecins appellent *aliment médicamenteux*. Les loix ou les canons thérapeutiques ſur l'uſage du *Lait*, obſervés encore aujourd'hui, exiſtent de toute ancienneté dans l'Art : ils ſont renfermés dans un aphoriſme d'*Hippocrate*, mille fois répété & commenté par les Auteurs anciens & modernes, depuis *Galien* & *Celſe* juſqu'aux Ecrivains de nos jours. Voici cet aphoriſme : *Il eſt mal de donner du lait à ceux qui ſouffrent des douleurs de tête ; il eſt mal auſſi d'en donner à ceux qui ont les hypocondres bouffis, à ceux qui rendent des dé-*

jection bilieuses, à ceux qui ont la fièvre, à ceux qui sont tourmentés de la soif, à ceux qui sont dans des fièvres aiguës, & enfin à ceux qui ont subi des hémorragies considérables : mais il est bon dans la phthisie, lorsqu'il n'y a pas beaucoup de fièvre, dans les fièvres longues & languissantes, c'est-à-dire, dans les fièvres lentes, & dans les extrèmes amaigrissemens (a). Les Anciens avoient aussi observé l'efficacité du *Lait* contre l'action des venins corrosifs sur l'estomac & les intestins, & contre celle des cantharides sur les voies urinaires.

L'observation journalière & constante confirme à peu-près toutes ces loix ; cependant quelques nouvelles tentatives ont appris à s'écarter, sans inconvénient & même avec avantage, de la route ordinaire, & d'étendre l'usage du *Lait* à quelques-uns des cas prohibés. Elles en ont encore augmenté l'usage en découvrant son utilité dans un plus grand nombre de maladies, que celles qui sont comprises sous le genre de phthisie, marasme, consomption, &c., sous celui d'amaigrissement, épuisement. Quelques Auteurs modernes se sont élevés vainement contre l'ancienne réputation du *Lait*, & en ont voulu resserrer &

____

(a) Aph. 64. Sect. 5.

presque anéantir l'usage, nous allons entrer dans quelques détails sur tout cela.

1.° Quant aux cas prohibés par l'ancienne loi: on donne assez communément le *Lait* dans les grandes hémorragies, principalement dans les pertes des femmes, & dans l'éruption abondante de sang par les vaisseaux du poûmon, qu'on appelle vulgairement & très-improprement, *vomissement de sang*. La *diète lactée* est même, dans ce dernier cas, le secours le plus efficace que l'Art fournisse contre les récidives. On ne craint plus tant aujourd'hui la fièvre, sur-tout la fièvre lente ou hectique, lorsque même elle redouble par accès vifs, soit réguliers, soit irréguliers; ce symptôme n'empêche point de donner le *Lait* lorsqu'on le croit indiqué d'ailleurs; il est vraisemblable que s'il ne réussit point dans ces cas, comme il faut en convenir, c'est moins parce qu'il fait un mal direct, que parce qu'il est simplement in-efficace; c'est-à-dire, que la maladie est trop grave pour que le *lait* puisse la guérir, & même en retarder les progrès. On fonde sur-tout ce sentiment, sur ce que, si l'on observe que le *lait*, donné avec la fièvre dans une poûmonie au der-nier degré, par exemple, ne réussit point, c'est-à-dire, qu'il augmente quelques symptômes, &

qu'il produise divers accidens, tels que des
aigreurs d'estomac, des pesanteurs, des vento-
sités, des dévoiemens, des sueurs, &c., & qu'on
se détermine à en supprimer l'usage, tous ces
effets cessent: cela est vrai; mais le malade n'en est
pas mieux: la maladie fait ses progrès ordinaires;
il n'est même décidé par aucune observation
que les effets du *lait*, qui paroissent funestes au
premier aspect, le soient réellement, & qu'au
contraire ils ne suspendent point les progrès de
la maladie. Enfin plusieurs Médecins pensent que
ce pourroit bien être un préjugé, de redouter le
lait dans les maladies aiguës.

L'usage du posset simple ou *zilopata*, c'est-à-
dire du mélange de la *bierre* & du *lait*, pour
boisson ordinaire dans les maladies aiguës, est
commun en Angleterre. *Sydenham* ne désapprouve
point qu'on nourrisse les malades attaqués de la
petite vérole avec du *lait*, dans lequel on aura
écrasé des pommes cuites. Je connois un célèbre
Praticien qui n'hésite point à donner du *lait* dans
les fluxions de poitrine. Il est observé que l'hy-
drogale, ou le *lait* mêlé avec l'*eau*, est une boisson
très-salutaire dans les maladies dyssenteriques.

2.º Quant à l'extension de l'application du *lait*
à plusieurs nouveaux usages, la doctrine chimique
s'est considérablement accrue à cet égard : d'abord
elle

elle preſcrit l'uſage du *lait* dans les cas de ſimple menace des maladies contre leſquelles *Hippocrate* ne l'ordonne que lorſqu'elles ſont confirmées , & même parvenues à leur degré extrème , *propter rationem extenuitatis.* Par exemple , les Modernes emploient le *lait* dans les hémophthiſies , les toux même ſimples , la goutte , le rhumatiſme , les dartres , & autres maladies de la peau , comme le principal remède des fleurs blanches , dans le traitement de la maladie vénérienne , dans la petite-vérole , dans quelques cas d'hydropiſie, &c. ſans parler de pluſieurs uſages externes , dont il ſera queſtion dans la ſuite de ce traité. *Jean Coſtus* a écrit un Traité entier de la Médecine aiſée , *de facili Medicinâ :* ſon ſecret & ſon moyen de rendre la Médecine aiſée , conſiſtent à emploier le *lait* comme remède univerſel. *Wepffer* , Médecin Suiſſe , Auteur de très grande conſidération , parle du *lait* comme d'une ſubſtance qui renferme quelque choſe de divin. *Cheyne* , célèbre Auteur Anglois , a propoſé depuis peu d'années , pour le bien de l'humanité , avec tout l'enthouſiaſme que cette vue ſublime eſt capable d'inſpirer , & avec toute la bonne-foi & la confiance de ſa condition , de réduire tous les hommes , lorſqu'ils ont atteint un certain âge , à la *diète lactée* , ou à un régime dont le *lait* faſſe la bafe. La doctrine des Ecoles & le penchant des Médecins théoriciens ou raifonnans, font affez généralement en faveur du *lait*.

3°. Pour ce qui regarde le fentiment des Médecins modernes, qui ont combattu les vertus les plus célèbres du *lait*, nous obferverons d'abord que leurs avis devroient être d'un grand poids, qu'ils mériteroient au moins d'être difcutés avec la plus grande circonfpection, quand même les Auteurs n'auroient d'autre mérite que d'avoir ofé douter fur un objet auffi grave, fur des opinions reçues à-peu près fans contradiction; car en général, & plus encore en Médecine qu'ailleurs, les opinions anciennes & non contredites, doivent être très-fufpectes aux Sages : mais ces Auteurs ont, outre le mérite d'un louable fcepticifme, celui d'avoir appuyé leur fentiment fur de bonnes obfervations.

Un célèbre Médecin Anglois (a) interdit le *lait* aux vrais phthifiques, dans fon Traité vraiment original, intitulé : *Theatrum Tabidorum*. *Sydenham* compte fort peu fur la *diéte lactée* dans le traitement prophilactique de la goutte, qui eft aujourd'hui un des cas où le *lait* eft le plus généralement recommandé. *Morton*, l'Oracle de la

______

(a) *Chriftophe Bennet.*

Médecine moderne sur les maladies chroniques de la poitrine, auxquelles le *lait* est éminemment consacré dans la pratique la plus répandue, n'est rien moins que partisan de ce remède. *Desault*, Médecin de Bordeaux, Auteur plein de génie & de vrai zèle pour l'Art, ne nomme pas même le *lait* dans sa Dissertation sur la phthisie. *Frédéric Hofmann* fait, à la vérité, un éloge pompeux du *lait*, au commencement de sa Dissertation sur le *lait d'Anesse*, mais c'est le Dissertateur qui parle ; car *Hofmann*, lorsqu'il est Praticien, oublie si parfaitement toutes ces admirables qualités qu'il célèbre dans le *lait*, que ce remède entre à peine dans sa pratique; il ne l'a pas ordonné deux fois, dans ses Consultations sur les maladies chroniques de la poitrine. *Juncker*, excellent Juge en cette matière, est très-peu favorable au *lait* pour l'usage. M. *de Bordeu* père, Médecin de Pau en Béarn, un des plus consommés & des plus habiles Praticiens de France, a proposé, dans sa Dissertation sur les Eaux Minérales du Béarn, au sujet de l'usage du *lait*, des remarques très-judicieuses, & presque toutes contraires à ce remède. Enfin beaucoup de très-habiles Praticiens de nos jours, qui étoient élevés dans une entière confiance aux vertus du *lait*, s'en sont entiérement dégoutés.

L'espèce d'éloge que nous venons de faire du fyftême anti-lactée, n'eft pas cependant une adoption formelle de ce fyftême : nous n'avons prétendu jufqu'ici qu'expofer hiftoriquement les fentimens divers qui partagent les Médecins fur cette importante matière. Si nous allons à préfent de l'expofition qu'on peut appeller *le fait*, à ce qu'on peut appeller *le droit*, nous ne parlerons toujours que de l'ufage intérieur, qui eft effentiel : il me paroît que toutes ces autorités étant pefées, comparées, réfumées, & en y joignant le réfultat de mes propres expériences, qu'on a dit en général trop de bien & trop de mal du *lait*.

1°. Trop de bien ; car il eft fûr que le *lait* n'a guéri véritablement aucune maladie grave, nommément les phthifies décidées, c'eft-à-dire au commencement du fecond degré, quoi qu'il réuffiffe ou paffe très-bien. J'ai même obfervé plus d'une fois que, quoiqu'il calmât certains fymptômes, il ne produifoit qu'un calme trompeur, comme celui de l'*Opium*, & que la maladie n'alloit pas moins fon train perfide. S'il réuffit très-bien quelquefois dans le premier degré de la phthifie, c'eft que cet état eft moins une maladie, qu'une menace de maladie. Il ne guérit pas plus les ul-cères des organes intérieurs, ni les rhumatifmes, ni les maladies de la peau, notamment les boutons

au vifage, ni les ophtalmies. Il a, dans la petite-
vérole, le défaut capital de conftiper horrible-
ment; c'eft même, comme nous l'avons déjà
obfervé, un des effets les plus communs de la
diète lactée. Cette *diète* a encore l'inconvénient
très-grave de devenir néceffaire pour toute la
vie, une fois qu'on s'y eft accoutumé, principalement chez les goutteux qui éprouvent, felon
l'obfervation de *Sydenham*, des accès plus cruels
& plus fréquens, lorfqu'après s'être foumis,
pendant un certain tems, à la *diète lactée*, ils reviennent à l'ufage des alimens ordinaires. En
général, l'ufage du *lait* demande une façon de
vivre très régulière, à laquelle il eft difficile de
réduire la plupart des malades; &, foit par des
erreurs de régime prefqu'inévitables, foit même
fans aucune de ces erreurs, il eft très-fujet à
caufer des naufées, des abolitions totales de
l'appétit, des diarrhées, des vents, des fueurs,
une noire mélancholie, des douleurs de tête,
la fièvre : or tous ces accidens, qui rendent fon
ufage dangereux, même dans l'état de fanté,
comme nous l'avons obfervé plus haut, font bien
plus funeftes fans doute dans l'état de maladie,
& principalement dans les maladies chroniques
de la poitrine, & prefque tous les cas de fuppuration interne. Il n'eft pas rare encore d'obferver

dans ce dernier cas, lorsque le pus a eu une issue, comme dans les ulcères du poûmon & de la matrice, que cet écoulement est supprimé par l'usage du *lait*, avec augmentation des symptômes & accélération de la mort. Enfin c'est un reproche très-grave à faire au *lait*, que celui de ne pouvoir être supporté que par la moindre partie des sujets non accoutumés auxquels on le prescrit.

2°. Trop de mal ; car il est observé d'abord que si on s'obstine à user du *lait*, quoiqu'il cause la plupart des accidens ci-dessus rapportés, il n'est pas rare de voir tous ces accidens disparoître peu-à-peu, & le *lait* passer ensuite assez heureusement. Il est observé encore, comme nous l'avons déjà fait sentir, que, de même que le *lait* passe bien quelquefois, sans que le fond de la maladie reçoive aucun amandement utile, de même il paroît causer, & même il cause en effet, dans les cas graves, certains accidens qui ne sont funestes qu'en apparence, ou qui n'en existeroient pas moins, si on n'avoit pas donné le *lait*. Il est aussi certain que le *lait* fait très bien communément dans les amaigrissemens extrêmes sans fièvre suppuratoire, dans les toux simples, vraiment pectorales ou gutturales, dans les menaces de phthisie, ou dans les dispositions à l'hémophthisie, dans les fleurs blanches, &c.

Je m'en suis servi plus d'une fois dans les vapeurs hystériques, & dans les affections mélancholiques hypocondriaques. Mais le *lait* brille principalement sur un ordre de sujets & de cas que beaucoup de Médecins n'ont pas été à portée de distinguer & d'observer; je veux parler des habitans des grandes Villes élevés délicatement, des petites incommodités particulières aux Grands & aux Riches, des constitutions dégénérées par le luxe que les Médecins comprennent sous le nom d'*affections vaporeuses* ou *nerveuses*, & dont la plus grande partie est inconnue dans les Provinces; tout cela, dis-je, est assez bien assoupi, masqué par l'usage du *lait*, & l'on ne se passeroit que très-difficilement de ce secours, dans la pratique de la Médecine exercée dans le grand monde. Enfin le *lait* est au moins une ressource, dans les cas désespérés, pour calmer les angoisses, les douleurs, les horreurs du dernier période de la maladie, pour cacher aux malades, par l'emploi d'un secours indifférent, la triste vérité qu'il n'a plus de secours à espérer.

Le *lait* étant suffisamment indiqué par la nature de la maladie, il reste à déterminer les autres circonstances qui doivent diriger son administration.

1o. La constitution du sujet : quant à ce premier chef, toutes les règles se réduisent à celle ci :

M 4

on le donne fans héfiter à ceux qui y font accoutumés ; *Benner* ajoute , & qui l'appettent
évidemment, *avidè petentibus.* On ne le donne
point à ceux qui l'ont en horreur , & même on
en fufpend ou fupprime l'ufage, lorfqu'il dégoute
celui qui en ufe : enfin, dans les fujets neutres ,
s'il eft permis d'appeller ainfi ceux qui n'ont pour
le *lait* ni penchant ni dégoût , & qui n'y font
point accoutumés , on n'a d'autre reffource que
le tâtonnement.

2°. La faifon de l'année : on choifit , lorfque
les circonftances le permettent , le printems &
l'automne ; quand la néceffité eft urgente , on le
donne en tout tems.

3°. L'heure dans la journée : fi on n'en prend
qu'une fois par jour, c'eft le matin à jeun, ou
le foir en fe couchant , trois heures au moins
après le fouper ; s'il s'agit de la *diéte blanche* ou
de la boiffon du *lait* en guife de tifanne , dans la
toux , par exemple , ou dans certaines maladies
aiguës , la queftion n'a pas lieu ; dans le premier
cas , on le prend à l'heure des repas , & dans les
deux à toutes les heures de la journée.

4°. Faut-il préparer le fujet , au moins par un
purgatif ? cette pratique eft falutaire dans la
plupart des cas ; mais certainement on en fait
une loi trop univerfelle.

50. Quel régime doivent obferver ceux qui prennent le *lait*? il y a ici une diftinction effentielle à faire; favoir entre le *lait* donné pour toute nourriture ou à - peu - près , & le *lait* pris pendant l'ufage des alimens communs. Dans le premier cas, la loi principale de ce régime, c'eft-à-dire de la privation de tout aliment ou boiffon qui pourroit corrompre le *lait*, eft comprife dans la prefcription même de cet aliment médicamenteux, puifqu'on le prend pour tout aliment & toute boiffon ; cependant comme cet ufage eft moins célèbre que ne l'annonce la valeur de ce mot *pour toute nourriture*, on accorde communément avec le *lait*, comme nous l'avons déjà dit plus haut, les *farineux* fermentés & non fermentés, & on fupprime tout autre aliment. Une taffe de *lait* coupé , d'environ fix onces, le matin ; une foupe faite avec deux ou trois tranches de pain, & environ dix ou douze onces de *lait*, à midi ; un ris clair, avec pareille quantité de *lait*, à fept heures du foir, & une taffe de *lait* pareille à celle du matin, le foir en fe couchant : cette manière de vivre fait une *diète lactée* très-pleine, capable de foutenir les forces , l'embonpoint ; une *diète lactée* purement fuffifante pour vivre, peut ne confifter qu'en trois taffes de *lait* par jour. On interdit à ceux qui ufent en même tems du

lait & des alimens communs, ce qui peut cailler le *lait*, & principalement les acides. En général cette pratique est bonne ; mais elle ne l'est pas autant qu'on le croit, ni par la raison qui le fait croire. Il est de fait que le *lait* est caillé même dans l'estomac le plus sain, avant que d'être digéré, qu'il subit, dans l'état sain, une vraie digestion à la manière des alimens solides ; par conséquent les acides ne nuisent pas en le coagulant : d'ailleurs ils ne nuisent pas aussi généralement qu'on le croit, & peut-être sont-ils utiles au contraire dans certains cas, qu'il est difficile de pouvoir apprécier autrement que par l'expérience. On a vu plusieurs personnes ne digérer jamais mieux le *lait* que lorsqu'elles prenoient ensuite des acides. Une femme m'a assuré qu'elle ne prenoit le *lait* que coupé avec la *limonade* (a) : j'ai entendu dire que ce mélange étoit ordinairement usité en Italie ; quoiqu'il en soit, il est clair que la sobriété est plus nécessaire à ceux qui prennent le *lait*, que la privation de tel ou tel aliment. Cependant, si ce doit être la première des loix diététiques, la seconde chez les gens vraiment malades doit être d'éviter, autant qu'il est possible, les crudités, sur-tout

---

(a) Voyez la note, page 171. Tom. II.

les fruits verds & les alimens évidemment in-
digestes. On peut en général donner, comme une
règle commune à la *diète lactée*, ou usage inclusif
du *lait*, que ceux qui en usent soient circonspects &
très-sobres sur l'usage de la veille, des exercices,
de l'acte vénérien, des passions, & qu'ils
évitent l'air humide, froid & chaud excessif.

6o. Quels sont les effets évidemment mauvais
du *lait*, & qui doivent engager à en suspendre &
même à en abandonner absolument l'usage? nous
avons déjà répondu en partie à cette question,
lorsque nous avons rapporté les accidens divers
qui suivent assez souvent l'usage du *lait*; car quoique nous aions observé qu'il arrive quelquefois
qu'en bravant les accidens, & s'obstinant dans
l'emploi du *lait*, on réussit à le faire passer;
quoique nous aions remarqué aussi que les malades ne se trouvent pas mieux quoiqu'on ait
éloigné, par la suppression du *lait*, les accidens
qui étoient évidemment dûs à son usage, cependant ce n'est pas là la loi commune & générale; lorsque le *lait* donne des nausées, des
gonflemens, des vents, des pertes d'appétit,
des diarrhées, des sueurs, des maux de tête, la
fièvre, ou seulement une partie de ces accidens,
il faut en suspendre l'usage.

Nous avons déjà observé que la coagulation

du *lait* dans l'eſtomac n'étoit point un mal ; par
conſéquent ce n'eſt pas une raiſon pour quitter
le *lait*, que d'en vomir une partie ſous la forme
d'un caillé blanc & peu denſe : mais lorſque,
pendant l'uſage du *lait*, les gros excrémens ſont
mêlés d'une matière coagulée, denſe, de la nature du fromage, blanchâtre, verte ou jaune,
qu'en même tems les hypocondres ſont gonflés,
que le malade ſe ſent lourd, bouffi, foible, &
qu'il n'a point d'appétit, alors il faut quitter le
lait ; ce genre d'altération ne ſe corrige ni par
les remèdes ni par le tems. L'eſpèce d'engorgement, ſans irritation, qu'il cauſe dans
l'eſtomac & dans les inteſtins, augmente chaque
jour, & élude ſi bien la force expulſive de ces
organes, qu'on a vu ſouvent des malades rendre
abondamment des concrétions fromageuſes,
ſix mois après avoir quitté le *lait* : or les em-
bourbemens ſont toujours dangereux. La conſtipation opiniâtre, c'eſt-à-dire qui ne cède point
aux remèdes ordinaires que nous allons indiquer
dans un inſtant, eſt auſſi une raiſon pour quitter
le *lait*, ſur-tout chez les vaporeux des deux ſexes,
ou, ſi elle donne des vapeurs à ceux qui n'y
étoient pas ſujets, ce qui eſt une ſuite très-ordinaire de la conſtipation ; enfin le dégoût du *lait*,
ſur-tout lorſqu'il eſt conſidérable, eſt une indi-

cation certaine & évidente d'en interdire, ou du moins d'en suspendre l'usage.

7°. Quels sont les remèdes de ces divers accidens causés par le *lait*, soit qu'ils exigent qu'on en suspende l'usage, soit qu'on se propose d'y remédier, afin de continuer le *lait* avec moins d'inconvéniens? lorsqu'on se détermine à renoncer au *lait*, il est presque toujours utile de purger les malades, & c'est même l'unique remède direct à emploier dans ce cas. Les autres remèdes destinés à réparer le mal causé dans les premières voies, doivent être réglés non-seulement sur cette vue, mais sur la considération de l'état du malade. La constipation causée par le *lait*, n'est pas communément vaincue par les lavemens ; ils ne font que faire rendre quelques crottes blanches, & il arrive même souvent que la constipation augmente. La magnésie blanche & la casse cuite, qui sont fort usitées en ce cas, ne réussissent pas toujours. Les sucs d'herbes, de Violettes, de Mauves, de Cerfeuil, mêlés à parties égales, ajoutés à pareille quantité d'eau de Veau ou de Poulet, à peu-près à la dose de quelques cuillerées seulement, dans la matinée, font des merveilles dans les sujets délicats, dont nous avons parlé déjà : or c'est chez ceux-là principalement que la constipation & les bouffées portent à la tête & à la poitrine ;

ce font les fuites les plus fâcheufes de la confti-
pation. On remédie communément d'avance,
autant qu'il eft poffible, aux autres mauvais effets
du *lait*, par les diverfes circonftances de la préparation que nous allons expofer fur le champ.

On donne le *lait* chaud & pur fortant du pis,
ou bouilli, ou froid : on le mêle, on le coupe
avec différentes liqueurs, avec l'eau pure, ce qui a
fait appeller ce mêlange par les Grecs, *hydrogala ;*
avec des décoctions, des femences farineufes,
principalement de l'Orge, avec les fucs, infufions,
décoctions de plufieurs plantes vulnéraires, aftrin-
gentes, adouciffantes, anti-fcorbutiques, fudo-
rifiques, &c., tels que le fuc ou la décoction de
Plantain, l'infufion de Millepertuis, de Violette,
de Bouillon-blanc, le fuc de Creffon, la décoction
de Squine, &c., avec des bouillons ou des
brouets, tels que le bouillon commun de Bœuf
ou de Mouton, l'eau de Veau, de Poulet, &c.,
avec les liqueurs fermentées même, comme le
Vin, la Bierre, avec les Eaux Minérales, &c.

On l'affaifonne avec le Sucre, le Miel, le Sel,
divers Sirops, les Abforbans, le Fer rouillé, ou
rougi au feu éteint dedans : on l'emploie même
comme affaifonnement dans les crêmes de Ris,
de Gruau, d'Orge-mondé, avec les Pâtes d'Italie, le Sagou. On le donne entier, ou privé

de l'un de ses principes , d'une partie de beurre & du fromage , par exemple ; ce qui fait le *Petit-lait* , dont nous ferons un article à part à la suite de celui-ci. Le *beurre* & le *fromage* , soit confondus ensemble , soit séparés , ne sont pas mis communément au rang des *laitages* considérés médicinalement. Le *lait* pur demande la très - grande habitude pour bien passer ; la circonstance d'être pris chaud , froid , au sortir du pis , bouilli , &c. , est souvent si essentielle , que tel estomac exige constamment l'un de ces états à l'exclusion de tous les autres ; mais elle est entièrement dépendante d'une disposition inconnue , & aussi bisarre que tout ce qui regarde le goût. Le *lait* , coupé avec l'eau ou les décoctions farineuses , passe beaucoup plus aisément , & ce mélange ne remplit que l'indication simple qui fait emploier le *lait.* Les sucs , les décoctions ou infusions vulnéraires , sudorifiques , mêlées avec le *lait* , remplissent les indications composées. On ordonne , par exemple , le *lait* coupé avec le suc de Plantain , ou sa décoction , dans les pertes de sang , pour adoucir & resserrer , &c. Les mélanges peu communs des bouillons & des liqueurs vineuses avec le *lait*, sont plus nourrissans & plus fortifians que le *lait* pur ; ce dernier même est une espèce de stomachique cordial chez certains sujets singuliers, indéfinis, indéfinissables, qu'on ne découvre que par instinct ou par tâtonnement. Le *lait*, assaisonné d'un peu de sucre, de sel, de poudre absorbante, est utilement préservé, par ces additions, de différentes altérations auxquelles il est sujet : il est sur-tout utile de le sucrer, pour prévenir ou pour arrêter le dévoiement. Les farineux, mêlés au *lait*, l'empêchent aussi de jouir de tous ses droits, d'être autant *sui juris* ; il est au contraire entraîné dans les digestions propres de ces substances, beaucoup plus appropriées que le *lait* à nos organes digestifs, & même éminemment digestibles, pour ainsi dire ; mais aussi l'effet médicamenteux du *lait* est moindre dans la même proportion : enfin le *lait* écrêmé passe plus communément que le *lait* entier ; il est moins sujet à fatiguer l'estomac.

II. *CHOIX DU LAIT.*

On doit prendre le *lait* d'un jeune animal bien soigné, nourri habituellement à la campagne, & dans de bons pâturages, autant qu'il est possible, ou du moins dans une étable bien aérée & pourvue de bonne litière, abondante & souvent renouvellée. Les Vaches qu'on entretient dans les fauxbourgs de Paris, pour fournir du *lait* à la Ville, ne jouissent certainement point d'aucun

de

de ces avantages , & sur-tout de celui d'une étable aérée, saine & d'une litière fraîche ; chose pourtant très-essentielle à la santé de l'animal , & par conséquent à la bonté du *lait* & à sa qualité.

Le *lait* est meilleur quelques semaines après que la bête qui le fournit a mis bas , & tant qu'elle en donne aussi abondamment, que les premiers jours ; lorsqu'il commence à être moins abondant , on doit le quitter , comme n'étant plus aussi bon. On rejette aussi celui d'une bête pleine , ou qui est en chaleur. Il faut choisir le *lait* aussi frais qu'il est possible : on en vend à Paris qui est fourré d'eau & de farine , & qui est d'ailleurs fort peu récent ; il importe encore beaucoup de le tenir dans des vaisseaux propres, & qui ne puissent lui communiquer aucune qualité nuisible : il s'en faut bien que les cruches de cuivre , dans lesquelles on le porte ordinairement à Paris (*a*) , soient des vaisseaux convenables à cet usage; un reste de *lait* oublié dans ces cruches est , par sa pente à aigrir , beaucoup plus propre que la plupart des liqueurs , qu'on garde dans le cuivre , à y former du verd-de-gris , qui com-

______

(*a*) Cet usage ne subsiste plus ; on porte aujourd'hui le *lait* dans des vaisseaux de fer-blanc.

munique aifément fa qualité malfaifante au *lait*
qu'on y met enfuite : les exemples des familles
entières empoifonnées par de pareil *lait*, ne font
pas rares. On prétend enfin qu'il eft utile ,
pendant l'ufage fuivi & continué du *lait*, de
prendre conftamment celui d'une même Vache
ou d'une même Chèvre ; en effet , il fe trouve
des eftomacs dont la fenfibilité eft fi exquife ,
qu'ils diftinguent très-bien des *laits* tirés de divers
individus , & qui n'en peuvent fupporter l'alter-
native ou le mêlange. C'eft encore ici une des
difpofitions d'organes particuliéres aux victimes
du luxe ; les eftomacs vulgaires n'y regardent pas
de fi près ; il eft très-avantageux pour les premiers,
& c'eft auffi un ufage reçu chez les Grands, de
prendre une Vache, ou une Chèvre, à foi, &
pour fon ufage particulier.

III. *USAGES EXTÉRIEURS DU LAIT.*

On emploie le *lait* affez communément comme
émollient, *adouciffant*, *calmant*, dans plufieurs
affections externes, principalement quand elles
font accompagnées de douleurs vives : on en
verfe quelques gouttes dans les yeux contre
l'ophtalmie ; on baffine les hémorroïdes très-
douloureufes avec du *lait* chaud : on le donne
en lavement dans les dyffenteries ; on le fait

entrer dans des bouillons, dans des cataplasmes
qu'on applique sur des tumeurs inflammatoires, &c.
Cet emploi ne mérite aucune considération particulière ; on peut avancer en général qu'il réussit
assez bien dans ces cas.

IV. *USAGES MEDICINAUX*
du Lait d'Anesse.

Ce que nous avons dit de la composition naturelle du *lait d'Anesse*, annonce déjà ses propriétés médicinales. On peut en déduire, avec
beaucoup de vraisemblance, que ce *lait* possède,
à un degré supérieur, toutes les vertus du *lait*,
sans faire appréhender ses principaux inconvéniens. En effet, c'est par ses principes caséeux,
& butyreux, que le *lait* est principalement
capable de produire tous les accidens qu'on lui
reproche ; c'est par la facilité avec laquelle ces
principes se séparent & s'altèrent diversement
dans le *lait de vache*, par exemple, que ce *lait*
est sujet à produire les mauvais effets que nous
avons détaillés plus haut : or le *lait d'Anesse*
contient fort peu de ces principes. Une expérience
ancienne & constante vient à l'appui de ce rai-
sonnement. *Hippocrate* a compté, parmi les
bonnes qualités du *lait d'Anesse*, celle de passer
plus facilement par les selles que les autres

eſpèces de *lait*, de lâcher doucement le ventre ;
ſur quoi il faut obſerver que cet effet appartient
au *lait* d'*Aneſſe* inaltéré : au lieu que le *lait* de
vache, par exemple, ne devient laxatif que
lorſqu'il a eſſuié une vraie corruption ; ainſi, un
léger dévoiement, ou du moins une ou deux
ſelles liquides quelques heures après l'uſage du
lait d'*Aneſſe*, ſont ordinairement un bien, un
ſigne que le remède réuſſit, & ces ſelles ſont
ſans douleur & ſans ventuoſités ; au lieu que le
dévoiement, même égal par l'abondance & la
fréquence des ſelles, eſt preſque toujours de
mauvais augure pendant l'uſage du *lait* de *vache*
ou de *chèvre*, & que les déjections ſont ordi-
naïrement flatueuſes & accompagnées de quelques tranchées : au reſte il faut obſerver qu'il ne
s'agit point ici d'un dévoiement qu'on appelle
in extremis, c'eſt-à-dire, de celui par lequel
finiſſent ordinairement les malades, qui ſuc-
combent à pluſieurs des maladies pour leſquelles
on donne le *lait* ; il eſt à-peu-près démontré,
comme nous l'avons remarqué plus haut, que
cet accident appartient à la marche de la maladie,
& non pas au *lait* ou à tel *lait*.

La quantité très-conſidérable de ſubſtance ſucrée, que contient le *lait* d'*Aneſſe*, le rend auſſi
très-nourriſſant : cette ſubſtance eſt dans le *lait*

la matière liquide par excellence ; la substance caséeuse ne mérite que le second rang , & le beurre n'est point nourrissant , du moins pur : c'est par conséquent un préjugé , une erreur que d'assurer , comme on le fait communément , que le *lait* le plus épais est le plus nourrissant ; car c'est le buryreux qui est le plus épais , & un *lait* très - clair , comme celui d'*Anesse* , peut être éminemment sucré , comme il l'est effectivement. C'est manifestement cette opinion qui a empêché d'essaier l'usage du *lait* d'*Anesse* pour toute nourriture , ou au moins qui en a borné l'usage, si tant est que quelqu'un l'ait essaié : je crois que cette pratique pourroit devenir très - salutaire.

Selon la méthode ordinaire , le *lait* d'*Anesse* se donne seulement une fois par jour, à la dose de huit onces jusqu'à une livre. On le prend le matin à jeun, ou le soir en se couchant, &, quant au degré de chaleur, tel qu'on vient de le traire. On mène à cet effet l'*Anesse* à côté du lit, ou à la porte de la chambre du malade, où on la trait dans un vaisseau de verre à ouverture un peu étroite, plongé dans l'eau tiède, & qu'on tient dans cette espèce de bain-marie jusqu'à ce qu'on le présente au malade : on y ajoute quelquefois un morceau de sucre ; mais cet assaisonne-

ment est assez inutile, le *lait d'Anesse* ayant
naturellement une douceur agréable.

On donne le *Lait d'Anesse* contre toutes les
maladies dans lesquelles on emploie aussi le *Lait
de Vache*, & que nous avons énoncées en parlant
de cette autre espèce de *Lait*; mais on préfère
le *Lait d'Anesse* dans les cas particuliers où l'on
craint les accidens propres du *Lait*, que nous
avons aussi rapportés, & principalement lorsque
les sujets étant trop foibles, les accidens deviendroient nécessairement funestes; pour tout
dire, le *Lait d'Anesse* est, dans la plupart de ces
maladies, & sur-tout dans les maladies chroniques de la poitrine, un remède extrême, une
dernière ressource, *sacra anchora*, & par cette
raison on le voit très-rarement réussir, ou du moins
guérir. Mais quand il est employé de bonne heure,
ou contre les maladies lorsqu'elles sont encore
à un degré curable, il fait assez communément
des merveilles. Il est admirable, par exemple,
dans la toux sèche, vraiment pectorale, dans les
menaces de jaunisse ou les jaunisses commençantes, dans presque toutes les affections des
voies urinaires, dans la sensibilité des entrailles,
les dispositions aux ophtalmies, appellées *bilieuses*
ou *sèches*, les fleurs blanches, &c. On prend le
Lait d'Anesse principalement au printems & en

automne. On a coutume , & on fait bien , de mettre en pâture l'*Anesse* qui fournit le *Lait*, ou de la nourrir, autant qu'il est possible, de fourage verd , sur-tout d'herbe presque mûre de froment ou d'orge : on lui donne aussi du grain , sur-tout de l'orge ; on doit encore la bien étriller plusieurs fois par jour, & lui fournir de la bonne litière.

V. *USAGES MÉDICINAUX*
du Lait de Femme.

Le *Lait* de *Femme* peut être considéré médicinalement sous deux aspects , ou comme fournissant la nourriture ordinaire , propre & journalière des enfans , ou comme un aliment médicamenteux pour les adultes, dans certains cas : nous ne le considérerons ici que sous ce dernier aspect.

Le *Lait* de *Femme* , considéré comme remède , a été célébré, dès l'enfance de l'Art, comme le premier de tous les *Laits* , principalement dans le marasme *in tabidis* , celui qui est le plus salutaire, le plus approprié à la nature de l'homme. Les Livres des Théoriciens tirent un très-bon parti de cette considération , quoique les Raisonneurs ne se soient pas dissimulé cette observation défavorable , que le *Lait* , provenant d'un animal carnivore , est plus sujet à rancir que celui des animaux qui se nourrissent uniquement de

végétaux ; mais la Pratique & l'Expérience le
mettent au dernier rang, ne fut-ce que parce
qu'il eſt le moins uſité, & que le plus grand
nombre des Médecins ne l'a point eſſaié ;
d'ailleurs le Raiſonnement a dit encore que, pour
l'appliquer convenablement & avec eſpoir de
ſuccès, il faut ne le donner qu'à des ſujets qui
approchent beaucoup de la nature des enfans,
& qui vivent comme des enfans, non-ſeulement quant à l'exercice & aux mouvemens du
corps, mais encore quant aux paſſions & affections de l'âme : or il eſt très-rare de rencontrer
ces conditions chez les adultes. On a proclamé la
circonſtance de faire têter le malade, & de lui faire
avaler un *lait* animé d'un prétendu eſprit vivi-
fiant, que *Galien* lui-même a célébré ; mais
le malade pourroit auſſi bien têter une *Vache* &
une *Aneſſe*, qu'une *Femme* ; l'eſprit du *Lait* & ſa
diſſipation, par la moindre communication avec
l'air, ne ſont pas même des choſes démon-
trées : au reſte, c'eſt cependant là un remède
& une manière de l'adminiſtrer qu'il paroit fort
utile de tenter.

Nous ne penſons certainement pas auſſi avan-
tageuſement de la méthode de faire coucher de
jeunes hommes abſolument exténués, réduits au

dernier degré d'étisie, *tabe consumptis*, avec des
jeunes nourrices, jolies, fraîches, proprètes, afin
que le jeune homme moribond puisse têter à son
aise tant que la nourrice y peut fournir. *Forestus*
étale envain l'observation fameuse d'un jeune
homme arraché des bras de la mort par ce singulier remède, & plus vainement encore, à mon
avis, un très-célèbre Auteur moderne prétend-il
qu'une émanation très-subtile qui s'échappe du
corps de la jeune nourrice, venant à s'insinuer
dans le corps foible du malade, *subtilissima exhalantia, è valido & juvenili corpore insinuata debi-
lissimo*, doit l'animer très-efficacement? L'exemple
de *David*, dont on échauffoit la vieillesse par le
moyen que cet Ecrivain allègue, ne conclud rien
en faveur de son opinion : 1°. il n'est pas rapporté
que cette pratique ait été suivie de quelque succès ; 2°. quoique même ce fût là une bonne
recette contre les glaces de la vieillesse, il paroît
que la manière d'opérer de ce secours seroit fort
mal estimée, par l'insinuation des *tenuissima exhalantia è valido & juvenili corpore, effatum senile*;
il nous paroît donc évident que les *tenuissima
exhalantia*, c'est-à-dire la transpiration, ne fait
absolument rien ici : 3°. si des jeunes gens,
réduits au dernier degré de marasme, en cou-

chant avec de jeunes & belles nourrices, éprou-
voient cette révolution salutaire, elle seroit
vraisemblablement due, si le *Lait* de *Femme* ne
l'opéroit pas en entier, à l'appétit vénérien
constamment excité, & jamais éteint par la
jouissance, qui agiroit comme un puissant cordial, ou comme un irritant extérieur, tel que
les vésicatoires, la flagellation : 4°. enfin, quoique la Religion permit d'avoir recours à un
pareil moyen, ce seroit toujours une ressource
très-équivoque, parce que l'espèce de fièvre,
d'ardeur, de convulsions continuelles dans lesquelles je suppose un malade, & dont il est même
certainement susceptible en effet, selon une observation très-commune, paroît plus capable de
hâter la mort que de la prévenir, même quand on
seroit sûr que le malade ne consommeroit point
l'acte vénérien, à plus forte raison s'il le con-
sommoit ; il est très-connu que cette erreur de
régime est mortelle aux hectiques, & que plusieurs sont morts dans l'acte même.

※

VI. *DU PETIT-LAIT* (a).

Nous avons déjà donné une idée de la nature du *Petit-Lait;* nous avons observé aussi que le *Petit-Lait* étoit différent, selon qu'on le séparoit, par altération spontanée du *Lait* ou bien par la coagulation. Celui qui est séparé par le premier moyen est connu dans les Campagnes, comme nous l'avons déjà dit, sous le nom de *Lait-de-Beurre:* il est aigrelet; car c'est dans son sein que réside l'unique substance qui s'est aigrie pendant la décomposition spontanée du *lait;* il est fort peu usité en Médecine : on peut cependant l'employer avec succès, comme on l'emploie en effet dans les pays où les laitages sont très-abondans, dans les cas où une boisson aqueuse & légèrement acide est indiquée. Le nom de *Petit-lait acidule* lui convient beaucoup mieux qu'à celui que

---

(*a*) Voyez sur le *Petit-Lait*,

1°. *De Lactis, Seri & Butyri facultatibus*, par *Jul. Cés.* BARICELLI; Naples, *Scorrigius*, 1603. 1623, *in-4*.

2°. *De Sero lactis, ejusque usu & præparatione*, par *J. Rancon.* MUTIGLIANA; Florence, 1631, *in-8*.

3°. Quelques-uns des Ouvrages que nous avons indiqués en parlant du *Lait*.

* 4°. *De Sero Lactis*, par M. GEYMULLER; Bâle, 1738, *in-4*.

Cartheuser a désigné par ce nom dans sa Pharmacopée, & qui n'est autre chose que le *Petit-Lait* séparé du *Lait* coagulé par les acides; car on peut bien, par ce moyen même, obtenir un *Lait* très-doux : il n'y a pour cela qu'à être circonspect sur la proportion de l'acide emploié, & *Cartheuser* n'exige pas qu'on emploie l'acide en même quantité surabondante; en un mot, le *Serum lactis acidulum* de *Cartheuser* est le *Petit-Lait* ordinaire, dont nous allons nous occuper sur le champ.

Le *Petit-Lait* ordinaire, qu'on pourroit appeller *Doux*, en le comparant au précédent, au *Lait de-Beurre*, est celui qu'on sépare du *Lait* coagulé par la pressure ordinaire, ou même, quoique moins usuellement, par des acides végétaux. La coagulation du *Lait*, pour la préparation pharmaceutique du *Petit-Lait*, & la séparation de cette dernière liqueur d'avec le caillé, n'ont rien de particulier : on s'y prend dans les Pharmacies comme dans les Laiteries. L'opération vraiment pharmaceutique qu'on exige sur le *Petit-Lait*, c'est la clarification ; voici cette opération: *Prenez du* Petit-Lait *récent qui est très-doux ; ajoutez à froid un blanc d'œuf avec une livre de liqueur ; mêlez exactement en fouettant , faites bouillir : jettez dans la liqueur, pendant l'ebullition,*

environ quinze ou vingt grains de Crême de Tartre ;
passez au blanchet, & ensuite au papier à filtrer.

Quoique ce soit principalement la faveur &
l'élégance du remède qu'on cherche toujours par cette clarification, il faut convenir
aussi que les parties caséeuses & butyreuses, qui
sont suspendues dans le *Petit Lait* trouble, non-
seulement rendent le remède trop dégoutant &
souvent trop laxatif, mais même peuvent le disposer à engendrer, dans les premières voies, des
concrétions butyreuses & caséeuses, que nous
avons comptées parmi les mauvais effets du *Lait :*
il faut convenir encore que c'est une pratique
vraisemblablement non - entendue, que l'usage
constant de donner toujours du *Petit-Lait* le mieux
clarifié qu'on peut ; car, quoiqu'il n'en faille pas
croire *Quincy*, qui assure, dans sa Pharmacopée,
que le *Petit lait* ainsi clarifié n'est bon à rien, il
est indubitable qu'il est des cas, où une liqueur,
pour ainsi dire, moins seche, plus muqueuse que
le *Petit-lait* très-clarifié, est plus indiquée que le
Petit-lait clair comme l'eau : au reste, ces *Petits-
laits* ne different entr'eux que par des nuances
d'activité, & je ne voudrois pas qu'on admit dans
l'usage l'extrême opposé au très-clair, c'est-à-
dire le *Petit-lait* brut plus trouble, & tel qu'il se
sépare du caillé.

Il est une troisième espèce de *Petit-lait*, qui doit peut-être tenir lieu de ce dernier, du *Petit-lait* éminemment gras; c'est celui qui est connu sous le nom de *Petit-lait d'Hofmann*, & que *Cartheuser* appelle *Petit-lait doux*, *Serum lactis dulce*. Voici comment *Frédéric Hofmann* en expose la préparation dans sa Dissertation *de Saluberrimâ Seri lactis virtute* : il prend *du lait sortant du pis; il le fait évaporer au feu nud dans un vaisseau d'étain*, (il vaut beaucoup mieux exécuter cette évaporation au bain-marie,) *jusqu'à ce qu'on obtienne un résidu qui se présente sous la forme d'une poudre jaunâtre & grumelée; alors il donne quelques bouillons, & il filtre*. Ce Médecin prétend avec raison que cette liqueur, qui est son *Petit-lait*, & qu'il appelle *Eau de lait par décoction*, ou *Petit lait artificiel*, a bien de qualités au-dessus du *Petit-lait* ordinaire, au moins s'il est vrai que le *Petit-lait* est d'autant meilleur, que la substance muqueuse qu'il contient est plus grasse, plus savoureuse; car il est très-vrai que les substances acides & sucrées quelconques se chargent facilement des matières oléagineuses, lorsqu'elles ont avec ces matières une communication pareille à celle que la matière sucrée du *Petit-lait* a dans la méthode d'*Hofmann* avec la matière butyreuse. Le caractère qui distingue le *Petit lait d'Hofmann* d'avec le *Petit lait* ordinaire, n'a cependant rien d'abſolu ; il ne peut y avoir qu'une variété dans un degré d'action, & même une variété peu conſidérable (a).

Une livre de *Petit-Lait*, apparemment de Vache, fournie par une livre & demie de *Lait* filtré, évaporé au bain-marie & rapproché autant qu'il eſt poſſible, cependant imparfaitement, a donné à M. *Geoffroy* une once un gros & trois grains de matière concrète, qui eſt le *Sel* ou *Sucre de Lait* dont nous allons parler dans un moment. *Hofmann* n'a retiré, par l'évaporation, d'une livre médicinale, qui répond à dix ou douze onces, poids de marc, qu'un gros, c'eſt-à-dire, ſoixante ou ſoixante & dix grains de matière ſucrée. La différence prodigieuſe de ces deux produits ne paroît pas pouvoir être raiſonnablement déduite de ce que M. *Geoffroy* a deſſéché ſa matière au bain-Marie, & qu'*Hofmann* a emploié la chaleur du bain de ſable. On ne peut cependant avoir recours qu'à cette cauſe, ou à la différence individuelle des *Laits* que chacun de ces Chimiſtes a traité, ou enfin, à l'inexactitude de l'un d'eux, ou de tous les deux, car il ne faut pas ſoupçonner que la matière con-

____

(a) Voyez ſur cette eſpèce de Petit-Lait, *de Sero lactis Hofmanniano*, par M. GMELIN ; Tubingen, 1765, in 4.

crefcible du *Petit-Lait*, ayant été une fois defféchée,
foit devenue moins foluble qu'elle n'étoit auparavant, & que le beurre & le fromage avec lefquels
elle a été intimement mêlée dans cette diffolution,
la défendent contre l'action de l'eau ; le *Sucre de
Lait* eft une fubftance trop foluble par les menftrues aqueux, pour qu'on puiffe former raifonnablement cette conjecture.

VII. *USAGES MÉDICINAUX*
du Petit-Lait.

Prefque tous les Auteurs, & fur-tout les anciens,
que *Frédéric Hofmann* a imités en cela, recommandent par préférence le *Petit-Lait de Chèvre*. On
fe fert en France principalement du *Petit-Lait de
Vache*, excepté dans les cantons où le *Lait de Chèvre*
eft plus commun que celui de *Vache*. A Paris, où
cette raifon de commodité n'eft pas une petite
différence, on diftingue ces deux *Petits-Laits* dans
l'ufage, & plufieurs Médecins affurent qu'ils différent réellement entr'eux. De même, les Apothicaires obfervent qu'ils préfentent des phénomènes
différens dans la coagulation & dans la clarification. Nous croions cependant pouvoir regarder
ces différentes actions médicamenteufes, comme
méritant d'être conftatées par des nouvelles obfervations, ou comme peu confidérables. D'après ce
fentiment,

fentiment, nous ne parlerons que des vertus communes à l'un & à l'autre *Petit-lait*. Au refte,
comme on ne prépare ordinairement que ces deux
efpèces, ce que nous dirons du *Petit-Lait* en général, ne fera cenfé convenir qu'à celles-là.

La vertu la plus évidente du *Petit-Lait*, eft
d'être un laxatif doux & affez fûr; peut-être
eft-il le premier & le plus réel des *Ecoproptiques*;
il pouffe auffi affez communément par les
urines : on le donne pour exciter l'une ou
l'autre de ces deux évacuations, ou feul ou
chargé de matières purgatives & diurétiques.
Plufieurs Auteurs le propofent comme un
bon excipient des purgatifs les plus forts, dont
ils croient que le *Petit-lait* opère une véritable
correction; mais ce mélange eft affez chimérique. Dans cette vue, il n'y a point d'inconvénient de mêler le *Petit-lait* avec les remèdes
acides, tels que les tamarins, les fucs acidules
des fruits; cette liqueur n'eft point altérée par ces
fubftances, comme le *Lait*; au contraire, un pareil
mélange peut être agréable & falutaire. Toutes
les fois qu'on fe propofe de rafraîchir & de lâcher,
une légère limonade préparée avec le *Petit-lait* au
lieu d'eau, doit mériter la préférence fur la limonade commune. Dans les ardeurs d'entrailles &
des voies urinaires avec menace d'inflammation,

Tome II. O

une décoction de tamarins dans le *Petit-Lait*, vaut mieux aussi que la décoction de ces fruits dans l'eau commune, lorsqu'on se propose de lâcher le ventre.

Le *Petit-Lait* est regardé, avec raison, comme le premier des remèdes relâchans, humectans, adoucissans. On s'en sert efficacement en cette qualité dans toutes les affections des viscères du bas-ventre, qui dépendent de tension spontanée ou nerveuse, ou d'irritation, par la présence de quelque humeur vitiée, ou de quelque poison ou remède trop actif. On le donne par conséquent avec succès dans les maladies hypocondriaques & hystériques, principalement dans les digestions fougueuses, les coliques habituelles d'estomac manifestement dues à la tension & à la sécheresse de ce viscère, les flux hémorroïdaux irréguliers ou douloureux, les jaunisses commençantes & soudaines, les flux hépatiques, les coliques bilieuses, les fleurs blanches, les flux dyssentériques, les diarrhées douloureuses, les ténesmes, les superpurgations, &c. Il est regardé aussi comme capable d'étendre sa salutaire influence au-delà des premières voies, du moins, de produire de bons effets dans les maladies qu'on regarde comme plus générales que celles dont nous venons de parler. On le donne avec succès dans toutes les fièvres aigues, & principalement dans les fièvres ardentes, & les fièvres malignes. Il est utile aussi dans tous les cas d'inflammation présente ou imminente des organes particuliers de la génération, dans les maladies vénériennes inflammatoires, dans l'inflammation d'une partie des intestins après une blessure ou une opération chirurgicale, dans les ophtalmies exquises, &c. On peut assurer que dans tous ces cas, il est préférable aux émulsions & aux tisannes mucilagineuses qu'on a coutume d'emploier.

Hofmann remarque dans sa *Dissertation sur le lait*, que les plus habiles Auteurs qui ont traité du scorbut, recommandent le *Petit lait* dans cette maladie. M. *Lind*, Auteur bien postérieur à *Hofmann*, & qui a composé un *Traité du Scorbut* (a) très-complet, le met aussi au rang des remèdes les plus efficaces de ce mal.

Frédéric Hofmann attribue encore au *Petit-lait*, d'après *Silvaticus*, célèbre Médecin Italien, des grandes vertus contre la manie, certaines menaces de paralysie ou d'apoplexie, le cancer aux mammelles commençant. Le *Petit-lait* a beaucoup d'analogie avec le *Lait d'Anesse*; *Hippocrate* ordonne presqu'indifféremment le *Lait d'Anesse* ou le *Petit-*

(a) Il sera indiqué ci-après, à l'article des *anti scorbutiques*.

Lait de Chèvre; & *Fédéric Hofmann*, dans la Differ-tation que nous avons déjà citée plufieurs fois, at-tribue à ce dernier, d'après l'autorité d'*Hippocrate*, toutes les vertus que ce Médecin attribue au *Lait d'Aneffe*, lors même qu'il ne propofe pas l'alter-native de ce remède ou du *Petit-lait*.

En général le *Petit-lait* doit être donné à grande dofe, & continué long-tems. Il faut prendre garde cependant qu'il n'affadiffe point l'eftomac, c'eft-a-dire, qu'il ne faffe point perdre l'appétit, & qu'il n'abatte point les forces digeftives, car c'eft là fon unique, mais très-grave inconvénient. On voit bien au refte, que cette confidération ne peut avoir lieu que dans les incommodités & les maladies chroniques; car dans tous les cas urgens, tels que les fièvres aigues & les inflammations des vifcères, l'appétit & les forces mufculaires ne font pas des facultés que l'on fe mette en peine de ménager. Il eft encore vrai cependant, que dans les fièvres aigues, il ne faut pas donner le *Petit-lait* dans le cas de foibleffe réelle.

VIII. *PETIT-LAIT A L'ANGLOISE*, *ou préparé avec le Vin doux.*

Les Anglois préparent communément le *Petit-lait*, en faifant cailler le *Lait* avec le vin d'Ef-pagne ou de Canarie. On nous affure que c'eft-là l'unique façon dont on fait ce remède à Londres ; mais nous ne la connoissons en France que sur quelques exposés assez vagues. Les Pharmacopées Angloises les plus modernes, ne font point mention de cette préparation : il est naturel cependant de conjecturer qu'elle doit varier beaucoup, selon la quantité de vin qu'on y emploie. Jusqu'à présent ce remède n'a pas été reçu en France ; ainsi nous ne ne saurions prononcer légitimement sur ses propriétés médicinales, qui ne peuvent être établies que sur des observations. Nous osons avancer cependant, que l'usage de mêler une petite quantité de vin d'Espagne à du *Petit-lait* déjà préparé, que quelques Médecins de Paris ont tenté avec succès, dans des sujets chez qui le *Petit-lait* peut avoir besoin d'être aiguisé par quelque substance un peu active, doit paroître préférable à celui du *Petit-Lait* tiré du lait caillé avec le même vin ; car, de la première façon, la proportion du vin peut se déterminer bien plus exactement ; & il ne seroit pas difficile, si l'on desiroit une analogie plus parfaite avec la méthode Angloise, de l'obtenir, en échauffant le vin qu'on voudroit mêler avec le *Petit-lait* jusqu'au degré voisin de l'ébullition, ou même jusqu'à une ébullition légère.

IX. *SEL OU SUCRE DE LAIT.*

Kempfer rapporte que les Brachmanes ont connu autrefois la manière de faire le *Sucre de lait* (*a*). Quoiqu'il en foit, *Fabricius-Bartholetti*, Médecin Italien, eſt le premier qui ait fait mention, au commencement du fiècle dernier, du *Sel eſſentiel de lait*, fous le titre de *Nitre* ou de *Manne de Lait* (*b*). *Etmuller* en a donné une Deſcription, qu'il a empruntée de cet Auteur. *Teſti*, Médecin Vénitien, eſt le ſecond qui, ſur la fin du dernier fiècle, a trouvé le moyen de retirer ce ſel, & il l'a appellé *Sucre de Lait* (*c*). Ce Médecin compoſoit quatre eſpèces de *Sucre de Lait*; la première étoit fort graſſe, la ſeconde l'étoit moins, la troiſième ne contenoit preſque pas des parties graſſes, la quatrième étoit mêlée avec quelqu'autre médica-

---

(*a*) *Amœnitatum exoticarum Politico-Phyſico-Medicarum Faſciculi V*; Lemgoviæ, Meyer, 1712, *in-4*.

(*b*) *Encyclopædia Hermetic-Dogmatica*, *five*, *Orbis doctrinarum Medicarum Phyſiologiæ*, *Hygieine*, *Pathologiæ*, *Semeioticæ & Therapeuticæ*; Bologne, *Bononius*, 1619, *in-4*.

(*c*) 1°. *Eph. Nat. Cur. Cent. III. Obſ.* 33... 2°. *Relazione concernente el Zucchero di Latte*; Veniſe, 1698, *in fol.* traduit en Latin, 1710, *in-12*. *Teſti* ſe donne pour l'inventeur de ce *Sucre*; mais *Bartholetti* en avoit parlé avant lui; il eſt vrai que *Teſti* paroit l'avoir perfectionné. *Louis della Fabbra*,

ment ; ce sel étoit sujet à se rancir comme la graisse des animaux, sur-tout lorsqu'on le conservoit dans des vaisseaux fermés ; c'est pourquoi l'Auteur conseilloit de le laisser exposé à l'air libre. Enfin, *Fickius* publia en Allemagne, en 1710, une manière de faire le *Sel de Lait* (*a*).

On a perfectionné en Suisse la manière de préparer ce sel ; mais on en a toujours fait un secret. *Cartheuser* en a donné une préparation particulière, qu'il attribue mal-à-propos à *Testi*, & que l'Auteur dont nous empruntons ce morceau sur le *Sucre de Lait*, a tenté sans succès. *Creustus*, Chimiste Suisse, de nos jours, a une manière admirable de composer ce sel, mais malheureusement il ne fait part de son secret à personne ; ce qui est d'autant plus fâcheux, que celui dont il a la propriété, est infiniment plus beau que les autres ;

Médecin de Ferrare, en a vanté les propriétés peu de tems après, & l'a présenté comme un bon remède contre la goutte ; *Dissertatio de Arthritide & Observatio de Sacchari Lactis usu* ; Ferrare, *Carrara*, 1699, *in*-8. On a publié ensuite un Recueil relatif à ce *Sucre*, sous ce titre : *De novo Sacchari Lactis inventore LUDOVICO TESTI Regiensi, M. P. Venetiis, quorumdam præstantissimorum Medicorum judicia & rarissimæ observationes* ; Venise, *Hertz*, 1700, *in*-4.

(*a*) C'est en 1713 : voyez la Dissertation *De Saccharo Lactis*, par FICKIUS, 1713, *in*-4.

il est plus blanc, plus doux; il se dissout mieux sur la langue. Il est très-vraisemblable que le secret dont M. *Creussus* fait un mistère, consiste à dégraisser le *Sucre de Lait*, ou à le rafiner par le même moyen dont on se sert pour rafiner le sucre ordinaire, c'est-à-dire, par l'emploi convenable de la chaux vive, & d'une glaize blanche & pure (a).

Voici la meilleure méthode de faire ce sel, que nous propose notre Auteur, & qui est celle qu'on pratique dans les Alpes & du côté de la Suisse.

On prépare dans ce pays deux espèces de *Sucre de Lait*; l'un est en crystaux; l'autre se vend sous la forme de tablettes. La dernière espèce se fait de cette manière : on creme le *Lait* à l'ordinaire; on le fait prendre ensuite avec de la pressure, pour en faire le *Petit-Lait*, que l'on filtre à travers un linge propre, & que l'on fait évaporer sur un feu lent, en le remuant doucement, jusqu'à ce qu'il soit réduit en consistance de miel. Quand il est épaissi de cette façon, on le coule; on lui donne differentes figures, & on le fait sécher au soleil; c'est ce qu'on appelle le *Sucre de Lait en tablettes*. L'autre espèce se tire de la

____

(a) M. *Fgeling* a écrit encore sur le *Sucre de Lait*, dans sa Dissertation *De Lacte*, Utrecht, 1759, in 4.

précédente : on fait diffoudre dans l'eau le *Sucre de Lait en tablette* ; on le clarifie avec le blanc d'œuf ; on le paffe à la chauffe ; on le fait épaiffir par l'évaporation jufqu'à ce qu'il ait la confiftance de firop, & on le fait repofer, pour que la criftallifation fe faffe. Les criftaux fe trouvent féparés & forment des maffes cubiques, brillantes & très-blanches, qui font attachées aux parois du vafe par couches. Si l'on veut encore faire épaiffir la liqueur qui refte, & la mettre en repos, on en tire des nouveaux criftaux. On peut répéter ce manuel jufqu'à trois fois : les premiers criftaux font d'un blanc éblouiffant ; les feconds font pâles ; les derniers font d'une couleur brune : en les faifant diffoudre dans l'eau pure, & en répétant la clarification, la filtration & la criftallifation, on peut porter les derniers au degré de blancheur des premiers. L'Auteur prétend que, quoique le *Lait* de tous les animaux foit propre à fournir du Sel effentiel, cependant celui de la *Femme* eft le meilleur, enfuite celui d'*Aneffe*, de *Vache* & de *Chèvre*.

Le *Sel effentiel de Lait* eft très-foluble dans l'eau ; mais les différens degrés de chaleur de ce menftrue font varier confidérablement la proportion dans laquelle fe fait cette diffolution : une once d'eau bouillante diffout huit gros de

Sucre de Lait, tandis que la même quantité a bien de la peine à se fondre dans une livre d'eau, réfroidie jusqu'au 160 degré du Thermomètre de *Fahrenheit*.

Quant aux vertus médicinales du *Sucre de Lait*, notre Auteur remarque, que s'il convient d'avoir égard aux éloges que *Boerhaave* & *Hofmann* ont donné au Sucre ordinaire, on doit les accorder, à plus forte raison, au *Sucre de Lait*. Le *Sel essentiel de Lait* produit le même effet que le *Petit-Lait*, qui n'est que le remède plus étendu. On peut emploier le premier avec avantage pour les estomacs paresseux qui ne font pas en état de soutenir des grandes boissons. Lorsque le *Petit-Lait* est indiqué pour de pareils sujets, on peut y substituer le *Sucre de Lait* dissout dans une liqueur convenable à l'état & aux forces du malade. *Tessi*, *Louis della Fabbra*, & plusieurs autres Auteurs, le disent merveilleux dans les affections goutteuses, rhumatismales ; notre Auteur ne croit pas beaucoup à cette propriété, que son expérience a constamment démentie.

Nous avons extrait tout ce qui précède d'un Ecrit de M. *Vullyamos*, Médecin de Lausanne, qui s'est occupé spécialement de cet objet (a).

____

(a) Il a paru sous ce titre : *De Lactis Sale essentiali* ; Leide, 1756, *in-4*.

On diſtribue, dans le Royaume, une eſpéce de Placard ou Mémoire, ſur la nature & l'uſage du *Sucre de Lait* de Suiſſe, qui ſe vend dans pluſieurs Villes de la France, principalement à Lyon. Il eſt dit, dans ce Mémoire, que ce précieux remède convient fort lorſqu'on ſoupçonne quelque reſte de maux vénériens, & qu'il eſt très-propre pour les enfans qui peuvent avoir apporté cette maladie en naiſſant, ou qui ont ſucé quelque nourrice infectée. Tout Médecin raiſonnable peut aſſurer au contraire que le *Sucre de Lait* eſt un remède impuiſſant dans l'un & dans l'autre cas.

Tout ce qu'on ſait de la nature du *Sucre de Lait*, c'eſt que c'eſt une matière de la claſſe des corps muqueux, du genre des corps doux, & de l'eſpéce des corps qui eſt caractériſée par la propriété de prendre une forme concréte. Le *Sucre de Lait* eſt diſtingué, dans cette diviſion, par la moindre pente à ſubir la fermentation ſpiritueuſe, & par un degré de douceur beaucoup moindre que celle des Sucres végétaux, avec leſquels il a d'ailleurs beaucoup d'analogie. *voyez dans cet Ouvrage*, Doux & Muqueux.

On extrait du Lait plufieurs efpèces de Sels, dont la nature & la réunion concourent à la formation du *Sucre de
Lait* ; mais les Chimiftes ne font point d'accord fur leur
nature. MM. *Geoffroy* (a), *Voltelen* (b) & *Baumé* (c) y ont
trouvé un Sel marin ou analogue au Sel marin, & un Alcali-
fixe végétal ; M. *Beccari* (d), un Efprit acide & un Sel alcali-
volatil, M. *Hahn*, un Alcali-volatil, M. *Rouelle* (e), un Alcali-
fixe végétal & un Sel analogue au Sel fébrifuge de *Sylvius*,
M. *Lichtenftein* (f), un Sel ammoniac chargé d'un Acide végétal & un autre Sel mêlé avec un mucilage, qu'il n'a pu
décider être un Sel marin ou un Sel fébrifuge de *Sylvius* ;
enfin M. *Schœpf* (g), après une fuite d'expériences intéreff-
fantes, croit que ce Sel n'eft abfolument ni un Sel marin,
ni un Sel fébrifuge de *Sylvius*, mais un compofé de ces deux
Sels a la proportion d'une partie du premier fur cinq parties
du dernier, & qu'il a pour bafe un Alcali-fixe, foit végétal,
foit minéral.

(a) *Mémoires de l'Académie Royale des Sciences de Paris*,
1732.

(b) *De Lacte Humano, ejufque cum Afinino & Ovillo com-
paratione* ; Utrecht, 1765, *in*-4. Leipfick, 1779, *in*-8.

(c) *Chimie Expérimentale & Raifonnée* ; Paris, 1773,
in-8.

(d) *Comment. Bonon.* Tom. V. p. 1.

(e) *Journal de Médecine*, Mars 1773.

(f) *Abhandlung vom Milch-Zucker* ; Brunfwick, 1772,
in-8.

(g) *De variis Lactis Bubuli Salibus, aliifque fubftantiis in
ejufdem parte aquofâ contentis* ; Strasbourg, 1784, *in*-4.

Les Chimistes ne font pas plus d'accord fur la vraie nature du *Sucre de Lait*. M. *Baumé* (a) prétend qu'à la faveur douce près, il a beaucoup d'analogie avec la Crême de Tartre ; mais il eft feul de fon avis, & l'opinion de tous les autres Chimiftes eft abfolument contraire. M. *Rouelle* (b) croit que, par fes parties conftitutives, il ne diffère point des autres fubftances fucrées, & qu'il eft abfolument femblable au Sucre de la Canne à Sucre. M. *Vallyamoz* (c) l'a regardé comme un Sel neutre inflammable, chargé de beaucoup de parties huileufes, & analogue au Sucre ordinaire. M. *Lichtenftein* (d) croit que c'eft un Sel folide terreux, de moyenne vertu : il l'appelle *Sel Terreo-muco-huileux*, & le rapporte aux Sels fixes effentiels moyens des plantes. M. *Schœpf* (e), qui s'eft livré à un travail long & intéreffant fur cet objet, & qui l'a approfondi avec autant d'intelligence & de fagacité, que de fuccès, paroît avoir déterminé d'une manière plus précife la nature de ce *Sel* ou *Sucre* : il en fait un genre particulier de Sel effentiel ; il fait voir qu'il diffère abfolument de la Crême de Tartre, qu'il a beaucoup d'analogie avec le Sucre de la Canne à Sucre, mais qu'il contient plus de terre & moins d'huile : il conclut de fes expériences que c'eft un compofé d'un Sel acide, d'une Terre calcaire, d'une Huile effentielle, d'un Mucilage & d'une très-petite portion d'Alcali-fixe végétal. Les expériences modernes de M. *Hermbftædt* paroiffent préfenter à-peu-près les mêmes réfultats

---

(a) *Ibid.*

(b) *Ibid.*

(c) *De Lacte Salis effentiali* ; Leide, 1756, in-4.

(d) *Ibid.*

(e) *Ibid.*

que celles de M. *Schœpf*; elles démontrent dans le *Sucre de Lait* l'existence de l'Acide du Sucre, d'une Terre calcaire & du Phlogistique. La présence de cet Acide dans ce Sel paroît certaine d'après ce dernier Chimiste, qui assure être parvenu plusieurs fois à l'en dégager.

Les procédés propres à extraire le *Sucre* ou *Sel essentiel de Lait*, & à en obtenir de la première qualité, font connus aujourd'hui; mais parmi les différens Chimistes qui s'en font occupés, M. *Schœpf* est celui qui est entré dans des détails plus clairs, plus exacts, plus étendus & plus instructifs, on peut consulter la Dissertation de ce Médecin que nous avons déjà citéa.

On a trop étendu les propriétés de ce *Sucre*; aussi en a-t-on obtenu peu de succès : mais en le ramenant à des justes bornes, il peut devenir, dans bien des cas, un médicament utile. On ne peut lui refuser les propriétés déterfive, incisive, résolutive & adoucissante, qui lui font communes avec tous les corps sucrés, & fur-tout avec le Sucre ordinaire. Mais le principe acide qu'il contient, & qui est assez développé, lui communique les vertus des Tempérans, des Rafraîchissans & des anti-Putrides. Cette indication de ses propriétés suffit pour déterminer les cas où il peut être employé avec succès. L'observation vient à l'appui; M. *Schœpf* en a obtenu de très bons effets dans des fièvres putrides bilieuses & dans les pleurésies, soit bilieuses, soit rhumatiques. Dans les premières fur-tout, ce *Sucre*, donné après les remèdes généraux, a suffi pour opérer la guérison, & a provoqué tous les jours deux ou trois évacuations alvines. Ce Médecin l'a vu réussir encore dans une phthisie pulmonaire, donné avec le *Lichen* d'Islande : il a observé que l'estomac supporte beaucoup mieux ce *Sucre* que le *Sucre ordinaire*,

& il croit que cela vient de l'*Acide*, qui stimule & fortifie les fibres de ce viscère.

On donne ce *Sucre*, fondu dans l'eau, dans des tisannes, ou autres boissons, à la dose d'un, même deux gros, qu'on peut répéter sans inconvénient quatre, cinq & six fois par jour.

X. *AUTRES PRÉPARATIONS faites avec le Lait.*

Le *Lait* distillé au bain-marie, qui a été mis au nombre des médicamens, doit être rejetté dans la classe des Eaux distillées parfaitement inutiles. Celui-ci est recommandé principalement comme cosmétique ; mais on peut avancer que la très-petite quantité, & l'extrême subtilité des principes propres du *Lait*, qui s'élèvent dans la distillation avec la partie aqueuse, & qui donnent, à l'*Eau de Lait distillée*, une odeur de *Lait* très-reconnoissable, ne sauroit lui communiquer aucune vertu médicamenteuse. On doit penser la même chose de l'*Eau distillée des Limaçons avec le Petit-Lait*, qui est décrite dans beaucoup de Dispensaires, sous le nom d'*Eau de Limaçons*.

Nous devons porter le même jugement d'une autre plus composée, connue sous le nom d'*Eau de Lait alexitere*. Cette Eau, dont les ingrédiens sont le *Chardon-béni*, la *Scabieuse*, la *Reine-des-prés*, la *Mélisse*, la *Menthe* & l'*Angélique*, ne doit sa vertu médicinale qu'à la plupart de ces plantes qui contiennent un principe actif & volatil : on peut même dire, encore plus généralement, que l'*Eau de Lait alexitere* est une préparation fort mal entendue.

Le *Petit-Lait* entre dans la composition de la *Confection hamec*, & c'est un ingrédient fort inutile.

X. ESPRIT ARDENT DU LAIT.

On retire encore du *Lait* une liqueur ardente, à laquelle on a donné le nom d'*Esprit ardent du Lait*. Cette pratique est en usage depuis long-tems chez les Tartares ; elle y étoit déjà connue dans le treizième siècle, suivant le témoignage de *Marc Pauli*, Vénitien, qui vivoit dans ce tems-là, & qui parle d'une boisson vineuse familière à ces peuples, préparée avec le *Lait* de Jument, analogue au Vin blanc, & connue sous le nom de *Kumys*. Les Ecrits des Voyageurs modernes confirment l'assertion de *Pauli*, & contiennent des détails plus étendus. MM. *Strahlenberg*, *Gmelin*, *Lepechin*, *Pallas* & *Krünitz* décrivent la manière dont les Tartares préparent l'Esprit vineux ou ardent avec le Lait de différens animaux. C'est même d'après les notions qu'ils nous ont données, qu'on a tenté de faire la même préparation en Europe.

M. *Ritschkow* est le premier qui a réussi à retirer du Lait un Esprit ardent : il a communiqué ses procédés, & leurs résultats, à l'Académie des Sciences de Saint-Pétersbourg. (*Abhundlungen der Öconomischen Gesellschaft*, V. Pars, p. 41.) Après lui, M. *Osereiskowsky*, qui avoit voyagé

chez

chez les Tartares, a répété & perfectionné leurs procédés, & a tiré un Esprit ardent des différentes espèces de Lait : il a décrit ses opérations, & consigné leurs résultats, dans sa Dissertation *De Spiritu ardente ex Lacte Bubulo* ; Strasbourg, *Heitzius*, 1778, *in* 4. M. *Schœpf* a répété les mêmes procédés, & en a obtenu les mêmes résultats : on peut voir sa Dissertation *De variis Lactis Bubuli salibus*, que nous avons déjà citée. M. *Neumann* a révoqué en doute l'existence de cet Esprit ardent dans le Lait, & a cru que celui qu'on en retire vient moins du Lait, que des graines céréales qu'on y mêle. (*Chemia medica dogmatica experimentalis* ; Zullich, 1750.) Mais MM. *Oseretskiowsky* & *Schœpf* l'ont obtenu sans aucune addition de ces graines.

L'existence de cet Esprit ardent dans le Lait, & la possibilité de l'en extraire, paroissent donc certaines aujourd'hui ; mais on n'a pas essaié encore d'appliquer cette boisson à des usages médicinaux : il seroit important cependant de savoir si elle diffère essentiellement, par ses propriétés, des autres liqueurs spiritueuses, ou bien si elle retient quelques-uns des principes du Lait, propres à modifier ou à changer ses propriétés. Il y a lieu d'espérer que les Praticiens s'en occuperont ; sans quoi, cette découverte, moderne pour nos pays, deviendroit un simple objet de curiosité chimique.

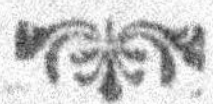

I V.

DES FARINEUX (a).

Il nous refle à parler des *Farineux*, dont nous avons renvoié ici le traité.

Le nom de *Farine*, pris dans fon acception la plus connue, défigne une poudre fubtile, douce, pour ainfi dire, moelleufe, *mollis ;* mais le Chimifte, qui définit les corps par leur propriété intérieure, appelle *Farine*, *Farineux*, *Corps farineux*, *Subflance farineufe*, une matière végétale sèche, capable d'être réduite en poudre mifcible à l'eau, alimenteufe, & fufceptible de la fermentation panaire ou vinaire.

Nous fondons la qualité d'être mifcible à l'eau, que nous venons de donner à la *Farine* proprement dite, fur l'efpèce de combinaifon vraiment chimique qu'elle contracte avec l'eau, lorfqu'après l'avoir délaiée dans ce liquide, on la réduit, par une cuite convenable à la confiftance de gelée, en cette matière, connue de tout le monde fous le nom de *Colle de Farine* ou *d'Empois*.

____

(a) Voyez, *De Alimentis Farinofis*, par M. J. SCHEUCHZER; Leide, 1760, *in-4.* & quelques-uns des Ouvrages que nous indiquerons à l'a.ticle des *Alimens.*

Le corps entier de la *Farine* ne subit point d'autre union avec l'eau, ce menstrue ne la diffout pas pleinement; il en opère seulement, lorsqu'il eft appliqué en grande maffe, une diffolution partiale, une extraction.

Le *Corps Farineux* eft formé par la combinaifon du corps muqueux végétal, & d'une terre qui a été très-peu examinée jufqu'à préfent, & qu'on peut cependant regarder comme analogue à la fécule qu'on retire de certaines *Farines*.

On peut concevoir le *Corps Farineux*, comme un corps dans la compofition duquel le principe terreux furabonde. La fubftance farineufe poffède en effet toutes les propriétés communes aux corps muqueux, & ces propriétés fe déduifent toutes de cette terre étrangère ou fubftance. La diftillation par le feu, qui eft la feule voie par laquelle on a procédé jufqu'à préfent à l'examen de cette fubftance, concourt auffi à démontrer fa nature. Les *Farineux* fourniffent, dans cette diftillation, tous les produits communs aux autres corps muqueux. Plufieurs de ces fubftances, favoir quelques fubftances de plantes céréales, donnent de plus une petite quantité de matière phofphorique fur la fin de la diftillation, mais ce principe eft dû à un principe qui eft étranger à leur compofition, favoir, à un fel marin qui fe trouve dans ces femences.

La *Substance Farineuse* est abondamment répandue dans le règne végétal ; la nature nous la présente dans un grand nombre de plantes ; les semences de toutes les graminées, & de tous les légumes, sont farineuses ; les fruits des *Marronniers*, des *Châtaigniers*, le *Gland* ou le fruit de toutes les espéces de Chêne, la *Fève* ou *Fruit du Hêtre*, sont *Farineux*. Les racines de plusieurs plantes de diverses classes fournissent de la *Farine* ; nous connoissons une moëlle qui contient cette substance, c'est le *Sagoutier*, *Sagu-arbor*, *seu Palma Farinaria Herbarii Amboinensis*, qu'on nous apporte des Moluques sous le nom de *Sagou* (a). On retire une substance vraisemblablement *Farineuse*, de l'écorce tendre d'une espèce de Pin, puisqu'on en prépare du pain, selon ce qui est rapporté dans la *Flora Laponica.*

Les *Farines* des semences céréales, possèdent au plus haut degré, toutes les qualités rapportées dans la définition générale des *Corps Farineux*. Les semences légumineuses ne possèdent les mêmes qualités qu'à un degré inférieur. Les racines *Farineuses* & les fruits *Farineux*, sont plus éloignés encore de cet état de perfection. Toutes

---

(a) Voyez, *de Sagu*, par M. STER ; Strasbourg, 1757, in-4.

ces différences & celles qui distinguent entr'elles les diverses espèces de chacune de ces classes, dépendent; 1°. de la différente proportion de la terre surabondante; 2°. d'une variété dans la nature du corps muqueux, qui est très-indéfinie jusqu'à présent, ou qu'on n'a déterminée que d'une manière fort vague, en disant avec l'Auteur de l'*Essai sur les Aliments*, que la substance est plus ou moins grossière, que ses parties ont plus ou moins cette qualité qui caractérise une substance mucilagineuse, une atténuation plus ou moins grande, qu'elle l'approche ou l'éloigne d'un état de mucilage le plus parfait, le plus atténué, le plus condensé; 3°. enfin. quelques *Corps Farineux* contiennent un mélange d'un principe étranger, tel que celui qui constitue l'acerbité du Gland ou du Marron d'Inde, le suc venimeux du Manioc, &c.

Ce sont les substances farineuses qui fournissent l'aliment principal, le fond de la nourriture de tous les Peuples de la terre, & d'un grand nombre d'animaux, tant domestiques que sauvages. Les hommes ont multiplié vraisemblablement, & amélioré par la culture, celles des plantes graminées qui portent les plus grosses semences, & dont on peut, par conséquent, retirer la *Farine* plus abondamment & plus facilement. Le *Fra-*

ment, le *Seigle*, l'*Orge*, l'*Avoine*, le *Ris*, sont
les principales de ces semences, nous les appellons céréales ou fromentales. Le *Maïs* (*a*) ou *Bled
de Turquie*, leur a été substitué avec avantage
dans les pays stériles, où les *Fromens* croissent
plus difficilement. Les Peuples de plusieurs Contrées de l'Europe, une partie de ceux de l'Amérique & de l'Afrique, sont leur nourriture ordinaire de la farine de *Maïs* ; celle de *Petit Millet*
est mangée dans plusieurs Contrées, mais moins
généralement. On prépare de la bouillie dans divers Pays avec celle de *Panais*, *Panicum vulgare
Germanicum*, celle du *Gros Mill* ou *Sorgue*, celle
du *Petit Mill*, *Panicum spicâ obtusâ cœruleâ*, la
Larme de Job, les grains d'un *Chenopodium*.

Les paysans de certains Cantons très-pauvres
font du pain avec le *Blé Sarrasin* ; on en fait

(*a*) M. *Parmentier* a démontré les avantages qu'on peut
retirer du *Maïs*, soit comme aliment, soit comme médicament : il en a indiqué les diverses préparations ; il a donné
une suite d'expériences bien faites, ingénieuses & intéressantes, sur les moyens d'en étendre la culture & les avantages.
On peut consulter son *Mémoire couronné par l'Académie de
Bordeaux*, sur cette Question : *Quel seroit le meilleur procédé
pour conserver le plus long-tems possible, ou en grain ou en
farine, le Maïs ou Blé de Turquie, &c.* Bordeaux, *Pallandre*,
1785, in-4. page 164.

dans plusieurs Pays avec les *Chataignes* (a). On
en fit il y a quelques années en Allemagne avec
la racine de la *Petite Scrophulaire.* On envoia de
la Savoie à Paris, à-peu-près dans le même rems,
du pain préparé avec la *Pomme de Terre* (b). Il

(a) Voyez, *Traité de la Chataigne*, par M. *Parmentier ;*
Baftia [Paris, *Manory*] 1780, *in-8.* Cet Ouvrage, unique
fur cet objet, renferme un tableau précieux des connoiſſances
les plus importantes fur la *Chataigne ;* on y trouve des procédés variés & multipliés, qui tendent à rendre l'uſage de
ce fruit plus étendu, & à le faire fervir plus particuliérement
à la nourriture du peuple. Ils concernent les différentes
manières de la fécher, de la préparer, de la réduire en
farine, de l'emploier foit feule, foit mêlée avec la farine
de plusieurs fortes de grains, enfin d'en faire du pain.
M. *Parmentier* l'a foumife encore à l'analyfe ; il y a trouvé,
entr'autres principes, un mucilage fucré aſſez abondant, &
un efprit ardent.

(b) Il y a très-long-tems que les *Pommes de Terre* fervent
à la nourriture des hommes, & qu'elles ont été emploiées
fous différentes préparations. MM. LEMERY, [*Traité des
Drogues fimples*, Paris, 1699, *in-4.*] GEOFFROY [*Matière
Médicale*, Paris, 1743, *in-12, Tome VI.*] & VENEL [*Dic-
tionnaire Encyclopédique, Tome XIII.*] les ont indiquées.
MM. *Ellis, Tiffot, Fulquet & Reville* les ont recommandées.
On fait encore qu'elles furent d'un grand fecours dans la
famine qu'on éprouva en Irlande en 1740, & que depuis
long-tems elles entrent dans la foupe des pauvres de la
Charité de Lyon, & font la bafe du Riz économique qu'on

est rapporté dans le *Flora Laponica*, qu'on en

---

distribue aux pauvres chez les Sœurs de la Charité de la Paroisse de S. Roch à Paris. Mais on n'avoit jamais porté les recherches, sur cet objet important, aussi loin qu'on l'a fait de nos jours. MM. *Mustel, Engel & Parmentier* s'en sont occupés avec le plus grand succès : le dernier sur-tout a poussé ses travaux aussi loin qu'il est possible ; il y a mis autant de zèle, que d'application & d'exactitude : il est parvenu à rendre l'usage de la *Pomme de Terre* aussi facile, aussi commun & aussi à portée de tout le monde, que peuvent l'être toutes les autres substances qu'en emploie communément à la nourriture des hommes : il a indiqué les différentes manières de l'emploier comme aliment, les diverses préparations qu'on peut en faire, les procédés propres à la réduire en farine ou en fécule, d'en faire du pain, &c. On peut consulter à ce sujet,

1°. *Mémoire sur les Pommes de Terre*, par M. MUSTEL ; Rouen, 1767, *in* 8.

2°. *Traité de la nature, de la culture & de l'utilité des Pommes de Terre*, par un AMI DES HOMMES [M. ENGEL] ; Lausanne, 1771, *in-*8.

3°. *Mémoire sur cette Question* : indiquer les végétaux qui pourroient suppléer en tems de disette à ceux qu'on emploie communément à la nourriture des hommes, par M. PAR-MENTIER ; Paris, *Knapen & Delaguette*, 1773, *in-*12.

4°. *Examen chimique des Pommes de Terre*, par M. PAR-MENTIER ; Paris, *Didot*, 1773, *in-*12.

5°. *Recherches sur les Végétaux nourrissans, qui, dans le tems de disette, peuvent remplacer les alimens ordinaires*, par M. PARMENTIER ; Paris, *Imprimerie Royale*, 1781, *in-*8.

fait en Laponie avec la farine de l'*Arum pa-lustre arundinale radice*. La racine d'*Asphodelle* est encore propre à cet usage. On voit assez communément ici, des gâteaux ou galettes préparées en Amérique avec la racine de *Manioc*, ou *avec le Chumanioc*. On fait un aliment de même espèce au Brésil & au Pérou, avec la racine de la vraie *Cassave* (a).

La poudre alimenteuse, proposée par M. *Dauche*, Chirurgien-Major du Régiment de Saluce, qui nourrit un adulte & le met en état de soutenir des travaux pénibles, à la dose de six onces par jour, selon les épreuves autentiques qui en ont été faites dans le mois d'Octobre 1754, n'est ou ne doit être qu'un *Farineux* pur & simple, sans autre préparation que d'être réduit en poudre plus ou moins grossière. Je dis doit être, car s'il est rôti, comme le soupçonne l'Auteur de la Lettre insérée à ce sujet dans le Journal Écono-

---

(a) Voyez, *de Cassave amaræ Surinamensis radice*, par M. HERBERT; Marpourg, 1753, *in-4*. M. *Herbert* reconnoît deux espèces de *Cassave*, l'une qui n'a rien de nuisible, & l'autre, qui est amère, & dont le suc est un poison, gonfle d'abord l'estomac, produit des convulsions & donne enfin la mort, à moins qu'on ne le rende par le vomissement : il assure cependant que cette plante perd ses qualités nuisibles par la fermentation & la coction.

mique, Octobre 1754, il ne vaut plus rien pour cela, la qualité nourriſſante étant détruite en partie par cette opération. Au reſte, ſix onces de *Farine* quelconque, j'entends de celle dont on fait d'ordinaire uſage, nourriſſent très-bien un manœuvre, un payſan, un voyageur, pendant vingt-quatre heures. Il ne faut pas ſix onces de Ris ou de farine de Maïs pour vivre pendant une journée entière, & être en état de faire un certain exercice.

On a tenté ſans ſuccès de faire du pain avec la racine de *Fougère*; elle n'eſt pas farineuſe. L'idée de réduire en poudre les Os humains, & de les convertir en alimens à titre de corps farineux, qui fut conçue & exécutée, ſelon nos Hiſtoriens, pendant le ſiège de Paris au tems de la Ligue, ne peut être tombée que dans une tête eſſentiellement ignorante & bouleverſée par la faim & par le déſeſpoir. Les os ne ſont pas farineux, & lorſqu'ils ſont épuiſés par un long ſéjour dans une terre humide, ils ne contiennent aucune partie alimenteuſe.

I. *PROPRIÉTÉS MÉDICINALES*
des Farineux.

Les *Farineux* ſe mangent ou après avoir été altérés par la fermentation, ou ſans avoir éprouvé aucun changement. Les *Farineux levés* ou *fermentés*, fourniffent par une fuite convenable, cet aliment journalier qui eft connu de tout le monde fous le nom de *Pain*; les *Farineux non fermentés* dont nous faifons le plus d'ufage pour notre nourriture, font, 1°. les fubftances légumineufes cuites dans l'eau, le bouillon, ou le jus des viandes. 2°. Des graines des plantes graminées, diverfement préparées, telles que le *Ris*, les *Gruaux*, l'*Orge* mondé, la farine de *Froment*, celle de *Maïs*, les *Pâtes d'Italie*, comme le *Vermichelli*, les *Macaroni*, &c. dont on fait des crêmes, des bouillies, des potages. Nous emploions le *Sagou* de la même manière. Quelques Médecins ont propofé un *Chocolat de Chataigne*, à titre d'aliment médicamenteux.

C'eft fous cette forme, que les Médecins prefcrivent les *Farineux* dans le traitement de plufieurs maladies chroniques. Le fyftême de Médecine régnant leur attribue une qualité adouciffante, incraffante, corrigeant l'acrimonie alcaline, engoûant ou embarraffant les fels exaltés, âcres, corrofifs, & les huiles atténuées, dépouillées de leur terre, rendues âcres, volatiles, fétides, &c. Le grand *Boerhaave*, qui a connu fous cette idée le vice des humeurs, qu'il attribue à l'alcali fpontané, propofe les *Farineux* contre les

maladies qui dépendent de cet état (*a*). Le même
Auteur met les *Farineux* au nombre des caufes
qui produifent la conftitution des humeurs qu'il
appelle *Acide fpontanée*, & *Glutineufe fpontanée*.
Les *Farineux non fermentés* font regardés affez
genéralement comme fouverains dans le marafme, l'hémophthifie, la phthifie pulmonaire, les
ulcères des autres vifcères, le fcorbut, &c.

Leur ufage eft en effet falutaire dans ces cas;
ce qui ne prouve cependant rien en faveur des
qualités adouciffantes, incraffantes, &c. dont
nous venons de parler. Leur véritable utilité dans
les maladies, peut très-bien fe borner à la manière dont elles affectent les organes de la digeftion; du moins cette action peut-elle fe com-
prendre facilement, au lieu que la nullité de leur
prétendue opération fur le corps même des humeurs, eft à-peu-près démonftrable.

La pente à fe convertir en acide, ou à engendrer dans les humeurs l'acide fpontané & le glu-
tineux, *Glutinofum Pingue*, attribuée aux *Farineux*, eft une qualite vague, ou au moins très-
peu définie, qu'on pourroit même abfolument
nier, d'après les connoiffances affez pofitives que
nous avons, qu'un acide fpontané ne prédomine

(*a*) Aph. *morbi alkalino-fpontanei*.

jamais dans les humeurs animales, & qu'elles ne
font jamais véritablement glutineufes. On pourroit avancer une chofe plus vraie, fi on fe bor-
noit à dire que les *Farineux* font plus propres à
produire des acides dans les premières voies, que
la plûpart des aliments tirés des animaux.

En général, on ne fauroit admettre dans les
Farineux, aucune qualité véritablement médicamenteufe altérante, excitant une action prompte
fur les humeurs ou fur les folides. Nous ne
leur connoiffons que cette opération lente,
manifeftée par un ufage long & continu, qui eft
propre aux alimens.

On a reproché aux *Farineux* d'être pefans fur
l'eftomac, c'eft-à-dire, de réfifter à l'action des
organes digeftifs & au mélange des humeurs
digeftives ; ceci regarde les *Farineux non fermentés*, car on penfe que cette fermentation a détruit
cette qualité dans les *Farineux* réduits en pain.
M. *Rouelle*, qui étoit de cette opinion, propofoit dans fes leçons de Chimie, de fubftituer à
la *Farine ordinaire* dont on fait la bouillie à Paris
pour les enfans, la *Farine de Bled germé*, car
la germination équivaut à la fermentation panaire. Cette vue eft d'un efprit plein de fagacité
& tourné aux recherches utiles ; cependant la
bouillie de *Farine non fermentee*, ne produit chez les

enfans aucun mal bien conftaté ; la panade qu'on leur donne dans plufieurs Provinces du Royaume , au lieu de bouillie, qui y eft abfolument inconnue , n'a fur ce dernier aliment aucun avantage obfervé ; or , la panade eft abfolument analogue à la bouillie des grains germés ; & dans le cas où l'on viendroit à découvrir par des obfervations nouvelles , qu'elle eft préférable à la bouillie ordinaire , il feroit plus commode d'y avoir recours , qu'à la bouillie des grains germés , qui eft une matière affûrément moins commune que le pain.

Voici ce que nous connoiffons de plus pofitif fur l'ufage des *Médicamens Farineux non fermentés*. Les Peuples qui en font leur principale nourriture , ont l'air fain , le teint frais & fleuri ; ils font gras , lourds , pareffeux , peu propres aux exercices & aux travaux pénibles , fans vivacité , fans efprit , fans inquiétude : les *Farineux* ont donc la propriété d'engraiffer , ou d'empâter par un long ufage ; les Médecins pourroient les emploier à ce titre dans plufieurs cas. Ce corollaire pratique fe peut déduire facilement des effets que nous venons de rapporter ; mais la vue d'engraiffer n'a point encore été comptée parmi les indications médicinales.

Plufieurs fubftances *Farineufes* font appliquées extérieurement fous la forme de cataplafmes.

II. *DE LA FARINE ET SES USAGES.*

On se sert en Médecine d'un grand nombre de *Farines*; celles qu'on retire de l'*Orge*, de l'*Avoine*, du *Seigle*, de la *Semence de Lin*, s'emploient fort souvent en cataplasme; on leur attribue la vertu de ramollir & de résoudre. Les *Farines de Ris* & d'*Avoine* sont d'un fréquent usage parmi nous; on les fait prendre cuites avec de l'eau ou du lait, & du sucre.

La *Farine de Froment* est d'un usage très-connu dans l'économie ordinaire de la vie; il suffit que l'on fasse attention que c'est avec elle qu'on prépare la meilleure & la plus saine de toutes les nourritures, le pain. Mais nous ferons ici une remarque d'après M. *Rouelle*, qui, dans ses excellentes Leçons Chimiques, disoit que l'usage où l'on est de faire de la bouillie, aliment ordinaire des enfans, avec la *Farine de Froment*, est pernicieux, & il s'appuioit sur une vérité reconnue de tout le monde. Personne, disoit ce célèbre Académicien, ne voudroit manger du pain non-levé; l'expérience nous apprend qu'il est indigeste; cependant, ajoute-t-il, nous en faisons prendre tous les jours à nos enfans; car, qu'est-ce que la bouillie, sinon du pain non-levé, non-fermenté? Il vouloit donc qu'on préparât cet aliment des enfans, avec du pain léger qu'on feroit bouillir avec le lait, c'est-à-dire, que l'on fît fermenter le grain avant que de le moudre , comme il se pratique pour la bierre , avec la précaution d'en faire moudre la farine plus fine que pour faire cette liqueur. Cette *Farine* étant tamisée , seroit , selon M. *Rouelle* , une excellente nourriture pour les enfans ; la viscosité ordinaire de la *Farine* seroit rompue par la germination du grain ; le corps muqueux , qui est la partie nutritive , seroit développé dans la germination ; en un mot , les enfans prendroient un aliment de facile digestion. Nous croions que l'on ne sauroit trop faire attention à la remarque de M. *Rouelle* ; elle est digne d'un Physicien ami de la Société , en un mot , d'un bon Citoyen.

III. *FARINES RÉSOLUTIVES.*

On entend sous cette seule dénomination de *Farines résolutives* , les *Farines d'Orge* , de *Lupin* , d'*Orobe* & de *Fèves* , non qu'elles soient les seules qui possèdent la vertu *résolutive* ; celles de *Lin* , de *Fénugrec* , & bien d'autres , le sont également ; mais l'usage a prévalu , & les quatre que nous avons nommées , ont été regardées comme possédant éminemment cette vertu. Ces quatre *Farines résolutives* sont d'un fréquent usage ; on les fait entrer dans presque tous les cataplasmes , même dans ceux dont on n'attend qu'un effet émollient , on les mêle avec la pulpe des plantes *émollientes* & *résolutives.*   ARTICLE XIV.

ARTICLE XIV.

DES SPÉCIFIQUES (a).

On distingue avec raison les *Spécifiques* des *Appropriés*; les premiers guérissent une maladie presque toujours d'une façon très-réelle & très-constante; le *Mercure*, par exemple, guérit la vérole, la gale, & tue les vers; les derniers

---

(a) Voyez sur les *Spécifiques* en général,

1°. *De medicamentis Specificis, eorumque agendi modo*, par *Frédéric* HOFMANN; Halle, 1694, *in-*4.

2°. *De Alterantibus & Specificis*, par *George Ernest* STAHL; Halle, 1703, *in-*4.

3°. *De Specificorum Pharmacorum usu & abusu*, par *Melchior-Philippe* HARTMANN; Kognisberg, 1711, *in-*4.

4°. *De Specificâ quorumdam remediorum efficaciâ*, par *Fréd.* HOFMANN; Halle, 1723, *in-*4.

5°. *De Remediis Specificis, inprimis de Simaroubâ*, par *Franç. Jos.* DE OVERKAMP; Wurzbourg, 1742, *in-*4.

6°. *De veritate virtutis Medicamentorum*, par M. *André* RIDIGER; Leipsick, 1750, *in-*4.

7°. *De cauto Specificorum usu*, par M. *J. M.* HALBMAYER; Erlang, 1765, *in-*4.

8°. *New essay on the practice of Physik*, par M. *Jean* BARROW; Londres, 1767, *in-*12.

9°. *Des Spécifiques en Médecine*, par M. GASTELLIER; Paris, *Didot*, 1783, *in-*8.

Tome II. Q

au contraire, font ceux qui, fans être évacuans,
ont une affection pour quelque organe particulier ; les *Thorachiques*, par exemple, ont une
vertu fecrète pour les maladies de la poitrine.
Ainfi, la différence des *Spécifiques* & des *Appropriés* confifte en ce que les *Appropriés* conviennent dans toutes les maladies de l'organe vers
lequel ils portent fpécialement, & que les *Spécifiques* ne guériffent qu'une maladie feule. Cette
efpèce d'amitié ou de correfpondance de certains
remèdes avec certains organes, eft vraie jufqu'à
un certain point pour les évacuans ; nous avons
vu que quelques-uns portent à la peau, aux reins,
à la matrice, &c. mais cela n'eft pas aufli général
qu'on le croit, & ces remèdes font en bien petit
nombre : les prétendus *Appropriés* non évacuans,
comme les *Céphaliques*, les *Hépatiques*, les *Splé-
niques*, les *Thorachiques*, &c. font abfolument
imaginaires.

Il y a des remèdes qui font prefque moyens
entre les *Spécifiques* & les *Appropriés* ; ce font les
Anti-fpafinodiques, les *Hyftériques*, les *Anti-épileptiques* ; ces remèdes ne font deftinés contre
aucune maladie, ni contre les vices d'une feule
partie.

Les véritables *Spécifiques*, font les *Aphrodi-
fiaques*, les *Fébrifuges*, les *Anti-fcorbutiques*, les

Vermifuges, les *Anti-vénériens*, les *Anti-sep-*
tiques, les *Anti-diffenteriques*; les *Lithontriptiques*,
s'il y en avoit, ne pourroient être placés ici;
car, comme nous l'avons dit, les *Spécifiques* agiffent d'une façon cachée; au lieu que ces remèdes,
s'il en exiſtoit, diffolveroient la pierre par une
vertu évidente, chimique; nous en donnerons
cependant une notion fuccinte.

§ I.

DES LITHONTRIPTIQUES (a).

La pierre de la veffie eſt une fubſtance terreuſe,
calcaire, foluble par les acides, & principalement par les nitreux, mais très-forts; car s'ils

---

(*a*) Voyez fur les *Lithontriptiques* en général,

1°. *De remediis calculum diffringentibus*, par *J. Pierre*
KIND; Leide, 1724, *in-*4.

2°. *Diff. on a Dropfy, a Timpany, the Jaundice, the*
Stone and a Diabetes, par *Richard* BLAKMORE; Londres,
1727, *in-*8. L'Auteur croit qu'il n'y a aucun remède capable
de diffoudre le Calcul.

3°. *Account of the remedies for the Stone*, par *Richard*
GEM; Londres, 1741, *in-*8.

4°. *De Calculo & Remediis eum folventibus*, par *Pierre*
BOURGEOIS; Leide, 1744, *in-*4.

Nous indiquerons d'autres Ouvrages dans le cours de cet
article & dans les additions.

étoient foibles , elle ne feroit foluble qu'en partie.

La pierre peut être confidérée comme un compofé de petits calculs liés enfemble par une colle de la nature du *Gluten animal*. Ainfi , il y a deux façons de concevoir l'action des *Lithontriptiques*. Les uns peuvent diffoudre la pierre , & même la fondre ; les autres ne font que liquéfier le *Gluten*, qui lie les petits calculs enfemble. C'eft à ces derniers , qu'on a donné principalement le nom de *Lithontriptiqnes*. Il feroit précieux d'en avoir.

Il n'y a point de remèdes qui puiffent faire fondre la pierre dans le corps ; car il eft impoffible d'injecter dans la veffie , ou d'y faire paffer par les voies de la circulation , ces *Acides* , les *Nitreux* , par exemple ; nos parties feroient beaucoup plus folubles par ces *Acides* , que la pierre elle-même. Pour ce qui eft des autres *Lithontriptiques* , plufieurs corps diffolvent le *Gluten* dont nous avons parlé ; l'eau pure même fait cet effet : il y a des expériences qui prouvent que certaines eaux minérales attaquent auffi la pierre de cette façon ; mais dans ces eaux même , tout l'effet eft dû à l'eau. Il y a un Anglois qui a trouvé que prefque toutes les liqueurs diffolvent les pierres ; mais quand il faut faire paffer ces liqueurs par les voies de la circulation , on n'en voit aucun effet senfible ; enforte qu'il n'y a rien de conftant fur les *Lithontriptiques.*

Nous avons le remède de Mademoifelle *Stephens,* dont la vertu confifte dans le favon ; ce remède donné en pilules, ne contient pas plus de huit grains de favon par dofe ; ce qui étant diftribué dans toute la maffe des humeurs, doit faire peu de chofe fur la pierre. Les injections d'eau de chaux, de favon, d'alcali par l'urèthre, pourroient mieux faire ; mais elles ont des inconvéniens. Cependant M. *Halles* dit avoir guéri plufieurs calculeux avec l'*Eau de Chaux.* Quelques-uns louent beaucoup la *Bousserole* ou *Raifin d'Ours*, *Uva Urfi*, en décoction ; M. *Chaptal* dit en avoir obtenu des fuccès ; mais ces effets ne font pas conftatés. Du refte, on peut confulter ma thèfe de difpute de chaire *(a)*.

On recommande beaucoup la graine de *Gremil* ou *Herbe aux Perles*, *Lithofpermum*, comme propre à chaffer les graviers & les petits calculs : on la donne à cet effet réduite en poudre, à la dofe d'un gros, dans un véhicule convenable,

---

(a) *An vesicæ calculus tutò, in ipsâ vesicâ, per menstrua chemica folvi posfit ?* C'eft la dixième Queftion des *Quæstiones chemicæ duodecim*, &c. *quas propugnabit*, &c. *Gabr. Fr.* Venel ; Monfpelii, *Rochard*, 1759, *in-*4.

comme du vin blanc, ou on en fait une émulfion, qu'on édulcore avec un firop. On lui fubftitue fouvent, dans le même cas, la graine de *Gremil rampant* & celle de *Gremil larme de Job*. Mais, nous ne nous lafferons point de le répéter, on ne croit aujourd'hui que très - difficilement aux prétendus *Lithontriptiques* tirés des végétaux : cette incrédulité eft très-raifonnable fans doute, lorfqu'il ne s'agit fur-tout, comme dans ce cas-ci, que d'une femence émulfive.

Nous croions devoir faire quelques additions à ce que M. *Venel* a dit fur les *Lithontriptiques*.

LITHONTRIPTIQUE DE STEPHENS. M. *Venel* en parle comme ne devant fa vertu qu'au favon ; mais cette fubftance n'eft pas le feul médicament qui conftitue cette vertu ; les coquilles d'œufs & de limaçon ou d'huitres calcinées y contribuent auffi. Ce remède a fait beaucoup de bruit dans le tems de fa publication, a mérité à fon Auteur une récompenfe confidérable, que le Parlement d'Angleterre lui a accordée, & a été emploié à l'envi dans prefque toute l'Europe : mais il eft aujourd'hui prefque généralement abandonné ; les Anglois eux-mêmes, qui l'ont tant célébré, ne s'en fervent prefque plus.

On a beaucoup écrit en faveur de ce remède ; on peut confulter les Ouvrages fuivans,

1°. *View of the prefent evidence for and against* MISS STEPHENS *Medicines or a folvent of the Stone*, par *David* HARTLEY ; Londres, 1739, *in-8*. traduit en François, Paris, 1750, *in-12*.

2°. *Supplement to the Wiew of the present evidence*, par *David* HARTLEY ; Londres, 1739, *in*-8. traduit en François, Paris, 1743, *in*-12.

3°. *De Lithontriptico nuper in Britanniâ publ. ei juris facto*, par *J. Henri* SCHULZE ; Halle, 1739, *in*-4.

4°. *The Trath unveild for the public good or treatise on the Stone*, par *Omel* PITCARN ; Londres, 1739, *in*-8.

5°. *A full examination and impartial account of all relating to* MISS STEPHENS *cures and Medicines for the Stones* ; Londres, 1740, *in*-4.

6°. *Recueil d'Expériences & d'Observations sur la pierre, & en particulier sur les effets des Remèdes de Mademoiselle* STEPHENS *pour dissoudre la pierre* ; Paris, 1740-1743, *in*-12, 2 vol.

7°. *An account of some Experiments and Observations on M.* STEPHENS *Medicines for dissolving the Stone*, par *Etienne* HALES ; Londres, 1740, *in*-4. traduit en François, Paris, 1743, *in*-12 ; traduit en Portugais, Lisbonne, 1742, *in*-8.

8°. *De Lithontriptico à J.* STEPHENS *nuper invento, dissertatio epistolaris*, par *David* HARTLEY ; Londres, 1741, *in*-8. 1746, *in*-8. Bâle, 1741, *in*-8.

9°. *De Lithontriptico Anglorum nupero*, par *Abrah.* VATER ; Wirtemberg, 1741, *in*-4

10°. *Medicamenta Lithontriptica Anglicana revisa*, par *J. Christo.* BOHLIUS ; Konigsberg, 1741, *in*-4. On y trouve sur-tout l'histoire & les formules des remèdes de *Stephens*.

11°. *De novâ Calculi curatione nuper in Britanniâ publicatâ*, par *Jean* JUNCKER ; Halle, 1741, *in*-4.

12°. *New Experiments and Observations on J.* STEPHENS *Medicine for the Stone and remarks on D.* HALES *Experiments*, par *Guillaume* RUTTY ; Londres, 1742, *in*-8.   Q 4

De tous ces Ouvrages, ceux de MM. *Hales* & *Rutty* méritent le plus d'attention ; ils préfentent moins de prévention : le remède de *Stephens* n'y est adopté qu'avec des modifications qui font l'éloge de leur prudence, de leurs lumières & de leur difcernement.

Les Médecins des différens pays de l'Europe fe font empreffés à faire des expériences avec ce remède ; mais leurs fuccès n'ont répondu ni à leurs efpérances, ni aux faits confignés dans les Ouvrages précédens : plufieurs d'entr'eux ont publié leurs obfervations, qui tendent à faire voir l'inutilité & l'inefficacité de ce médicament. Nous croions devoir joindre ici une indication de quelques-uns des Ouvrages où elles font confignées.

1°. *Inquiries on the nature of* MISS STEPHENS *medicaments*, par *Pierre* SCHAW ; Londres, 1738, *in*-8.

2°. *Lithiafis Angli ana or a philofophical inquiry in to the nature and origin of the Stone and gravel*, par *Henri* BRAKEN ; Londres, 1739, *in*-8.

3°. *Differtations on the Stone in the bladder*, par *Guillaume* SHAW ; Londres, 1739, *in* 4.

4°. *Treatife on the Stone, and analyfis of* MISS STEPHENS *Medicines*, par *Denis* COETLOGON ; Londres, 1739, *in*-8.

5°. *A full examination and impartial account of* MISS STEPHENS *cures and Medicines* ; Londres, 1740, *in*-8. Cet Ecrit anonyme est différent de celui que nous avons déjà rapporté fous le même titre, comme favorable au remède de *Stephens*.

6°. *A defcription of the human urinary bladder to Which are added animadverfions on Lithontriptic Medicines, particularly thefe of* MISS STEPHENS, par *Jacques* PARSONS ; Londres, 1742, *in*-8.

7°. *De Medicamento a* JOHANNA STEPHENS *contra Calculum divulgato, inefficaci & noxio,* par *J. Frederic* SCHREIBER ; Gottingue, 1744, *in*-4.

8°. *Monita & Præcepta Medica,* par *Richard* MEAD ; Londres, 1751, *in*-8. & dans les Recueils de ses Œuvres.

9°. *Du Calcul & des Lithontriptiques,* par M. *Meyer Kahn* COHEN ; Halle, 1774, *in*-8. en Allemand.

EAU DE CHAUX. Il en a été parlé déjà à l'article des *Absorbans* ; nous ajouterons seulement ici que plusieurs Médecins l'ont conseillée, emploiée, & en ont vanté les bons effets contre le calcul de la vessie, que, suivant le témoignage de *Thomas Bartholin* (*a*), elle étoit en usage dès le tems de *Basile Valentin,* &, dans le siécle dernier, en Angleterre, qu'elle avoit été oubliée ou négligée, & qu'elle a été remise en usage vers le milieu de ce siécle. Les uns en ont conseillé l'usage intérieur, comme *Hales, Rutty* (*b*), *Stæhelin* (*c*), *Alston* (*d*), *Whytt* (*e*) ; *Hales, Rutty, Stæhelin* & *Wytt* préférent cependant celle qui est préparée avec les coquilles d'œufs ou

---

(*a*) *Epist. Medic.* Cent. IV. Epist. 76.

(*b*) Voyez leurs Ouvrages rapportés ci-dessus.

(*c*) *Epistola Eucharistica ad* DAVIDEM HARTLEY ; Bâle, 1742, *in*-8.

(*d*) *On quiklime and lime Water ;* Edimbourg, 1754, *in*-8. & *A second Diss. on quiklime and lime Water ;* Edimbourg, 1755, *in*-12.

(*e*) *An Essay Toward the discovery of a safe Medicine for dissolving the Stone ;* Edimbourg, 1752, *in*-12, 1755, *in*-12. traduit en François, Paris, 1761, *in*-12, 1766, *in*-12.

d'huitres calcinées; *Alfton* veut qu'on lui affocie le Sel alcali fixe, & *Whytt* le Savon. Les autres veulent qu'on l'emploie en injection, comme *Pierre Shaw* (*a*), *Rutter* (*b*), *Whytt*, &c. Plufieurs Médecins, entr'autres M. *Girardi* (*c*), ont éprouvé l'infuffifance de l'*Eau de Chaux*, & l'Expérience en a démontré l'inefficacité & fouvent le danger, fur-tout lorfqu'elle eft emploiée fous forme d'injection; elle eft aujourd'hui prefque abfolument abandonnée.

CANTHARIDES. On a effaié l'ufage intérieur des *Cantharides* contre le calcul de la veffie. *Rumpelt* & *Groenvelt* en ont parlé; nous avons indiqué leurs Ouvrages à l'article des *Diurétiques. Stenzel*, dont nous avons auffi indiqué l'Ouvrage, a emploié ce remède; mais, moins prévenu ou moins crédule, il en a apprécié le mérite avec un fage difcernement, & en a reconnu l'infuffifance & le danger. *Robinfon* a propofé de les unir au Sel de Tartre & à l'Efprit de Nitre, & a affuré avoir obtenu des fuccès de ce mélange (*d*). Mais un Médecin prudent ne fe permettra jamais un remède, dont l'efficacité n'eft pas conftatée, & qui peut avoir des fuites très-fâcheufes.

(*a*) Voyez fon Ouvrage rapporté ci-deffus.

(*b*) *A Method of cure for the Stone chiefly by injections*; Edimbourg, 1754, *in*-12, traduit en François, Paris, 1766, *in*-12. Il y eft queftion d'un inftrument inventé par l'Auteur pour faire ces injections.

(*c*) Nous indiquerons fon Ouvrage en parlant de la *Boufferole*.

(*d*) *Compleat treatife of the gravel and Stone*; Londres, 1721, *in*-8.

HUILE DE DIPPÉL. *J. Henri Schulze* l'a proposé, & a vanté ses effets contre le calcul (*a*) : mais rien ne prouve son efficacité, & les Médecins ne se sont point empressés à l'emploier.

LITHONTRIPTIQUES VÉGÉTAUX. On a regardé plusieurs Végétaux comme efficaces contre le calcul, & quelques Médecins ont célébré leurs vertus. *J. Charles Spiess* nous a donné un travail assez étendu sur cet objet, & a réuni, sur un même tableau, les différens végétaux auxquels on a attribué cette propriété (*b*) : il y a compris les racines de *Ginseng*, de *Pareira-brava*, de *Réglisse* & de *Saxifrage* ; le *Thé*, le *Cerfeuil*, le *Capillaire*, la *Persicaire*, la *Camomille*, la *Pariétaire*, l'*Ortie*, le *Cynorrhodon*, le *Bouleau*, le *Frêne*, le *Bois néphrétique*, les *Dattes*, même le *Café*, &c. Il leur a attribué une propriété vraiment *lithontriptique*, qu'il a dit éprouvée par l'Expérience. *Théophile Lobb* a cru aussi re-connoître cette vertu dans plusieurs plantes ou dans leurs produits, sur-tout dans le *suc de Citron*, dans le *suc de Pommes* & dans la *décoction de l'ain* (*c*) : il a prétendu même

---

(*a*) *An dentur Medicamenta quæ calculum in vesicâ commi-nuant ?* Halle, 1734, *in*-4.

(*b*) *Exercitationum Medico-Pharmaceuticarum, historiam anti-Nephriticorum exhibentium, prima, de Radicibus inter anti-Nephritica eminentibus ;* Helmstadt, 1722, *in*-4... *Secunda, de Herbis & Floribus ;* ibid. 1722, *in*-4.... *Tertia, de Fruticibus, Arboribus, Fructibus, Seminibus, Succis anti-Nephriticis ;* ibid. 1722, *in*-4.

(*c*) *Treatise on the dissolvents of the Stone and of curing the Stone and the gout by aliments ;* Londres, 1739, *in*-8. traduit

que le seul régime végétal suffit souvent, ou qu'au moins il contribue beaucoup à calmer les douleurs : il s'est fondé sur les bons effets qu'il en a obtenus. *Stæhelin* a attribué la même propriété au *suc de Citron* (*a*). M. *Hottinger*, en présentant un tableau de différens *Lithontriptiques*, y a compris plusieurs végétaux, auxquels il a attribué très-positivement cette propriété (*b*).

Nous ne devons point oublier de faire mention ici de la *Bousserole* ou *Raisin d'Ours*, *Uva Ursi*, qui a joué, pendant quelque tems, un grand rôle parmi les *Lithontriptiques végétaux*. Cette plante a été d'abord employée à Montpelier, où elle a paru avoir quelques succès. *Linné* a été ensuite le premier qui en ait parlé (*c*). M. *de Haen* en a fait usage, en a obtenu de très-bons effets & en a célébré les vertus (*d*). Ce Médecin l'a regardée comme si efficace, qu'il n'a point hésité à prononcer que, lorsqu'elle est insuffisante, il est inutile de donner d'autres remèdes, & qu'il n'y a plus d'autre ressource que l'opération. Le suffrage d'un Médecin aussi célèbre, que M. *de Haen*, a excité les recherches &

---

en Latin, Bâle, 1742, *in-8.* traduit en François, Paris, 1740, *in-12.*

(*a*) Dans l'Ouvrage indiqué ci-dessus.

(*b*) *Selectus Medicamentorum Lithontripticorum simplicium ;* Vienne, 1768, *in 4.*

(*c*) Dans la Préface qu'il a mis à la tête de son Discours *DeTelluris habitabilis incremento*, prononcé en 1743.

(*d*) *Ratio Medendi ;* Paris, *Didot*, 1761, *in-12. Part. IV.* Ch. 7. & *Part. V. Ch.* 5.

les expériences de plusieurs Médecins. MM. *Girardi* (*a*) &
Murray (*b*) ont cherché d'abord à connoître les principes
constitutifs de cette plante : le premier en a extrait une Eau
& un Esprit acides, & a vu des calculs plongés dans sa
décoction, se rammollir & se dissoudre ; le dernier y a
trouvé des particules terrestres, gommeuses & astringentes.
Plusieurs Médecins l'ont emploiée ; MM. *Quer* (*c*) &
Taube (*d*) en ont éprouvé des heureux effets, & ont appuié,
par des observations, son efficacité contre le calcul ; quelques autres en ont obtenu aussi quelques succès, mais beaucoup moins complets ; M. *Girardi* se borne à vanter son
utilité dans quelques maladies des voies urinaires, &
M. *Murray* la regarde comme propre à faire évacuer beaucoup de glaires par les urines ; mais il lui refuse absolument
la vertu *lithontriptique*. Nos observations sont conformes à
celles de M. *Murray* ; nous avons emploié cette plante
dans beaucoup de cas ; nous lui avons vu souvent procurer
l'excrétion de graviers, de matières sabloneuses, & plus
souvent encore de beaucoup de matières glaireuses ; nous
avons vu son usage suivi plusieurs fois d'un soulagement
considérable ; mais nous n'avons jamais pu en obtenir une

(*a*) *De Uvá Ursiná, ejusque & Aquæ Calcis vi Lithontripti-*
cá ; Padoue, 1764, *in-8.*

(*b*) *De Uvá Ursi* ; Gottingue, 1764, *in-4.*

(*c*) *Dissertacion Fisico-Botanica sobra la Passion Nefritica*
y su verdadero Especifico la Uva Ursi o Gayubas ; Madrit,
1763, *in-4.* traduit en François, Strasbourg, 1768, *in-8.*

(*d*) *Beytrage zur Naturkunde des Herzogthums Celle* ;
Zell, 1766, *in-8.*

diſſolution du calcul & une guériſon parfaite : nous l'avons emploiée tantôt en décoction, tantôt en poudre, & nous avons quelquefois pouſſé la doſe très-loin.

Van Helmont (a) avoit vanté le ſuc qui découle des inciſions faites aux branches du *Bouleau* [*Betula*] comme un remède excellent pour prévenir la formation du calcul & pour diminuer les douleurs. Ce remède, négligé pendant long-tems, a été remis en uſage par *Boyle*, qui l'a vu réuſſir très-ſouvent (b) ; auſſi conſervoit-il toujours une certaine quantité de ce ſuc, recouvert d'huile pour l'empêcher de fermenter. Mais il n'y a aucune obſervation qui conſtate ſa vertu vraiment *lithontriptique* ; auſſi, malgré le témoignage de *Van-Helmont* & de *Boyle*, les Médecins n'ont fait aucun uſage de ce remède. Il pourroit cependant être emploié avec ſuccès, non pour diſſoudre le calcul, mais pour prévenir ſa formation, ainſi que les récidives, & pour calmer la violence des douleurs. Quoique ce ſuc paroiſſe avoir été peu emploié, il y a lieu de croire qu'on lui a reconnu quelque propriété contre les affections calculeuſes, puiſqu'on a donné à la plante qui le fournit, le nom de *Bois Néphrétique d'Europe*.

(a) *Doctrina inaudita de cauſis, modo fiendi, contentis, radice & reſolutione Lithiaſis, &c.* Venite, 1651, *in-fol.* & avec les Recueils des Œuvres de ce Médecin, *Chap. VIII. §. 24.*

(b) *Conſiderations upon the uſefulneſs of Experimental Natural Philoſophy* ; Oxford, 1663-1664, *in-4.* 1664-1672, *in-4.* traduit en Latin, 1692, *in-4. Exercit. IV. §. 17.*

Eau Méphitique. C'est ici le dernier *Lithontripique* qui a été proposé : nous le devons à MM. *Percival* (a) & *Hulme* (b), qui ont été conduits par leurs propres expériences & celles de MM. *Hales*, *Black*, *Cavendish*, *Priestley* & *Pringle*, à regarder l'*air-fixe* comme le vrai dissolvant du calcul de la vessie ; ils assurent avoir vu l'usage d'une *Eau méphitique*, continué pendant quelques mois, en produire insensiblement la dissolution. Les expériences de MM. *Falconer* (c) & *Saunder* (d) confirment celles de MM. *Hulme* & *Percival*. D'après ces succès, on a fait des nouvelles recherches sur l'efficacité de ce remède. M. *Dawson* & plusieurs autres, ont cru remarquer que, des calculs, les uns ne sont solubles que par des acides, les autres par les alcalis : on a proposé de se convaincre de leur nature par l'examen des graviers ou fragmens que les malades peuvent rendre, & d'ajouter à l'*Eau méphitique* un Esprit de Vitriol foible dans le premier cas, & le Sel de Tartre dans le dernier, & d'adoucir cette boisson par un mêlange de Miel. Nous ne connoissons aucune expérience faite d'après cette idée ; il seroit cependant à desirer qu'on tentât ce moyen, dont il seroit possible de tirer quelques avantages.

(a) *Essays Medical and experimental* ; Londres, 1759-1773, *in*-8. 2 vol.

(b) *A safe and easy Remedy proposed for the relief of the Stone and Gravel* ; Londres, *Robinson*, 1778, *in*-8.

(c) *Experiments and Observations, in three parts* ; Londres, *Smith*, 1777, *in*-8.

(d) *Observations and Experiments on the power of the Mephytic Acid, &c.* ; Londres, 1778, *in*-8.

Nous devons convenir cependant que M. *Dobson* a fait beaucoup d'expériences pour conftater l'efficacité de l'air-fixe, emploié comme diffolvant de la pierre, & qu'il convient lui-même qu'elles ne font pas concluantes ; ce Médecin n'a pu obtenir, par fon moyen, une diffolution complette du calcul : il en conclut feulement que, quoique ce foit un bon diffolvant & un vrai fédatif contre les douleurs qui accompagnent fouvent le calcul, il faut attendre qu'une expérience fuivie & conftante en conftate l'efficacité. Il a emploié une *Eau méphitique alcaline*, faite avec un Sel alcali faturé d'air-fixe & adouci avec le Miel, en faifant prendre, immédiatement après, du jus de Limon délaié dans de l'eau (*a*). Peut-être les expériences de M. *Dobson* n'ont-elles été infuffifantes, que parce qu'il a emploié conftamment les alcalis ; le jus de Limon qu'il a fait prendre en même tems n'a dû produire aucun effet ; au contraire, le mélange des acides & des alcalis a pu empêcher celui des uns & des autres.

Cependant M. *Falconer* vient de préconifer les effets de l'*Eau méphitique alcaline* ; il la préfente comme un remède fûr & utile, & préférable à la leffive, qui, quoique réuffiffant quelquefois, eft rarement fans danger, & ne produit fouvent des guérifons, qu'aux dépens de la conftitution des malades qui en ont fait ufage : il indique en même tems la préparation de ce remède ; c'eft une folution aqueufe d'alcali *furfaturée* d'air-fixe : elle eft en effet plus que faturée,

---

(*a*) *A Medical Commentary on Fixed Air* ; Londres, *Cadell*, 1779, *in-*8. 1785, *in-*8.

puifqu'elle

puisqu'elle doit être acide (*a*). Il la prépare de la manière
suivante : il prend une once de Sel de Tartre bien sec ; il
le place dans un vaisseau de terre ouvert, il y verse un peu
plus de deux pintes d'eau la plus douce qu'on puisse trouver :
il remue bien ; il les laisse ensemble pendant vingt-quatre
heures : il décante ensuite doucement, & place la liqueur
claire dans la partie du milieu d'une machine de verre pour
imprégner l'eau avec de l'air-fixe, & de manière qu'elle
soit exposée au courant de ce fluide. Après avoir tenu cette
eau dans cette situation pendant vingt-quatre heures, il la
renferme dans des bouteilles bien bouchées, qu'il place
dans un endroit frais, le goulot renversé perpendiculairement.
Il en a fait prendre vingt-quatre onces par jour en trois fois
à quelques malades, pendant long-tems ; il croit cependant
que deux pintes peuvent suffire.

Nous finirons par une réflexion. Des expériences réitérées
ont démontré que tous les calculs de la vessie ne sont pas
de la même nature ; le même remède ne sauroit donc opérer
leur dissolution : nous devons en conclure qu'il ne peut y
avoir un *Lithontriptique absolu*, & qu'on n'obtiendra jamais
des succès constans avec un remède, lorsqu'on l'emploiera
indifféremment dans tous les cas & pour tous les calculs.
C'est peut-être ce qui a fait échouer tous ceux qu'on a
proposés jusqu'ici. Il seroit à desirer qu'il fût possible de
s'assurer de la nature de chaque calcul, pour pouvoir varier

(a) *Appendice sur l'usage du Sel alcali fixe saturé d'air-fixe, contre la pierre & les graviers*, [en Anglois] ; Londres,
1785, *in*-8. à la suite de la seconde édition des *Medical
Commentary on Fixed Air* de M. *Dobson*.

Tome II.   R

les remèdes avec lesquels on pourroit en tenter la dissolution; mais il y a lieu de craindre que les bornes circonscrites des connoissances humaines ne nous permettent jamais d'y parvenir. On ne peut faire des essais que sur les fragmens graveleux ou sabloneux que les malades peuvent rendre ; il est douteux que ces essais soient suffisans : il faut encore que la constitution de notre corps puisse permettre l'usage, soit intérieur, soit sous forme d'injection, des remèdes qui pourront être regardés comme les vrais dissolvans des différentes espèces de calcul. Jusqu'à ce moment, nous croions pouvoir prononcer que nous n'aurons point de vrais *Lithontriptiques.*

§. II.

DES ANTI-SPASMODIQUES (a).

Comme l'épilepsie est une maladie qui tient le premier rang entre les maladies convulsives, on appelle indistinctement les mêmes remèdes *Anti-spasmodiques* & *Anti-épileptiques.* Il y a une autre espèce d'*Anti-spasmodiques*, seulement destinée à la matrice, qu'on appelle *Hystériques*, & dont nous parlerons en particulier.

Il ne faut pas croire que ces remèdes soient seulement bons dans l'épilepsie ; on les donne

---

(a) Voyez, 1°. *de Specificis anti-Spasmodicis, Melissâ, aliisque*, par *Fréd.* HOFMANN; Halle, 1704, *in-4*... 2°. *de anti-Spasmodicorum modo agendi & usu*, par M. R. A. B. SALZMAN; Erford, 1769, *in-4.*

auſſi avec ſuccès dans l'apoplexie hors du paro-
niſme, dans la paralyſie, les tremblemens des
membres, les vertiges, dans toutes les affections
convulſives ou ſpaſmodiques, & dans les maladies
qui ont principalement leur ſiège dans la tête, à
l'origine des nerfs; c'eſt pourquoi on a ſouvent
confondu ces remèdes ſous le nom ridicule de
Céphaliques.

Ces remèdes méritent bien le nom de *Spéci-*
fiques par la façon occulte dont ils agiſſent; car
elle va juſqu'à l'incompréhenſible, même le
ſuperſtitieux. C'eſt ici le champ de bataille des
amulettes, & autres remèdes qui ne ſignifient
rien. Leur vertu eſt preſque auſſi occulte que
leur façon d'agir; c'eſt-à-dire, que cette vertu eſt
peu prouvée.

La liſte que *Juncker* donne de ces remèdes,
renferme preſque tous les aromates, outre pluſieurs minéraux. Parmi ceux-ci, on range principalement le *Cinabre*, que nous avons déjà jugé;
les *Coraux*, qui ne ſont qu'*abſorbans*, & qui ne
peuvent être appellés *Anti-ſpaſmodiques*, que
lorſqu'il y a des acides dans l'eſtomac, & les
Pierres précieuſes. Du règne animal, ſont la *Mouſſe*
du crâne humain ou *Uſnée*, le *Caſtor*, qui a une
vertu réelle, & que nous renvoions aux *Hyſté-*

riques , le *Musc*, vanté depuis quelques années ,
& l'*Huile de Dippel*.

De tous ces remèdes, les seuls qui méritent
quelque confiance , sont , parmi les végétaux , la
Racine de Valériane & de *Pivoine* , les *Fleurs
de Tilleul* & de *Muguet*, le *Guy* , la *Poudre de
Guttete* de la description *de Rivière*. Enfin , nous
dirons un mot , du *Musc* , de la *Civette* , & de
l'*Huile animale de Dippel.*

L'USNÉE HUMAINE , ou MOUSSE DU CRANE
HUMAIN. Elle a beaucoup été vantée ; mais elle
ne possède absolument , selon les Pharmacologistes raisonnables , que les vertus les plus communes des mousses en général ; sa célébrité particulière n'a d'autre origine que la crédulité su-
perstitieuse ou la Charlatanerie fanatique , puisée
dans le *Paracelsisme* ; mais les vaines prétentions
de cet Ordre , ne valent pas même aujourd'hui
la peine d'être réfutées sérieusement. Si on étoit
cependant curieux de s'instruire de toutes les pué-
rilités qu'on a débitées sur l'*Usnée humaine* , on
pourroit voir une savante Dissertation sur ce sujet,
par le Docteur *Martin-Bernard de Bernitz* , dans
les *Éphémérides d'Allemagne* , dec. I , ann. II ,
pag. 96 ; le Continuateur de la *Matière médicale*

de *Geoffroy*, s'étend assez raisonnablement sur
ce prétendu médicament (*a*).

PŒONIA ALBA, *Pivoine blanche* (*b*). On se
sert de la racine & des semences de cette plante.
Galien l'a vantée comme un spécifique, portée en
amulette; il dit qu'un enfant qui étoit très sujet
aux mouvemens convulsifs, étoit soulagé lorsqu'il portoit sur lui cette plante, & que s'il l'a
quittoit, il retomboit dans les convulsions. Cela
est très-douteux, & on peut dire qu'en cela *Galien*
fait le Charlatan; car on ne reconnoît pas, à
beaucoup près, ces admirables vertus dans la
Pivoine.

On en donne rarement la racine seule; mais
elle entre fraîche, à la dose d'une once, & sèche,
à la dose de demi-once dans les bouillons anti-
spasmodiques & dans les hystériques, lorsqu'avec
suppression des règles, il y a des mouvements
convulsifs, comme cela arrive assez souvent chez

(*a*) On peut consulter aussi la Dissertation *De Usued,
seu Museo Cranii Humani*, par *Aug. Fred.* CŒLER; Leide,
1732, *in-4.*

(*b*) Voyez, 1°. *De Pœoniâ*, par *J. Arn.* FRIDERICUS;
Yena, 1670, *in-4.....* 2°. *Anatomia Pœoniæ, in quâ natales
& qualitates Pœoniæ, itemque præparationes & usus exhibentur,*
par *Jacques-Aug.* HUNERWOLFF; Arnstad, 1780, *in-12.*

les jeunes filles. On donne les femences en poudre dans les bols anti-fpafmodiques, à la dofe d'un demi-gros ou d'un gros. C'eft un ingrédient général, ufité dans toutes les compofitions officinales & magiftrales anti-fpafmodiques, qui entre dans la *Poudre de Guttete*, & dans la *Poudre Antifpafmodique* de la Pharmacopée de Paris.

C'eft un remède fameux, dont on dit beaucoup de bien; cependant, il ne faut pas croire tous ces éloges, quoiqu'il foit certain que fon amertume lui donne une vertu affez active.

LILIUM CONVALLIUM, *Muguet* (a). Cette plante eft plus active que le *Tilleul* dont nous allons parler; on ne fe fert que de fes fleurs, qui répandent une odeur affez douce, mais en même-tems affez pénétrante, & font de l'ordre des fleurs aromatiques, qui ne donnent point d'huile effentielle. Elles ont un goût amer; mais cette qualité n'annonce que le principe pour le-

---

(a) Voyez, 1°. *De Lilio convallium*, par J. George-Zacharie DOEDERLIN; Altdorf, 1718, *in-4*... 2°. *De Lilio convallium*, par J. Chrift SENKENBERG; Gottingue, 1737, *in-4*. Le *Muguet* eft préfenté dans ce dernier Ouvrage, non-feulement comme *anti-Spafmodique*, & utile dans l'épilepfie, mais même comme *Febrifuge*.

quel elles font le moins célébrées, favoir, une fubftance extractive fixe, par laquelle ces fleurs données en fubftance, comme fous la forme de conferve, font *ftimulantes, apéritives & diurétiques*; mais on ne fait aucune attention à ces vertus. On place ces fleurs parmi les *Céphaliques*, les *Anti-fpafmodiques*, les *Nervins*, & c'eft à leurs principes volatils ou aromatiques, qu'eft attachée leur vertu; auffi, n'eft-ce que fous la forme d'eau diftillée, foit fimple, foit fpiritueufe, qu'on l'emploie. Ces eaux font un remède affez foible, qu'on donne affez rarement feul, & dont on fait ordinairement l'excipient d'autres remèdes.

VALERIANA, Valériane. Il y en a de plufieurs efpèces. C'eft la moins efficace qui eft en ufage, c'eft-à-dire, la *Grande Valériane des jardins :* la *Sauvage, Silveftris major*, eft beaucoup meilleure. En examinant bien la chofe, & en confidérant attentivement les éloges que tous les Auteurs ont donné à cette plante, & les expériences qu'a fait M. *Marchand* (a), on voit que tous ces éloges retombent fur la *Sauvage.* La racine eft la feule partie de cette plante qui foit en ufage.

____

(a) *Expériences fur les vertus de la Racine de la grande Valériane fauvage*, par M. MARCHAND. [*Hiftoire de l'Académie Royale des Sciences*, année 1706.]

De tous les *Anti-spasmodiques* végétaux, c'est
le plus efficace ; son goût détestable annonce sa
vertu ; son âcreté fait qu'on s'en sert fort peu
dans les bouillons & les apozèmes ; cependant il
faut tâcher de vaincre la répugnance, parce que
c'est un grand remède, soit comme *Anti-spasmodique*, soit comme *Emmenagogue*, & une once
de cette racine dans les bouillons, fait des merveilles, sur-tout lorsqu'avec suppression des règles
il y a mouvement convulsif. Il ne faut pas craindre
la dose de la *Valériane* ; on la donne en poudre
à un ou deux gros dans une infusion de fleurs de
Tilleul, dans du bouillon, &c. C'est une bien
bonne façon, peut-être préférable à la première,
parce que cette plante peut perdre quelque chose
par la décoction. Enfin, c'est un remède
majeur.

Les témoignages des Praticiens se multiplient en faveur
de la *Valériane sauvage*. Cette plante, qu'on croit être la
même, que celle qui a été employée par *Arétée*, sous le nom
de *Phu*, & décrite ensuite par *Dioscoride*, avoit été oubliée
ou négligée ; elle n'a été remise en usage que vers la fin du
seizième siècle ; depuis cette époque, elle a réussi très-
fréquemment dans les maladies convulsives, sur-tout dans
l'épilepsie, & principalement dans les cas où les remèdes
nervins fortifians sont indiqués. Nous trouvons ses bons effets
constatés par des observations multipliées, comme de

Columna (a), de *Panarolli* (b), de *Cruger* (c), de *Rosinus Lentilius* (d), de *Marchand* (e), de *Chomel* (f), de *Michel Alberti* (g), de M. *Tissot* (h), de M. *Haller* (i), de M. *de Sauvages* (k), de M. *Hill* (l).

Malgré la réunion de ces témoignages, M. *Andrée* paroît désapprouver l'usage de ce remède, comme étant nuisible à l'estomac (m); mais M. *Tissot* assure qu'il l'a beaucoup

---

(a) COLUMNA, *Phytobazanos, sive, Plantarum aliquot Historia*; Naples, 1 2, *in-4.* Milan, 1744, *in-4.*

(b) PANAROLLI, *Jatrologismorum, seu Medicinalium Historiarum Pentecostæ quinque*; Romæ, 1643, Hanoviæ, 1654, *in-4.* Pentec. I. Obs. 33.

(c) CRUGER, *Ephemer. Naturæ Curios.* Dec. II. ann. 7.

(d) LENTILIUS, *Ephemer. Naturæ Curios.* Dec. III.

(e) MARCHAND, *Histoire de l'Académie Royale des Sciences*, année 1706.

(f) CHOMEL, *Abrégé de l'Histoire des Plantes Usuelles*; Paris, 1712, *in-12*, 2 vol. 1715, *in-12*, 2 vol. 1727, *in-12*, 3 vol. &c.

(g) ALBERTI, *De Valerianis officinalibus*; Halle, 1732, *in-4.*

(h) TISSOT, *Traité de l'Epilepsie*; Paris, *Didot*, 1770, *in-12*, Art. XXVI, pag. 308-309.

(i) HALLER, *Historia Stirpium indigenarum Helvetiæ*; Berne, 1768, *in-fol.* 3 vol. Tom. I. p. 92.

(k) SAUVAGES, *Nosologia Methodica*; Lyon, *de Tournes*, 1763, *in-8.* 5 vol. Amsterdam, *de Tournes*, 1768, *in-4.* 2 vol. Classe. 9. Art. 31. n°. 6.

(l) Son Ouvrage sera indiqué ci-après.

(m) ANDRÉE, *Cases of Epilepsy*, p. 262.

emploié , qu'il n'a jamais remarqué que cette plante dérangeât réellement l'estomac , qu'elle occasionne , il est vrai , quelquefois , dans le commencement , une légère angoisse , si on la donne à forte dose , mais qu'on prévient cet accident en diminuant la dose ou en y ajoutant un peu de *Macis* (a). Nous observerons encore , d'après M. *Hill* (b) , que la racine de *Valériane* des Boutiques est quelquefois mêlée de celle de *Renoncule* , qui nuit bien positivement à l'estomac.

M. *Venel* conseille de donner la racine de *Valériane* en décoction , & encore mieux en poudre ; il a raison. On peut l'emploier encore sous la forme d'extrait spiritueux , qui est moins désagréable que la poudre , & conserve mieux le goût , l'odeur & la force de la plante , que l'extrait aqueux. Il est inférieur en vertus à la plante même ; mais la différence n'est pas grande. *Spiess* donnoit le Sel essentiel & un Extrait résineux de cette plante (c) , & M. *Hill* en conseille la Teinture ou l'infusion théiforme.

M. *Dresky* nous a donné les analyses des différentes espèces de *Valériane* ; il a annoncé une propriété *anti-septique* dans cette plante , qu'on n'y avoit point reconnue , & qu'il regarde comme supérieure aux autres propriétés de la *Valériane* (d).

Il faut choisir la *Valériane* qui croît dans les endroits secs

---

(a) T**issot** , *ibid.*

(b) H**ill** , *The virtues of Valerian in nervous disorders* , &c. Londres , 1758 , *in-*8. 1771 , *in-*8. traduit en Allemand , Nuremberg , 1765 , *in-*8.

(c) S**piess** , *De Valeriand* , Helmstadt , 1724 , *in-*4.

(d) D**resky** , *De Valeriand officinali* ; Gottingue , 1776 , *in-*4.

& élevés, qui a une odeur forte, pénétrante, à la fois agréable & désagréable, & qui enyvre, si on en flaire une grande quantité à la fois. Il faut rejetter celle qui sent le Musc ; elle ne contracte cette odeur que parce que les chats, qui l'aiment beaucoup, vont répandre leur urine sur cette plante.

TILIA, *Tilleul* (a). Ses fleurs ne sont pas à beaucoup près aussi fortes ; on en donne l'infusion ou l'*Eau distillée*, dans les petites affections ; c'est un remède fort léger. On les emploie ordinairement comme véhicules des Potions & des Juleps anti-spasmodiques ; lorsqu'on veut réunir les vertus *Anti-spasmodiques* & *Narcotiques*, on met le *Sirop de Pavot blanc* dans l'*Eau de Tilleul*.

VISCUM, *Guy*. On demande ordinairement celui de *Chêne*, quelquefois ceux de *Tilleul* ou de *Coudrier*, sans doute à cause de la vertu analogue de leurs fleurs. Les Botanistes ont cependant bien prouvé, que le *Guy* est la même chose, sur quelque arbre qu'il vienne. C'est le bois qui est en usage ; les baies sont *purgatives*, *drastiques*, & même presque poison. C'est une drogue qui ne signifie presque rien, & qui ne mérite pas plus de considération que la plupart des substances

-----

(a) Voyez, *De Tiliâ*, par *George* ILMERUS ; Leipsick, 1669, in-4.

réfineufes ci-deffus. *Cartheufer*, qui ne croioit
pas beaucoup à ce remède, dit cependant que,
l'aiant plus foigneufement examiné d'après les
éloges de *Colbacht*, il a été forcé d'en penfer
plus honorablement ; néanmoins, il confeille de
le mêler, pour plus grande sûreté, avec les plus
forts *Anti-fpafmodiques*. Pour nous, malgré fon
ancienne réputation, & le culte religieux qu'on
lui a rendu, nous croions que c'eft une affez
mauvaife drogue. Il entre dans prefque toutes les
compofitions officinales *Anti-fpafmodiques*.

Le *Guy* a été très-vanté dans les maladies convulfives,
fur-tout dans l'épilepfie ; il a dû fa première célébrité aux
Druides, & nous avons un grand nombre de Médecins, la
plûpart diftingués par leurs connoiffances, qui en atteftent
les bons effets ; tels font MM. *Colbacht* (*a*), *Boyle* (*b*),

------

(*a*) COLBACHT, *A Differtation concerning Mifletoe a
fpecific for the nervous or convulfive diftemper* ; Londres,
1719-1723-1732, *in*-8. en François, Paris, *Laifnel*, 1729,
in-12, en Allemand, Altembourg, 1748, *in*-8.

(*b*) BOYLE, *Confiderations upon the Ufefulnefs of Experimental Natural Philofophy* ; Oxford, 1663-1664 & 1664-
1672, *in*-4. 2 vol. en Latin, fous ce titre : *Exercitationes
de utilitate Philofophiæ Naturalis Experimentalis* ; Londres ;
1692, *in*-4. Part. II. Sect. 5. ch. 7.

Boerhaave (*a*), Carth. ufer (*b*), van-Swieten, de Haen (*c*), Jacobi & Loefeke (*d*). Quelques autres Médecins ont révoqué en doute fon utilité ; M. *Lewis* n'en fait aucun cas (*e*); M. *Andrée* n'en a obtenu des effets qu'une fois, quoiqu'il l'ait emploié affez fréquemment (*f*) : M. *Tiffot* lui accorde peu de confiance, & croit qu'il n'eft ni tout-à-fait inutile, ni fort efficace ; il l'a vu feulement augmenter les bons effets de la *Valériane*, lorfqu'il l'a joint à cette plante (*g*).

MM. *Hill* (*h*) & *Koelderer* (*i*) croient que tous les *Guys*

(*a*) BOERHAAVE, *Prælectiones de morbis nervorum* ; Leide, 1761, *in*-8. 2 vol. Francfort, 1762, *in*-8. 2 vol. Venife, 1762, *in*-4.

(*b*) CARTHEUSER, *Fundamenta Materiæ Medicæ* ; Francfort, 1749-1750, *in*-8. 2 vol. Paris, *Cavelier*, 1752-1769, *in*-12. Sect. 15. Cap. 27.

(*c*) HAEN, *Ratio Medendi* ; Vienne, 1755, *in*-8. 12 vol. Paris, *Didot*, 1761-1774, *in*-12, 9 vol. Cap. 5. §. 2.

(*d*) JACOBI & LOESEKE, cités par VOGEL, *Hiftoria Materiæ Medicæ* ; Francfort, 1760, *in* 8. ibid. 1774, *in*-12.

(*e*) LEWIS, *An Experimental Hiftory of the Materia Medica* ; Londres, 1761 & 1784, *in*-4. en Latin, Zurich, 1771, *in*-8. en François, Paris, 1774, *in*-8. 3 vol.

(*f*) ANDRÉE, *Epilepf. Cafes*, p. 261.

(*g*) TISSOT, *Traité de l'Epilepfie* ; Paris, *Didot*, 1770, *in*-12. Art. XXVI.

(*h*) HILL, *The virues of Valerian in nervous diforders*, &c. Londres, 1758, *in*-8. 1771, *in*-8.

(*i*) KOELDERER, *Vifcum, plerarumque arborum planta parafitica* ; Strasbourg, 1747, *in*-4.

ont les mêmes propriétés, quel que soit l'arbre sur lequel ils viennent.

On peut consulter encore sur le *Guy*, 1°. *De Visco*, par *Léon-Fred.* HORNUNG; Altorf, 1706, *in-4...* 2°. *Visci analysis, ejusque in diversis morbis usus*, par *Balth. J.* BUCHWALD; Coppenhague, 1753, *in-4...* 3°. *Nützliche Medicinische Nachricht vom Teerwasser und dessen Tugenden aus dem Englischen übersetz*, par *Dieterie-Wessel* LINDEN; Amsterdam & Leipsick, 1746, *in-8.*

Koelderer a soumis le *Guy* à l'analyse; il a retiré de son écorce beaucoup d'Extrait résineux, & de son bois, un Extrait gommeux; *Linden* croit que c'est dans ce dernier que réside sa vertu.

PRÉPARATIONS OFFICINALES ANTI-SPASMODIQUES. De tous les remèdes connus sous le nom d'*Anti-spasmodiques*, excepté la *Valériane*, la *Pivoine*, les *Fleurs de Tilleul* & de *Muguet*, les plus usités font des compositions officinales.

POUDRE DE GUTTÈTE. On se sert très-usuellement à Montpellier de la *Poudre de Guttete*. Comme cette poudre se donne beaucoup, il faut l'examiner scrupuleusement. 1°. Le *Guy de chêne* n'y sert de rien. 2°. La *Fraxinelle* ou *Dictamne blanc* peut y faire quelque chose comme *Stomachique*; mais c'est bien incertain. 3°. La *Pivoine* y fait beaucoup. 4°. La *Semence d'Arroche* étant *vomitive*, peut exciter des petites secousses à

l'eſtomac, qui peuvent faire bien. 5°. Le *Corail*
eſt abſolument inutile , & n'eſt qu'*abſorbant.*
6°. La *Corne de pied d'élan* & le *Crâne humain*
y ſont tout auſſi peu utiles. 7°. Les *Feuilles d'or*
n'y ſont que *ad pompam.* On voit par-là que , dans
cette poudre , il y a plus de la moitié d'inutile ;
ainſi , quand on en ordonne quarante grains , ce
qui eſt la doſe commune , il n'y a que quinze
grains vraiment actifs ; car on ſait que pour que
ces différens remèdes puiſſent agir , il faut les
donner à deux gros ; même les plus forts , à cette
doſe , le ſont aſſez peu.

Cette poudre eſt regardée comme une eſpèce
de Spécifique dans les maladies nerveuſes , &
principalement dans l'épilepſie , le tremblement
convulſifs des membres , la paralyſie , &c. Mais
cette prétendue vertu *Anti-ſpaſmodique* , n'eſt
point conſtatée par un ſuccès décidé ; on pourroit
au contraire renvoier cette *Poudre* dans la foule
des remèdes inutiles. Ce n'eſt pas que quelques-uns
des ingrédiens qui la compoſent, ne puiſſent poſ-
ſéder réellement la vertu *Anti-ſpaſmodique* ; mais
quand cette vertu ſeroit d'ailleurs véritablement
démontrée, on ne ſauroit eſpérer aucun effet marqué de la petite doſe à laquelle on emploie communément cette poudre. La *Poudre Anti-ſpaſmo-*
dique , dont nous allons parler , vaut mieux.

POUDRE ANTI-SPASMODIQUE *de la Faculté de Paris.* Elle diffère de celle de *Guttete*, en ce que, outre les drogues ci-dessus, il y entre du *Succin*, du *Castoreum*, remèdes vraiment *Antispasmodiques*, & de la *Valériane*. Ainsi, elle est à préférer, parce que le nombre des drogues énergiques y est plus grand ; mais c'est toujours un mauvais remède, à cause des choses inutiles qu'il contient. Il vaut mieux ne point se servir de ces remèdes composés, & donner des substances simples. Cette poudre, pour être réellement efficace, doit être donnée à haute dose dans les maladies nerveuses ; sa dose ordinaire, qui est d'un demi-gros, ou d'un gros tout au plus, paroît insuffisante.

MUSC ; CIVETTE. Le *Musc* est une production animale ; c'est un suc séparé, & assemblé dans des poches qui sont à côté de l'intestin rectum de l'animal appellé *Musc*. La *Civette* est aussi un suc qui se trouve dans les bourses qui pendent hors du corps de l'animal du même nom. Ces sucs sont d'une nature balsamique, inflammable ; mais on ne s'en sert guère.

Un Anglois a beaucoup vanté le *Musc* dans un Ouvrage fait exprès, & il dit qu'à très-haute dose, il est bon contre la goutte ; mais on s'en

sert

fert peu. D'ailleurs, le vrai *Mufc* eft fort rare. Etant à Paris avec des gens qui l'auroient bien payé, quoiqu'énormement cher, nous n'en pûmes point trouver pour faire des expériences ; ainfi, ce n'eft pas un grand malheur, que de n'être pas certain fi les éloges qu'on lui donne font vrais, puifque fa rareté & fa cherté empêchent de s'en fervir. Ce qu'on vend communément fous le nom de *Mufc*, n'en eft pas, & n'eft ordinairement que de la *Civette*.

Cette dernière fubftance eft fort analogue au *Mufc*, & a été beaucoup vantée comme *Anti-épileptique* & *Anti-hyftérique* ; c'eft à ces deux derniers titres, qu'on l'emploie quelquefois dans les accès d'épilepfie ou de vapeurs hyftériques ; dans ces cas, on en frotte le nombril, la région du cœur & de l'eftomac ; on en applique même à l'orifice extérieur de la matrice chez les femmes ; mais on fe garde bien de la leur porter au nez, parce que fon odeur, comme toutes les odeurs agréables, eft alors dangereufe, d'après une obfervation connue de tout le monde ; elle paffe pour fpécifique dans l'inertie des organes de la génération, fur-tout chez les femmes, & pour remédier à leur ftérilité, lorfqu'elle provient de cette caufe

On attribue auffi cette dernière propriété au

Musc ; c'eſt d'après cette idée, qu'on fait avec ces deux ſubſtances & l'ambre gris, incorporés avec une huile par expreſſion, un onguent, dont on frotte les aînes & les lombes pour exciter à l'acte vénérien.

La *Civette* eſt auſſi fort chère, & on ne s'en ſert pas pour cette raiſon. Cependant, on pourroit l'emploier pour les Princes & les gens riches, chez leſquels ſouvent la cherté des drogues en fait tout le mérite.

Enfin, ces deux drogues ont été fort vantées en forme d'*Epithème*, dans les affections ſpaſmodiques ; mais il n'y a pas d'obſervation qui conſtate leur efficacité dans ce cas.

Les obſervations ne manquent point, quoiqu'en diſe M. *Venel*, ſur les vertus *anti-ſpaſmodiques* du *Muſc* ; elles étoient connues d'*Aëtius* : elles ont été célébrées par *Salomon Alberti* (*a*) ; mais c'eſt dans notre ſiècle principalement qu'on les a mieux apperçues. Pluſieurs Praticiens ont obſervé les bons effets de cette ſubſtance dans les maladies nerveuſes : M. *van Swieten* (*b*), dans la manie ; MM. *Haller* (*c*),

______

(*a*) *Orationes tres* ; Nuremberg, *Gerlach*, 1585, *in*-8. 1590, *in*-8. 1595, *in*-8. Diſcours II.

(*b*) *Comment. in* BOERHAAVII *Aphoriſm. de cognoſcendis & curandis morbis* ; Leide, 1743, Tom. III. p. 524.

(*c*) *Zentleman's magazine for the year*, 1743. Septembre.

Brookes (a) & *Massa* (b), dans l'épilepsie ; MM. *Pringle* (c),
Galeati (d) & *Brookes* (e), dans les convulsions. M. *Wall*
est celui qui en a parlé d'une manière plus positive, & qui
paroît avoir le plus approfondi la question. Ce Médecin
regarde cette vertu comme démontrée dans le *Musc* : il
assure même, d'après une longue expérience, que ce médicament n'a presque jamais trompé son attente, lorsqu'il a
été donné à une dose convenable. Il convient qu'il a été
obligé quelquefois de le répéter trois ou quatre fois ; mais
qu'il a presque toujours fini par remplir ses vues. Il attribue
le mauvais succès de ce remède entre les mains de plusieurs
Médecins, aux sophistications du *Musc* qu'ils ont emploié.
Il fixe la plus petite dose à six grains, & prévient qu'en
moindre quantité, il produit rarement quelque effet, qu'il
n'agit avec toute son activité, qu'à la dose de dix grains
& au-delà, pris à la fois : il assure que ce médicament, administré à forte dose, excite presque toujours une légère dia-
phorèse, sans causer ni chaleur, ni mal-aise ; qu'il ranime au
contraire le malade, qu'il calme ses souffrances, & que, dès
que la moéteur s'est établie, il survient un sommeil rafraîchissant ; il appuie ses assertions sur un grand nombre
d'observations de pratique bien présentées, & qui paroissent

(a) *General dispensatory* ; Londres, 1753, p. 74.

(b) *Journal Etranger*, Juillet 1760... *Gazette Salutaire*,
1765, n°. 27.

(c) *Essays and Observations Physical and Litterary read
before a Society in Edenburgh and published by them.* vol. 2,
Edimbourg, *Hamilton*, 1756.

(d) *Mémoires de l'Institut de Bologne*, Tome III.

(e) *General dispensatory*, 1753, p. 74.

intéreſſantes : on peut conſulter ſon Ouvrage intitulé *Medical Tracts* ; Oxford, 1781, *in*-8. La première pièce de ce Recueil concerne le *Muſc*.

Nous devons convenir cependant que ce remède ne nous a réuſſi qu'une fois, & qu'il ne nous a produit ſouvent aucun effet, quoique nous l'aions adminiſtré à forte doſe : nous connoiſſons pluſieurs Praticiens à Paris, entre les mains deſquels il n'a pas plus réuſſi ; peut-être cela vient-il du mauvais *Muſc* ou du *Muſc* ſophiſtiqué dont nous nous ſommes ſervis, étant très-difficile, ſuivant la remarque de M. *Venel*, de s'en procurer qui ſoit naturel ou vrai.

Il eſt important, d'après cela, de pouvoir s'aſſurer de la bonté du *Muſc*, qu'on veut emploier. On peut le diſtinguer de la *Civette* par ſon odeur, qui eſt beaucoup plus douce & plus agréable ; tandis que, de près, celle de la *Civette* eſt très-forte : il eſt vrai qu'on fait adoucir celle-ci, & en rendre l'odeur agréable, par différens mélanges, & le plus ſouvent avec du beurre, du fromage ou de la graiſſe ; mais ſi on en jette un peu ſur le feu, l'odeur du beurre ou du fromage ſe fait ſentir au travers de celle de la *Civette*. Quelquefois le *Muſc*, mis ſur un charbon ardent, après avoir répandu beaucoup de fumée, laiſſe des petits charbons ; il eſt alors falſifié par des corps étrangers. On ſophiſtique auſſi le *Muſc* en Aſie, & nous en recevons très-peu de pur ; mais il eſt difficile de trouver des moyens pour découvrir ou empêcher les fraudes.

Si le *Muſc* a eu ſes Sectateurs, il a eu auſſi ſes Détracteurs. M. *Tralles* a cherché à diminuer la bonne opinion qu'on pouvoit avoir de cette ſubſtance ; il prétend qu'elle agit fortement ſur les nerfs, qu'elle augmente la viteſſe du mouvement du ſang, qu'elle excite un grand degré de chaleur animale, qu'elle raréfie le fang, & le détermine vers la tête, qu'elle enivre, endort, caufe des douleurs, donne de l'oppreffion, des angoiffes, & pouffe aux plaifirs phyfiques de l'amour. Il conclut de ces effets qu'elle agit de même que l'*Opium*, & que par cette raifon on doit la raier de la lifte des médicamens (*a*).

Mais on pourroit répondre à M. *Tralles*, 1°. qu'il n'a vu peut-être le *Mufc* produire tous ces effets, que lorfqu'il a été donné dans les circonftances où nous allons dire qu'il faut s'en abftenir; 2°. que quoique le *Mufc* & l'*Opium* aient quelques effets qui leur foient communs, il paroît difficile de croire qu'on puiffe, à tous égards, fubftituer l'un à l'autre; l'odeur dégoutante du dernier, fon amertume exceffive & la diverfité de leur action évidente, les différencient trop effentiellement pour adopter cette hypothèfe.

On ne doit point prefcrire le *mufc* dans toutes les circonftances; on doit s'en abftenir dans la pléthore, lorfque le fang fe porte avec force à la tête, dans le cas de cacochylie des premières voies, d'obftructions, de chaleur vive; il augmenteroit alors la maladie, & pourroit faire beaucoup de mal : M. *Tiffot* en a vu des effets fâcheux dans une circonftance pareille (*b*).

M. *Reinik* vient de publier à Yena une Differtation, *De Mofcho naturali & arte facti*; ce Médecin y examine les

---

(*a*) Tralles, *De limitandis laudibus & abufu Mofchi in medelâ morborum*; Breflau, Meyer, 1783, in-8.

(*b*) Tissot, *Traité de l'Epilepfie*; Paris, *Didot*, 1770, in-12, Art. XXVI. §. 163.

différentes sophistications qu'on fait de cette substance, & indique les moyens de distinguer le *Musc naturel* du *Musc artificiel* ; il expose les propriétés différentes de l'un & de l'autre, & détermine l'usage qu'on peut en faire, & les effets qu'ils produisent dans diverses maladies.

HUILE DE DIPPEL. C'est une huile animale quelconque, rectifiée, fort noire & puante ; mais à mesure qu'on la distille, elle devient liquide, & perd une partie de sa mauvaise odeur. Cette *Huile* est fort chère, parce que, pour en avoir un gros, il faut en distiller deux ou trois livres, & c'est un travail très-long & très-cher. *Dippel* l'a vantée comme une panacée universelle ; elle est, selon lui, *fébrifuge*, *purgative*, *calmante*, *anodine*, & pendant le sommeil qu'elle procure, elle rétablit très-bien les forces. Maintenant on ne croit qu'à sa vertu *Anti-spasmodique*. J'en ai vu faire des expériences sur des épileptiques de tout âge, sans beaucoup de succès. On la donne d'abord par gouttes, & on en augmente ensuite la dose insensiblement. On se sert ordinairement de l'*Huile de corne de Cerf*, parce qu'il est plus facile de la retirer ; mais toute autre substance animale peut faire la même chose.

Dippel, Inventeur de cette Huile, à laquelle il a donné

son nom (*a*), & *Juncker* (*b*), la recommandent dans les maladies convulsives, sur-tout dans l'épilepsie, & se fondent sur leurs propres observations ; M. *Bosch* paroît aussi en faire beaucoup de cas (*c*) : nous trouvons encore MM. *Schaarschmid* & *Werlhof*, cités par M. *Tissot* (*d*), comme partisans de ce remède ; M. *Kundmann* l'a recommandée aussi comme un remède tres-efficace dans la goutte (*e*). Nous devons convenir cependant que ses succés sont en général très-bornés, & qu'on a souvent emploié inutilement cette Huile intérieurement. Elle est fort douce ; elle ne peut pas nuire : on peut par conséquent s'en servir sans inconvénient ; mais on ne doit point donner trop de confiance à son efficacité, & son usage ne doit point faire négliger celui des remedes dont l'effet est plus connu & plus certain.

On peut encore consulter sur cette Huile, *De Oleo animali Dippelii*, par M. *Mauchart* ; Tubingen, 1745, *in-4*.

(*a*) DIPPEL, *Vitæ animalis morbus & medicina, suæ vindicata origini* ; Leide, *Luchtmam*, 1711, *in-8*. Hambourg & Lubeck, 1730, *in 8*. en Allemand, Francfort & Leipsick, 1713, *in-4*. 1728-1736, *in-8*.

(*b*) JUNCKER, *Conspectus Therapeiæ generalis, cum notis in Materiam Medicam* ; La Haye, 1725, *in-4*. Halle, 1725-1750, *in 4*.

(*c*) BOSCH, *Historia Constitutionis Epidemicæ Verminosæ, quæ annis 1760, &c. per Insulam Overslacque & contiguam Goedereede graffata fuit* ; Leide, *Luchtmann*, 1769, *in-8*.

(*d*) TISSOT, *Traité de l'Epilepsie* ; Paris, *Didot*, 1770, *in-12*. Art. XXVIII.

(*e*) *De Liquore vulnerario Dippelii & secure remedio antipodagrico* ; Leipsick, 1732, *in-4*.

BAUME APOPLECTIQUE. On trouve dans les Pharmacopées, un *Baume apopleɛtique*, dont on se sert pour frotter la région du cœur & de l'estomac : il est ordinairement composé d'aromates. Ce sont de petits secours qu'on ne peut refuser, & qui font souvent du bien.

Outre toutes les façons d'administrer les *Anti-spasmodiques* dont nous avons parlé, on en frotte encore la région du cœur & de l'estomac, on les fait flairer, & on en fait des fumigations. Cela est très-usité dans les attaques hystériques. On les applique aussi en emplâtre ; mais les premières méthodes font plus efficaces. Les Charlatans tirent tous leurs secrets de ces drogues & des purgatifs forts.

On rapporte encore aux *anti-Spasmodiques* les remèdes suivans.

I. CAMPHRE. Il en a été parlé à l'article des *Calmans*.

II. *CASTOR* ou *CASTOREUM*. Il en fera parlé à l'article des *anti-Hystériques*.

III. *ASSA FŒTIDA*. Il est rapporté à la classe des *anti-Hystériques*.

IV. RHUE. Cette plante a été vantée depuis long-tems comme *anti-spasmodique* ; *Alexandre de Tralles* en a fait des grands éloges : il paroît cependant que ce Médecin de l'antiquité l'a regardée plutôt comme propre à faire cesser les accès épileptiques par son odeur forte, qu'à guérir la maladie. Si nous jugeons de la propriété des plantes par les signes évidens, nous regarderons la *Rhue* comme très-active, puisque, maniée long-tems dans les mains, elle les enflamme. On s'en sert peu, & par conséquent nous manquons d'observations sur ses effets : on emploie seulement quelquefois son Eau distillée, pour faire la base des potions *anti-épileptiques* & *anti-spasmodiques*. M. *Tissot* lui préfère l'*Esprit spiritueux de Rhue*, comme conservant toute la force du remède, & n'en perdant que la fétidité. Nous avons indiqué à l'article des *Antidotes*, les Ouvrages qui traitent de cette plante.

V. JUSQUIAME. Cette plante est placée, par quelques Auteurs de Matière Médicale, dans la classe des *anti-Spasmodiques*, d'après les observations de *Turquet de Mayerne* & de M. *Stærck* : le premier donne ses semences comme un remède puissant & universel contre les maladies convulsives, & sur-tout l'épilepsie, en commençant par six grains, & augmentant insensiblement cette dose jusqu'à un scrupule par jour (*a*) ; le dernier a vanté de même cette plante contre les convulsions *b*). Mais les essais qu'on en a faits n'ont pas été heureux. Parmi les Praticiens qui en ont vu non-seulement

---

(*a*) TURQUET DE MAYERNE, *Syntagma Praxeos Medicæ*, Londres, 1690, *in*-8. Augsbourg, 1691, *in*-8. Genève, 1692, *in*-12, en François, Lyon, 1693, *in*-8.

(*b*) STÆRCK, *Libellus de Stramonio, Hyosciamo & Aconito*; Vienne, *Trattner*, 1762, *in*-8. en François, Vienne [Paris, *Didot*] 1763, *in*-12.

l'inutilité, mais même les effets dangereux, nous ne citerons que MM. *Scardona* & *Greding*. Le premier a observé que cette plante nuit au cerveau, & que si elle suspend les paroxismes pendant quelque tems, ils deviennent ensuite plus violens (*a*); le dernier assure que les plus heureux des malades qu'il a vu en faire usage, ont été ceux auxquels ce remède n'a point fait de mal, tandis qu'il a aggravé la maladie chez quelques-uns, & accéléré la mort chez quelques autres (*b*). C'est en effet un remède dangereux, dont il est prudent de se proscrire l'usage, sur-tout la classe des *anti-Spasmodiques* contenant tant d'autres médicamens, dont l'effet est plus certain & l'action exempte de danger. Nous avons déjà parlé de l'usage intérieur de cette plante.

VI. FEUILLES D'ORANGER. Elles ont été mises en usage à La Haye, il y a quelques années, par un Charlatan, qui en faisoit un secret, & qui les donnoit comme un spécifique dans les maladies convulsives, & sur-tout dans l'épilepsie. On en a fait ensuite des expériences à Vienne, qui ont eu beaucoup de succès; M. *de Haen* a guéri, par leur moyen, une fille de dix-huit ans sujette à des convulsions violentes (*c*); M. *Locher* les a emploiées, soit en poudre, soit en infusion, sur un grand nombre de malades de l'Hôpital de Saint-Marc, attaqués d'épilepsie: par leur moyen, il a éloigné

(*a*) SCARDONA, *Aphorismi de morbis cognoscendis & curandis;* Lib. I. Cap. 8.

(*b*) GREDING, *Adversaria Medico-practica;* Leipsick, 1769, in 8. p. 88.

(*c*) DE HAEN, *Ratio Medendi, &c.* déjà cité plusieurs fois, *Part. VII. Chap. 7. § 4.*

les paroxismes chez quelques uns , modéré leur violence
chez quelques autres, & opéré des guérisons parfaites chez
quelques malades ; il assure n'avoir point trouvé de remède
aussi efficace (*a*). M. *Hannes* a guéri à Vesel , avec ces
Feuilles , un enfant épileptique , dont la maladie avoit résisté
à tous les autres remèdes (*b*) : enfin , M. *Crantz* nous apprend
que MM. *van-Swieten* & *Stoerck* en ont obtenu aussi des
succès (*c*).

On peut regarder en effet les *Feuilles d'Oranger* comme
un bon remede ; leur saveur suffit pour le faire présumer :
mais il faut être en garde contre les merveilles qu'on en
raconte , & ne point donner trop d'étendue à leurs propriétés.
Nous ne les avons pas emploiées ; mais nous avons un
Praticien éclairé, qui en a fait des essais avec beaucoup de
sagesse & de discernement ; c'est M. *Tissot* : il les a emploiées
dans l'épilepsie , dans les convulsions & dans les vapeurs ; il
les a vues faire quelquefois du bien dans l'épilepsie ; mais
cela n'a jamais été jusqu'à la guérison : il les croit inférieures
à la racine de *Valériane*. Il les a vu réussir quelquefois dans
les simples convulsions, & leur usage en tisanne faire beaucoup de bien à une femme dont le genre nerveux étoit très-

---

(*a*) LOCHER , *Observationes practicæ circa Luem Veneream ,
Epilepsiam & Maniam* ; Vienne , *Trattner* , 1762 , *in-8.*
Liv. 2.

(*b*) HANNES , *Epistola de Puero Epileptico Foliis Aurantiorum sanato ;* Vesel , 1767 , p. 55.

(*c*) CRANTZ , *Materia Medica & Chirurgica ;* Vienne ,
Trattner , 1762 , *in-8.* 3 vol. 1766 , *in-8.* 3 vol. Louvain ,
1772 , *in-8.* 2 vol. Part. I.

mobile & très-facile à irriter (*a*). Nous croïons d'après cela qu'on peut emploïer ce remède dans les maladies convulsives, non comme devant opérer la guérifon, mais comme remède acceffoire, propre à foulager le malade & à diminuer les accidens.

On donne ces Feuilles, 1°. en infufion, à fix gros fur vingt onces d'eau pour toute la journée; 2°. en décoction, à demie once dans vingt onces d'eau, auffi pour toute la journée; 3°. defféchées & en poudre, de demi-gros à un gros, trois ou quatre fois par jour; 4°. en poudre dans du chocolat, ainfi que le faifoit le Charlatan qui les a mifes en ufage.

VI. *ENS VENERIS.* C'eft une teinture de cuivre, qui a été recommandée comme *anti Spafmodique* & fur-tout *anti-Epileptique.* Nous la regardons comme très-dangereufe, & nous n'en parlons que pour prévenir fur les effets fâcheux qui peuvent être la fuite de fon ufage. Ce remède eft un vrai poifon; l'iffue en eft par conféquent très-douteufe: on l'a vu fouvent non-feulement aggraver la maladie, mais même donner la mort pendant fon opération. Les Médecins ne l'emploient jamais, & ce ne peut être qu'un remède de Charlatan. On ne fauroit donc être affez en garde contre les éloges qu'on pourroit lui donner.

VII. FLEURS DE ZINC. Ces Fleurs étoient feulement regardées comme *Sudorifiques*, & n'étoient point emploiées dans l'ufage intérieur : des expériences modernes doivent les

---

(*a*) TISSOT, *Traité de l'Epilepfie*, Paris, 1770, *in-12*, Art. XXVI.

faire placer parmi les *anti-Spasmodiques.* Nous devons la connoissance de cette propriété à un Charlatan qui les donnoit sous le nom de *LunaFixata*, & d'après lequel M. *Gaubius* les a emploiées avec succès dans le traitement des maladies spasmodiques & convulsives. Plusieurs Praticiens Anglois, Hollandois & Allemands les ont mises en usage, d'après le témoignage de ce Médecin, & en ont obtenu les mêmes succès; tels sont MM. *Beireis*, *Crell*, *Martini*, *Hagen*, *Hurlebusch*, *van Doerverer*, *Hart*, *Stolte*, qui les ont vu réussir dans l'épilepsie, soit accidentelle, soit invétérée, la danse de saint With, les convulsions violentes, la coqueluche, les affections hystériques. Nous ne connoissons que M. *Pett*, qui ait vu les accidens épileptiques devenir plus graves par l'usage de ce remede. On donne ces Fleurs à la dose d'un demi-grain ou d'un grain plusieurs fois dans le jour : il y a des exemples de guérisons opérées par la seule dose de deux grains tous les jours; mais souvent il a fallu la porter plus loin; M. *Gaubius* l'a poussée jusqu'à un grain toutes les deux heures. MM. *Hart* (*a*) & *Hurlebusch* (*b*) ont réuni les observations de ces différens Praticiens sur les effets de ce remede, & les détails relatifs à son administration; leurs Ouvrages contiennent un Précis intéressant & instructif.

(*a*) HART, *De Zinco, ejusque Florum usu medico, observationibus confirmato;* Leide, 1772, *in-*4.

(*b*) HURLEBUSCH, *Dissertatio Zincum Medicum inquirens;* Helmstadt, 1777, *in-*4.

§. I I I.

DES HYSTÉRIQUES OU ANTI-HYSTÉRIQUES.

Les remèdes *Hystériques* ou *Anti-hystériques*, ressemblent beaucoup aux *Anti spasmodiques*, & même la plupart de ces derniers sont emploiés à titre d'*Hystériques*, tels que le *Musc*, la *Civette*, en se précautionnant de leur odeur agréable. En effet, on a observé que ces sortes d'odeurs douces, augmentent les attaques hystériques, & qu'au contraire, les corps très-puans, les poils, la corne qu'on fait brûler, soulagent beaucoup dans cette maladie. C'est pourquoi on fait une classe particulière des *gravè olentia*, c'est-à-dire, des drogues qui ont une odeur très-désagréable. On regarde, à cause de cette qualité puante, le *Castoreum* comme un des plus puissans *Hystériques*.

Les remèdes emploiés, outre les *Anti-spasmo-diques* que nous avons déjà dit être *Hystériques*, sont les *Gommes-résines*, dont nous avons parlé plusieurs fois ; mais il faut choisir les plus puantes, telle que l'*Assa fœtida* & le *Galbanum*, l'*Aristoloche ronde* & le *Castoreum*, le *Succin* & le *Jayet*, qui lui est fort analogue. On se sert quelquefois de ces drogues extérieurement en fumigation à l'orifice de la vulve ; on en a éprouvé quelquefois de bons effets.

GALBANUM & ASSA FŒTIDA. On emploie rarement ces substances seules à l'intérieur, & dans les préparations magistrales. On pourroit cependant très-bien s'en servir dans les grands accès des passions hystériques, où l'on a besoin d'un prompt secours ; on les prescrit alors dans les potions , ou sous forme solide. Au reste, on s'en sert très-peu, à cause de leur puanteur insupportable , & parce qu'elles ne sont guère solubles par les menstrues aqueux ; cependant, quand on peut vaincre la répugnance des malades, il faut les emploier, & elles réussissent assez bien ; car ici, lorsque de dix personnes, une se trouve soulagée par un remède, on dit que ce remède réussit très-bien. La dose en est d'un ou deux gros dans les potions qu'on donne à cuillerées & à différentes reprises. On peut les mêler avec du vin ; elles s'y dissolvent un peu mieux que dans l'eau. Leur principal usage est dans les emplâtres , fomentations, linimens & fumigations.

Il y a une dispute entre les Pharmacologistes, pour savoir si le *Lazer*, le *Symphium*, & le *Suc Cirénaïque* que les Anciens ont tant vanté, non-seulement comme drogues , mais comme assaisonnement, étoient notre *Assa fœtida*; il y a apparence que ces drogues sont les mêmes : on peut voir à ce sujet *Kempfer*, *Geoffroy* & *Leclerc*, *Histoire de la Médecine* (a).

Les Perses, de chez qui nous tirons l'*Assa fœtida*, l'appellent *Manger des Dieux* ; & nous, *Stercus Diaboli*, *Merde du Diable*. Il ne faut pas disputer des goûts. L'*Assa fœtida* n'est pas plus puant que l'ail, & il y a beaucoup de gens en France qui mangent de l'ail, & le trouvent délicieux. Au reste, ces deux remèdes, le *Galbanum* & l'*Assa fœtida*, sont de puissans *Ecboliques*.

______

(*a*) Nous savons aujourd'hui très-positivement que l'*Assa-fœtida* est une substance qui découle d'une plante ombellifère, sérulacée, de la classe pentandrique, que *Linné* a appellé *Ferula Assa-fœtida*. Nous devons cette connoissance à *Kempfer*, qui, après avoir entrepris un voyage long & pénible, dans la seule vue de connoître cette plante, nous en a donné une description exacte; on peut voir ses *Amœnitatum exoticarum politico-physico-medicarum Fasciculi V* ; Lemgoviæ, *Meyer*, 1712. *in-4. Fascic. I.* n°. 5. On peut consulter, sur les propriétés de cette substance, la Dissertation *De Assâ Fœtidâ*, par M. PUNDT; Gottingue, *Dieterich*, 1778, *in-4*.

ARISTOLOCHIA; *Ariſtoloche* (a). Il y en a quatre eſpèces ; la *ronde*, la *longue*, la *clématite*, & la *petite* ou *Piſtoloche*. On ne ſe ſert que de la première avec raiſon ; elle eſt la plus efficace. Elles viennent en abondance dans la Provence, le Languedoc & le Rouſſillon, d'où on les envoie à Paris, & dans les pays ſeptentrionaux.

L'*Ariſtoloche* eſt âcre, amère, vive ; ce qui annonce en elle une vertu précieuſe ; c'eſt auſſi pour cela qu'on trouve peu de perſonnes qui oſent l'emploier dans les bouillons. On la donne en poudre, à la doſe d'un ou deux gros, & en bol, à trois gros : elle ſeroit meilleure en décoction, ſi les malades vouloient s'en accommoder.

C'eſt un des meilleurs *Emménagogues* connus, lorſque l'indication de faire couler les règles ſe trouve jointe à celle d'arrêter le ſpaſme. Elle tient, avec la *Valériane*, le premier rang parmi les *Hyſteriques* ; ſon uſage eſt fort ancien, *Hippocrate* s'en eſt ſervi dans les maladies des femmes.

(a) Voyez, *De Ariſtolochia*, par *Guillaume-Emmanuel* FORSTER ; Altdorf, 1719, *in*-4. Cette plante a réuſſi quelquefois, ſuivant quelques Auteurs, dans la goutte : on peut conſulter deux Obſervations de *God. Klaunig* & de *God. Held*, qui concernent ſes propriétés dans cette maladie. [*Miſc. Acad. Nat. Cur.* Cent. V. & VII.]

Tome II.   T

Elle est *ébolique*, & par conséquent contre-indiquée dans les cas de grossesse. Le nom d'*Aristoloche* lui vient de sa vertu *aristolochique*.

CASTOREUM (a). Il est fort analogue au *Musc* ; mais il ne faut pas croire que le *Castor* soit le seul qui porte dans des bourses particulières, une substance inflammable & légérement balsamique : cela lui est commun avec le *Musc*, le *Chat-musqué*, la *Fouine*, le *Bléreau*, la *Civette* & la *Belette*. On raconte que quand les *Castors* sont poursuivis par les Chasseurs, ils se coupent les bourses qui contiennent ce suc, & les laissent en chemin, voyant bien que c'est pour cela seul qu'on les poursuit : cette histoire est ridicule ; car les bourses sont dans l'intérieur. On ne croit plus maintenant que ce soit les testicules du *Castor* qui fournissent le *Castoreum* : les dissections ont démontré que ce suc est contenu dans des sacs particuliers.

C'est un des remèdes des plus célèbres contre la passion hystérique. On le donne communément en substance, mais à trop petite dose ; car il faut l'employer à un ou deux gros pour qu'il agisse

---

(a) Voyez, *Leçons publiques sur le Succin*, *l'Opium*, *le Gérofle & le Castoreum*, par *Gaspard* NEUMANN; Berlin, 1730, *in-4.* en Allemand.

paſſablement. La *Teinture* qu'on en retire avec
l'Eſprit-de-vin , quoique très-peu chargée ,
cette liqueur le diſſolvant aſſez mal , eſt aſſez
efficace , pourvu qu'on la donne à doſe convenable , parce que le *Caſtoreum* y eſt extrêmement
diviſé , ce qui , comme nous l'avons déjà dit , eſt
une grande qualité pour un remède ; la doſe pourroit être portée ſans inconvénient juſqu'à une
once ; mais il faut en mettre au moins deux gros
pour une potion.

Enfin , le *Caſtoreum* entre dans toutes les compoſitions officinales hyſtériques ; c'eſt l'*Hyſtérique*
par excellence.

Le *Caſtoreum* a beaucoup perdu de ſon crédit depuis le
commencement de ce ſiécle : pluſieurs habiles Praticiens ſe
ſont élevés contre ſon uſage , & ont concouru , par leurs
témoignages & leurs obſervations , à déprimer ſes propriétés.
Rivinus a été le premier qui a révoqué en doute les grands
effets qu'on lui attribuoit ; il auroit voulu qu'on l'eut ſup-
primé dans les Pharmacies , où il ne ſert , ſelon lui , qu'à
répandre une mauvaiſe odeur (a). *Juncker* l'a préſenté comme
ne ſoulageant que pour quelques momens , dans l'épilepſie ,
les vapeurs & les maux de nerfs , aggravant enſuite la maladie , donnant lieu ſur-tout à un embarras conſidérable à
la tête & à des angoiſſes de l'eſtomac , par conſéquent

(a) RIVINUS , *Cenſura Medicamentorum Officinalium ;*
Leipſick , 1701 , *in-*4. Ch. 2, §. 8.

T 2

comme nuisible & quelquefois dangereux (*a*). *Neumann*, d'après les analyses qu'il en a faites, le croit insuffisant pour opérer les effets qu'on lui attribue (*b*). *Alexander* conclut de ses observations, qu'on ne doit en attendre aucun bien dans les maladies spasmodiques, & qu'il ne mérite aucune place dans la liste des médicamens (*c*). Enfin, M. *Tissot* le croit aussi un remède inefficace & inutile, qui mériteroit absolument d'être proscrit (*d*).

Nous pensons à-peu-près comme ces Praticiens ; nous avons beaucoup emploié ce remède pendant quelque tems: le plus souvent nous n'en avons observé aucun effet ; lorsqu'il en a produit quelqu'un, il a été si léger & si court, qu'il ne mérite point qu'on s'y arrête & qu'on donne aux malades le désagrément d'un remède aussi dégoutant. Peut-être nos mauvais succès dépendent-ils de la mauvaise qualité du *Castoreum* ; ce médicament est souvent sophistiqué, se conserve mal & se gâte aisément : il est très-difficile d'en avoir de pur & de bon.

(*a*) JUNCKER , *Conspectus Medicinæ theoretico-practicæ* ; Halle, 1730-1738 , *in-4*. 2 vol. *ibid.* 1744 , *in-4*. 2 vol. en François, Paris, *Hardy* , 1757 , *in-12* , 6 vol. Tab. 37. Caut. 35. & Tab. 55. Caut. 5.

(*b*) NEUMANN, *The Chemical Worcks* ; Londres, *Johnston*, 1759 , *in-4*. *ibid.* 1773 , *in-8*. 2 vol.

(*c*) ALEXANDER, *Experimental Essays on the application of anti-Septiks in putrid diseases* ; Londres, *Dilly* , 1768. *in-8*. p. 87.

(*d*) TISSOT , *Traité de l'Epilepsie* ; Paris , 1770 , *in-12* , Art. XXVII.

SUCCINUM , KARABE ; *Succin* , *Karabé* , *Ambre jaune* (*a*). On le donnoit autrefois en fub-
ftance , mais fort mal à propos : aujourd'hui on emploie fes produits chimiques , fon *Sel* qui peut avoir quelque vertu (*b*) , mais principalement fon *Huile* : on feroit très-utilement avec celle-ci un *Oleo-Saccharum* ; mais on a coutume de la joindre aux potions, où elle furnage : elle eft fort âcre & incendiaire. Il faut remarquer que trente gouttes de cette *Huile* en *Oleo - Saccharum* font moins dangereufes , que quinze gouttes qui furnagent fur une potion où elle eft à nud.

GAGATES, SUCCINUM NIGRUM ; *Jais* , *Jayet*. C'eft un autre bitume , dont l'analyfe chimique prouve l'analogie avec le charbon de terre , & qui n'en diffère prefque , que par un plus grand degré de pureté & une moindre proportion de parties terreftres. Il donne les mêmes principes que le *Succin* : fon huile a abfolument les mêmes vertus ; mais on la craint beaucoup.

(*a*) Voyez , 1°. *De Succino* , *ejufque fummâ in Medicinâ efficaciâ* , par *Phil. Jacq.* HARTMANN ; Leide , 1710 , *in*-4.... 2°. *Leçons publiques fur le Succin* , *l'Opium* , *le Géroffe & le Caftoreum* , par *Gafp.* NEUMANN ; Berlin , 1730 , *in*-4. en Allemand.

(*b*) Voyez , *De Salibus Succineis* , par *J. Gotr.* LEONARDI ; Leipfick , 1775 , *in*-4.

Malgré les propriétés émollientes & résolutives que *Dioscoride* & *Aëtius* ont attribué à ce bitume, on ne s'en sert point en Médecine. On n'emploie tout au plus, & encore très-peu, que son Huile, soit noire, soit rectifiée ; on la fait flairer aux femmes pendant les paroxismes de passion hystérique : l'odeur bien forte qui s'en exhale, les soulage quelquefois. Quelques Médecins donnent intérieurement cette Huile rectifiée contre la même maladie, ainsi que dans la suppression des règles & des lochies ; mais les effets n'en sont pas merveilleux.

Il y a une fable chez le peuple ; on croit que ce remède tue la matrice, regardée par la populace comme un animal furieux, qu'il rend les femmes stériles, & qu'un Médecin ne doit jamais l'ordonner sans la permission du mari ; il y a même des Médecins qui ont la petitesse de croire cela bonnement, & qui n'oseroient s'en servir.

§. IV.

DES ANTI-SCORBUTIQUES.

On n'a pas appellé *anti-Scorbutiques* tous les remèdes contre le scorbut ; car les *Relâchans*, le *Petit-Lait* sont quelquefois bons, sans cependant porter ce nom. On a réservé le titre d'*Anti-*

Scorbutiques à certains médicamens qu'on a cru appropriés à cette maladie, & la guérir le plus souvent.

La distinction de scorbut de terre & scorbut de mer, de scorbut chaud & scorbut froid, de scorbut acide & scorbut alcali, a été sagement réfutée par *Lind*, qui a fait un excellent Traité sur cette maladie (*a*).

La plupart des *anti-Scorbutiques* sont tirés de la classe des *Crucifères* de *Tournefort*, qui contiennent toutes un alcali-volatil, plus ou moins manifeste. Ce sont principalement le *Cochlearia*, le *Cresson*, le *Passerage*, le *Navet*, le *Raifort-sauvage*, &c. Ces plantes ne diffèrent entr'elles que par le degré d'activité (*b*). On rapporte ordinairement à la même classe le *Beccabunga*; mais il ne faut point l'y ranger à titre de *Crucifère* : il appartient à une autre famille ; c'est un *Amer* qui fait assez de bien dans le scorbut.

On prescrit ces plantes sous des formes différentes. On en donne le suc, ou bien la décoction

---

(*a*) *A Treatife on the Scurvy* ; Edimbourg, 1753, *in-8.* traduit en François, Paris, *Ganeau*, 1756, *in-12*, 2 vol. *ibid.* 1771, *in-12*, 2 vol.

(*b*) Voyez, *Analyfis plantarum anti-Scorbuticarum*, par M. ALTMANN ; Vienne, 1766, *in-8.*

T 4

dans des bouillons : ce fuc contient en entier l'alcali-volatil ; mais il faut obferver de ne point le clarifier, ni épurer par le feu : la meilleure façon eft de le filtrer ; on en fépare ainfi très-bien toutes les fécules. Quand on les donne dans les bouillons, on perd en grande partie le principe volatil ; néanmoins, elles font toujours du bien, à caufe du nitre contenu dans l'extrait qu'elles fourniffent. Mais il y a un moyen d'empêcher la perte de l'alcali-volatil, c'eft de préparer les bouillons au bain-marie, ou de n'ajouter les plantes que fur la fin de l'ébullition, ou enfin, d'y ajouter l'alcali-volatil tiré des mêmes plantes ; par ce moyen on a les deux principes. On donne le fuc de ces plantes à la dofe de trois ou quatre onces, feul, ou coupé avec du lait.

On prépare encore avec les *Plantes anti-fcorbutiques*, des *Sirops*, dans lefquels on réunit les deux principes médicamenteux. On met ces plantes dans un alambic avec de l'eau ; la partie la plus fubtile paffe en forme de vapeur dans un récipient adapté au bas du chapiteau, & l'eau bouillant dans l'alambic, tire l'extrait ; on fait enfuite le *Sirop*, en ajoutant une fuffifante quantité de fucre à l'efprit qui eft paffé dans le récipient. On fait un autre *Sirop* avec la décoction qui eft reftée dans l'alambic. On mêle enfuite ces deux *Sirops*, & on réunit par-là les deux principes de ces plantes. Ces *Sirops* font fort emploiés pour édulcorer les bouillons & les apofêmes *anti-fcorbutiques*.

Enfin, on prépare avec ces plantes, des *Eaux diftillées* & des *Efprits ardens*, qui fervent, les premiers pour aromatifer les apofêmes, & les feconds à l'extérieur, pour raffermir les gencives.

Le fuc & la conferve de ces plantes confervent toutes leurs vertus; l'extrait n'en contient que les parties fines; l'efprit & l'eau diftillée, n'en retiennent que les parties volatiles; ainfi, une bonne manière d'animer l'extrait, eft de le donner avec l'efprit ou l'eau diftillée; fans cette addition, cet extrait ne pofféderoit que les vertus communes à tous les extraits nitreux. Tout ceci doit s'entendre fur-tout du *Cochléaria*, qui tient le premier rang parmi les plantes *Anti-fcorbutiques*. Quelques Scorbutiques ont un palais qui ne peut s'accommoder de l'âcreté du *Cochléaria*, & qui fe trouve bien de le manger fans aucune préparation; ce feroit peut-être la meilleure façon de le donner, fur-tout dans le fcorbut confirmé.

Le *Suc* & l'*Efprit de Cochléaria*, celui-ci fur-tout, font fort ufités extérieurement dans le traitement des ulcères fcorbutiques, dans les gonflemens fanguinolens des gencives, dans leur exulcération, lorfque les dents tremblent, &c. Dans le cas de relâchement & de pâleur des gencives, on les frotte avec les feuilles fraîches de cette plante, & ce moyen réuffit fouvent.

M. *Venel* ne fait aucune mention des Acides végétaux qui méritent une place diftinguée parmi les *anti-Scorbutiques*, tels que les *Citrons*, les *Limons*, les *Oranges*, l'*Ofeille*, &c. Leur feul ufage a opéré très-fouvent des guérifons complettes. Il faut cependant diftinguer les tems & les degrés du fcorbut, pour déterminer ceux où il faut emploier de préférence les acides ou les plantes cruciferes. Nous ne pouvons nous étendre davantage : nous ne donnons point ici un traité du fcorbut ; on peut confulter les Auteurs qui ont écrit fur cette matière, comme 1°. l'Ouvrage de M. *Lind*, que nous avons déjà indiqué ; 2°. *Traité fur les maladies des gens de mer*, par M. POISSONNIER DESPER-RIERES ; Paris, Imprimerie Royale, 1780, *in-8*.

<h2 style="text-align:center">§ V.</h2>

<h2 style="text-align:center">DES FÉBRIFUGES.</h2>

Quoique par *Fébrifuge* on puiffe entendre un remède contre les fièvres en général, cependant l'ufage a reftraint la fignification de ce mot aux remèdes des fièvres intermittentes.

Nous avons, nous Modernes, depuis environ cent ans, un *Fébrifuge* qui a tellement furpaffé les autres en efficacité, qu'il les a fait tous oublier ; auſſi , depuis ſa découverte , les amers , principalement aromatiques , la *Germandrée* , le *Petit-Chêne* , l'*Ivette* , l'*Auronne* (*Abrotanum*) , la *Grande Abſynthe* , la *Racine de Gentiane* , les *Fleurs de Camomille* , la *Racine de Serpentaire* ou *Vipérine de Virginie* , les *Teintures aromatiques* des Chimiſtes , les *Abſorbans* , leurs *Sels acides* , *alcalis* , *nitreux* , *ammoniacaux* , ſur leſquels rouloit autrefois la curation des fièvres intermittentes , ont été preſque bannis de la pratique de la Médecine dans les fièvres ; même quelques autres remèdes propoſés depuis la découverte de ce fameux médicament , n'ont pu prendre vogue , étant d'une efficacité inférieure : la *Caſcarille* , par exemple , eſt dans ce cas.

KINAKINA , *CORTEX PERUVIANUS* , *CORTEX FEBRIFUGUS* ; *Palo de Calenturas* des Eſpagnols , *Quinquina* , *Poudre des Pères* , *Poudre Jéſuitique* , nom qui eſt encore aſſez commun en Angleterre ; *Poudre de la Comteſſe* , *Poudre du Cardinal de Lugo*.

C'eſt-là notre fameux & ſouverain *Fébrifuge*. Le *Quinquina* doit être amer ; non carié , ſans écorce extérieure. *Geoffroy* dit qu'il a une odeur aromatique qui n'eſt pas déſagréable ; mais cela n'eſt pas bien conſtaté. Il eſt fort ſec , fort caſfant ; on doit rejetter celui qui eſt inſipide , carié , dur comme du bois , & enfin , prendre garde que ce ne ſoit quelqu'autre écorce trompée dans l'aloës.

Il feroit infini de détailler les uſages du *Quinquina* ; ce feroit faire un Traité des Fièvres. Les Médecins ſont aſſez diviſés ſur ce remède , comme ſur tous les autres remèdes fameux ; les uns l'ont vanté ſans ménagement ; les autres l'ont abſolument proſcrit , comme *Stahl.* Cependant , ſon uſage eſt très-éprouvé , ſur-tout dans les fièvres intermittentes d'Automne , dans celles qui ſurviennent dans les lieux marécageux , où ces maladies ſont endémiques , dans les fièvres malignes , putrides , avec un caractère gangréneux , dans les fièvres hectiques des phthiſiques : *Morton* rapporte des obſervations qui prouvent que la Teinture du *Quinquina* fait aſſez bien dans ce cas ; enfin, on s'en ſert ſur la fin des dyſſenteries putrides. Quant aux fièvres aiguës , on a toujours ſu qu'il n'y a point de ſpécifique pour ces maladies , & que la Nature eſt *leur grand Médecin.*

Les ennemis du *Quinquina* lui reprochent de maſquer les fièvres , plutôt que de les guérir , de produire ſouvent des obſtructions , des hydropiſies , des tympanites , de s'oppoſer aux criſes , de donner occaſion à des rechutes rebelles , &

même de changer les fièvres intermittentes en continues aiguës, &c. *Stahl* entr'autres lui fait tous ces reproches, & dit que le *Quinquina* n'a jamais manqué d'être dangereux, sur-tout employé trop fréquemment & à trop haute dose. Les partisans de ce remède nient tout cela, ne s'occupent que de ses effets présens, & en font des grands éloges.

Les Médecins sages, modérés, non prévenus & qui estiment les choses à leur juste valeur, disent, 1°. qu'il n'est pas vrai que le *Quinquina* guérisse sans évacuation, & regardent les guérisons opérées par ce remède sans évacuation, comme toujours suspectes. 2°. Ils l'administrent de manière à ne point négliger les évacuations, soit en évacuant d'avance, soit en le rendant purgatif, quoiqu'en général ils aient observé qu'il ne faut pas purger après son usage. 3°. Enfin, que les Praticiens exacts doivent attendre l'instant favorable pour l'administrer, c'est-à-dire, qu'ils ne doivent y venir que lorsqu'il y a des signes de coction, & que les urines commencent à s'épaissir, &c., qu'alors on le donne sans danger & avec succès.

La plus grande partie du *Quinquina* est un squélete terreux, comme dans toutes les écorces. Il contient deux principes, un extractif, &

l'autre réfineux, qu'il eft fort difficile de féparer; l'extrait domine cependant ; car le véritable menftrue du *Quinquina* eft l'eau : enfin cette écorce n'a aucune partie mobile.

Il y a un tour de main ingénieux pour avoir du *Quinquina* de différentes vertus. Quand on le pile légèrement & qu'on le tamife , on n'a d'abord prefque que l'écorce extérieure , qui eft toute terre ; enfuite , quand on pile davantage & qu'on tamife, on a un *Quinquina* de plus grande vertu : c'eft le plus parfait. Cette invention eft fort ingénieufe & fort utile ; par exemple, quand on a deffein d'abforber , on donne le premier , qui , comme très - terreux , eft très-*abforbant* : quand on veut arrêter la fièvre , on donne le fecond. Cela pourroit encore fe faire par une longue décoction , & on obtiendroit du *Quinquina* de différentes vertus , auffi-bien que par la trituration ; car on fait que non-feulement la décoction tire l'extrait aux parties folubles , mais encore qu'elle précipite les parties terreufes. On prépare avec le *Quinquina* l'*Extrait* nommé très-mal à propos *Sel de la Garaye* ; car c'eft plutôt un *Extrait* qu'un *Sel* ; cet Extrait contient une vertu de *Quinquina* dans la plus petite dofe poffible.

On convient que la partie extractive eft la

vraiment médicamenteuse : la terre peut bien
y faire quelque chose ; mais cela n'est pas évident. La meilleure façon de le donner est de le
prescrire en substance dans le vin , sur-tout lorsqu'il y a du relâchement , & que c'est dans des
endroits marécageux ; alors il faut l'emploier à
haute dose , à une ou deux onces par jour , en
distribuant cette dose de façon, qu'on puisse en
faire prendre tout le jour , de trois en trois
heures. On en donne ainsi tous les jours jusqu'à ce
que les accès soient fixés ; on le continue pendant
quinze jours, si c'est en automne, crainte de re-
chûte. En *Teinture* , on l'emploie à la dose de
deux onces , bouilli dans deux pintes d'eau qu'on
réduit à une. On le prescrit aussi en Opiate. Plusieurs personnes , qui ont des secrets pour les
fièvres intermittentes, font du *Quinquina* la base
de leurs remèdes. L'Opiate la plus commune de
ce pays , se fait en incorporant le *Quinquina* avec
du Miel ; on en a vu d'assez bons effets.

Enfin on mêle le *Quinquina* aux purgatifs ,
à la *Rhubarbe* , au *Jalap* , au *Turbit* , & on a vu
qu'il faisoit des merveilles , sur-tout dans les
endroits marécageux ; car il faut observer en
passant qu'il y a rarement des fièvres intermittentes dans les endroits où l'air est sain. On a

observé avec raison que le *Quinquina* aide beaucoup à la vertu des purgatifs, & qu'alors les remèdes donnés avec le *Quinquina*, à moitié dose, opèrent très-bien ; deux gros de *Quinquina*, demi-gros de *Rhubarbe*, ou huit grains de *Jalap*, suffisent. On le joint aussi quelquefois aux Aromatiques amers, à la *Zédoaire*, au *Gingembre*, au *Pyrethre*, au *Sel Ammoniac*, au *Tartre vitriolé*, à l'*Alcali-fixe*, & on en observe de très-bons effets. Il faut prendre garde de ne pas mêler l'*Alcali-fixe* avec le *Sel Ammoniac* : on n'auroit alors ni l'un ni l'autre ; l'*Alcali-fixe* décomposeroit le *Sel Ammoniac*. Enfin on le combine aussi quelquefois avec les *Narcotiques*, dans le cas de spasme & d'insomnie, qui ne cèdent à aucun remède (*a*).

CASCARILLE. Elle est fort analogue au *Quinquina* ; elle est un peu plus amère & aromatique. On la connoît depuis environ trente ans ; elle a toutes les vertus du *Quinquina* ; mais celui-ci

---

(*a*) Il y a quelques observations à faire sur les différences du *Quinquina rouge* & du *Quinquina ordinaire* ; nous nous en occuperons dans les Additions à cet article.

est préféré (*a*). On peut dire la même chose de la *Zédoaire* (*b*) & de la *Serpentaire de Virginie* (*c*).

(*a*) M. *Venel* suppose mal à-propos que la *Cascarille* n'est connue que depuis environ trente ans ; elle étoit emploiée comme *Fébrifuge*, dès la fin du siècle dernier : on avoit déjà publié ses vertus en 1692. *Stisser* est le premier qui en ait parlé & qui en ait fait usage, suivant M. *Geoffroy* ; mais *Vincent-Garcias Salat*, Médecin Espagnol, avoit précédé le Médecin Allemand, & avoit fait connoître avant lui les propriétés *febrifuges* de la *Cascarille*. Il est vrai que *Stisser* en avoit étendu les vertus, & lui avoit attribué beaucoup d'efficacité dans la peste & les fièvres malignes ; les Médecins, qui ont emploié dans la suite cette écorce, ne lui ont point reconnu cette propriété ; *Apinus*, *Stahl*, *Juncker*, *Alberti*, *Boehmer* la lui refusent, & conviennent de sa propriété *febrifuge*. On peut consulter sur cette écorce, 1°. *Unica quæstiuncula, in quâ examinatur Pulvis de Buarango, vulgò Cascarilla, in curatione tertianæ*, par *Vincent-Garcias* SALAT ; Valence, 1692, *in*-4... 2°. *Specimen Actorum Laboratorii Chimici*, par *J. André* STISSER ; Helmstadt, 1693, *in*-4... 3°. *Conspectus Therapeiæ generalis*, par *Jean* JUNCKER ; Halle, 1725, *in*-4. 1750, *in*-4... 4°. *Introductio in Materiam Medicalem*, par *Michel* ALBERTI ; Halle, 1711, *in*-4... 5°. *De Cortice Cascarillæ*, par *Phil. Adolphe* BOEHMER ; Halle, 1738, *in*-4.

(*b*) Nous avons déjà indiqué les Ouvrages relatifs à la *Zédoaire*, à l'article des *Toniques*.

(*c*) Voyez, 1°. *An account of the Pistolochia, or Serpentaria Virginiana*, par *Jean* BANISTER ; [Transact. Philos. n°. 24]... 2°. *De Serpentariâ Virginianâ*, par *Everard* GOCKELIUS ; Yena, 1710, *in*-4.

Nous croions devoir ajouter quelques détails, 1°. sur le *Quinquina*, 2°. sur les différens cas où il est emploié à tout autre titre qu'à celui de *Febrifuge*, 3°. sur une espèce particulière de cette substance, qui est peu connue & peu emploiée ; 4°. sur quelques *Fébrifuges*, dont M. *Venel* n'a point parlé.

I. Nous n'ajouterons rien à ce que M. *Venel* a dit du *Quinquina* comme *Fébrifuge* ; nous nous contenterons d'indiquer ici les Ouvrages dans lesquels on a traité de cette Ecorce, soit en général, soit relativement à ses propriétés contre les fièvres intermittentes : parmi le grand nombre de ceux qui ont été publiés à ce sujet, nous choisirons ceux qu'il est le plus important de connoître.

1°. *De Febrifugâ Kinæ kinæ virtute*, par *Christien-Jean* HORB ; Altdorf, 1693, *in-4*.

2°. *De Chinâ Chinâ ab iniquis judiciis vindicatâ*, par *J. God.* BERGER & *Henri-David* STIELER ; Wittemberg, 1711, *in 4*.

3°. *De usu Corticis febrifugo cauto & suspecto*, par *Henri* HENRICI ; Halle, 1713, *in-4*.

4°. *De usu & abusu Corticis Peruviani*, par *Bernardin* RAMAZZINI ; Padoue, 1714, *in-8*. Genève, 1717, *in-4*.

5°. *Trattato della China*, par *Bernardin* ZENDRINI ; Venise, 1715, *in-8*.

6°. *De recto Corticis Chinæ Chinæ in febribus usu*, par *Fréd.* HOFMANN ; Halle, 1728, *in-4*.

7°. *Epistola, in quâ Corticis Peruviani incertitudo & insalubritas explicantur*, par *Martin* WARREN ; Cambridge, 1729, *in-8*.

8°. *De Cortice Peruviano, éjusque in febribus intermittentibus usu*, par *Pierre van* BAALEN ; Leide, 1735, *in-4*.

9°. *De Cortice Peruviano*, par M. *Everard* ROSEN; Lundini-Scanorum, 1744, *in-*4.

10°. *Corticis Peruviani vindiciæ*, par *Ant. Céleſtin* COCCHI; Rome, 1746, *in-*8.

11°. *De Cortice Peruviano*, par M. *Phil. Silv.* LURSENIUS; Leide, 1751, *in-*4.

12°. *De uſu Corticis Peruviani*, par M. FRITZE; Halle, 1757, *in-*4.

13°. *De Corticis Peruviani uſu, ſenibus, gravidis & infantibus ſalutari*, par M. *Dan. Guill.* TRILLER; Wirtemberg, 1758, *in-*4.

14°. *De Cortice Peruviano diſcretò & ſolertiùs experimentando*, par M. *Jean* JUNCKER; Halle, 1759, *in-*4.

15°. *De nimio & improvido Corticis Peruviani in febribus intermittentibus uſu*, par M. MARTINI; Butzaw, 1763, *in-*4.

16°. *Diſcorſo ſopra la China China*, par MM. *della* FABBRA & LONGOBARDI; Udine, *del Pedro*, 1764, *in-*4.

17°. *Diſſertation ſur l'abus du Quinquina*, par M. BOUSQUET; Stockholm, 1766, *in-*8. en François & en Suédois.

18°. *De verâ Corticis Peruviani vi ſpecificâ*, par M. MOLLER; Gottingue, 1768, *in-*4.

19°. *De Peruviani Corticis in plurium generum febribus exhibendi opportunitate*, par M. GREICHARD; Gottingue, 1769, *in-*4.

20°. *Von den heilſamen wirkungen der Kinkina*, par M. SCHENKBECHER; Riga, *Hartknoch*, 1769, *in-*8.

21°. *De uſu Corticis Peruviani medico*, par MM. KRAZENSTEIN & FRIBORG; Coppenhague, 1773, *in-*8.

22°. Quelques-uns des autres Ouvrages que nous indiquerons dans la ſuite de nos Additions à cet article & à celui des *anti Septiques.*

II. Plusieurs des Ouvrages précédens contiennent des analyses du *Quinquina* ; il seroit trop long d'en faire ici le détail : nous nous contenterons d'indiquer le résultat de quelques-unes, qui méritent le plus d'attention. Nous citerons d'abord celle de *Frédéric Hoffmann*, qui y a trouvé un principe résineux, & qui, en expliquant la manière d'agir du *Quinquina*, lui a reconnu principalement une vertu tonique (a). M. *Roegner* y a trouvé un principe résineux, auquel il a attribué la vertu *anti septique* du *Quinquina* ; mais il y a observé aussi des particules luisantes, qui ne sont ni résineuses, ni gommeuses, qu'il regarde comme n'ayant aucune vertu (b). M. *Percival* y a trouvé le même principe résineux ; mais il croit que cette écorce perd beaucoup de sa vertu par la décoction, & qu'elle est plus efficace donnée en substance ou macérée dans le vin (c). M. *Geoffroy* en a extrait aussi une résine, qui en forme presque la quatrième partie, & une matière gommeuse en bien moins grande quantité ; il lui a trouvé, ainsi que M. *Percival*, bien plus d'efficacité en substance ou macérée dans le vin, qu'en décoction, ou en infusion dans l'eau (d).

(a) *De China Chinæ modo operandi, usu & abusu* ; Halle, 1694, *in*-4.

(b) *De principiis naturalibus Corticis Peruviani* ; Erford, 1767, *in*-4.

(c) *Essays on the adstringent and Bitters*, &c. Londres, 1767, *in*-8.

(d) *Traité de Matière Médicale* ; Paris, *Desaint & Saillant*, 1743, *in*-12. Tome II.

III. On a vanté les propriétés & les heureux effets du *Quinquina* dans le traitement de plusieurs maladies, bien différentes des fièvres intermittentes.

1°. On l'a regardé comme *anti-Septique*, &, à ce titre, on l'a emploié contre la gangrène interne & externe, dans les cas de dissolution imminente ou commençante, dans certaines fièvres putrides ou malignes. Nous en parlerons à l'article des *anti-Septiques.*

2°. Quelques Médecins en ont éprouvé des bons effets dans la jaunisse & dans l'hydropisie : il peut réussir en effet dans ces maladies par sa vertu tonique. *Alex. Camerarius* a traité particulièrement de son usage dans la première (*a*), & *van Kreyfeldt* dans la dernière (*b*).

3°. Il a réussi quelquefois dans la goutte; *God. Held* rapporte une observation de ses bons effets dans cette maladie (*c*). Ses succès n'ont point été cependant bien fréquens.

4°. Le *Quinquina* est regardé généralement comme *Tempérant*, *anti-Phlogistique*, *anti-Spasmodique* ; presque tous les Praticiens s'accordent à cet égard : aussi l'emploie-t-on avec succès dans les cas qui indiquent des remèdes de cette classe. Il réussit encore mieux, lorsqu'on l'associe avec d'autres *Tempérans* ou *anti-Spasmodiques* ; il convient surtout à ce titre, lorsqu'il est nécessaire de réunir les *Tempérans*

(*a*) *Usus Corticis a febre ad illorum extensus ;* Tubingen, 1730, *in*-4.

(*b*) *De Corticis Peruviani virtute anti-Hydropica ;* Duisbourg, 1738, *in*-4.

(*c*) *Misc. Acad. Nat. Cur.* Cent. III. Obs. 170.

& les *Toniques.* MM. *Büchner* (a) & *Ruer* (b) l'ont confidéré principalement fous ce point de vue.

5°. Il y a quelquefois des fiévres lentes, dans lefquelles ce remède produit des bons effets ; telles font principalement les fievres lentes nerveufes ; telles font encore celles qui font accompagnées de relâchement, d'inertie, d'atonie, de langueur du principe vital, de digeftions difficiles, longues & laborieufes. M. *J. Gottl. Kruger* a publié des Obfervations qui conftatent fon efficacité dans des cas pareils (c), & c'eft par une fuite de ces mêmes principes que M. *Jœger* affure l'avoir emploié avec fuccès dans la phthifie pulmonaire (d).

6°. On a propofé le *Quinquina* comme trés-utile dans le traitement du cancer, & ce remede, joint à l'application de l'Efprit de Sel, a réuffi à M. *van Swieten* ; cependant M. *Louis-Mich. Dieterich*, qui l'a adminiftré plufieurs fois, même fous les yeux de ce Médecin, affure n'en avoir obtenu aucun fuccès, quoiqu'il eût paru réuffir dans le commencement (e).

7°. Le *Quinquina* eft emploié depuis long-tems dans la petite-vérole ; mais ce n'a été qu'à titre d'*anti-Septique*, &

(a) *De virtute Corticis Peruviani anti-Phlogifticá* ; Halle, 1768, *in* 4.

(b) *De vi Corticis Peruviani anti-Spafmodicá* ; Gottingue, 1779, *in*-8.

(c) *De Cortice Peruviano, ejufque præclaro in febribus lentis ufu* ; Helmftadt, 1757, *in*-4.

(d) *Differtatio, Corticis Peruviani in phthyfi pulmonali hiftoriam & ufum exhibens* ; Tubingen, 1779, *in*-4.

(e) *De ufu Corticis Peruviani in cancro mammæ exulcerato* ; Ratisbonne, 1746, *in*-4.

dans les cas où il y a une crainte de diffolution, comme lorſqu'il ſurvient des hémorragies, ainſi que dans les cas de diſpoſition gangréneuſe des puſtules, d'éruption de pétéchies pourprées & gangréneuſes dans leur interſtice, de ſuppuration imparfaite & de mauvaiſe qualité. Tous les Praticiens ſe réuniſſent pour atteſter ſes bons effets dans des cas pareils. Nous ne rapporterons que le témoignage de *Morton* (*a*), de *Mead* (*b*), de M. *Monro* (*c*), de M. *Huxham* (*d*), de M. *van Swieten* (*e*), de M. *Wall* (*f*) ; nous y joindrons celui de M. *Capell*, qui l'a emploié avec ſuccés lorſque l'éruption ſe fait avec peine & trop lentement (*g*).

On a vou'u, depuis quelque tems, étendre l'uſage de cette ſubſtance dans cette maladie, & la faire ſervir à ſon extirpation. M. *Medicus* croit, d'aprés des principes qu'il ſeroit trop long de rapporter ici, qu'il n'y a aucun danger à extirper la petite-vérole, c'eſt-à-dire, à l'arrêter dès ſon commencement & à l'empêcher de parcourir ſes périodes; il regarde même cette pratique comme utile & néceſſaire:

(*a*) *Phthiſiologia: Pyretologia : de febribus inflammatoriis univerſalibus* ; Amſterdam, 1696, *in*-8.

(*b*) *De Variolis & Morbillis;* Londres, 1747, *in*-8. & dans pluſieurs Recueils des Œuvres de ce Médecin.

(*c*) *Medical Eſſays*, &c. Tom. V. Part. I. Art. 10.

(*d*) *An Eſſay on Fevers* ; Londres, *Auſter*, 1750, *in*-8. 1757, *in*-8. traduit en François, Paris, *d'Houry*, 1752, *in*-12, ibid. *Cavelier*, 1765, *in*-12.

(*e*) *Comment. in* BOERH. *Aph.* 1402.

(*f*) *Medical Tracts* ; Londres, *Cadell*, 1780, *in*-8.

(*g*) *Cortex Peruvianus* ; Vienne, 1766, *in*-8.

il établit que, pour parvenir à cette extirpation, il faut, dès le commencement, diminuer la force & l'impétuosité de la fièvre inflammatoire, ou au moins l'épanchement du sang; &, si on ne peut pas y réussir, s'opposer à la suppuration, & faire rentrer le sang dans les voies de la circulation (*a*). D'après ces principes, & persuadé que ni la suppuration, ni la fièvre secondaire ne sont néceffaires, & que la malignité, souvent funeste, ne dépend que de la matière purulente, il propose les moyens qu'il croit propres à modérer la fièvre & à empêcher la suppuration. Le *Quinquina* est le remède qui lui paroit le plus important; il croit que cette Ecorce, réunie sur-tout à des Emulsions & autres Rafraichiffans & anti-Phlogistiques, aux Laxatifs & aux Vomitifs dans certains cas, aux Véficatoires, si la suppuration se prépare, suffit pour remplir ces vues (*b*).

L'idée de M. *Medicus* seroit très-utile, si elle étoit soutenue & confirmée par l'expérience; mais nous ne connoiffons point encore des faits affez certains & affez multipliés, pour pouvoir prononcer sur cet objet important : il faudroit une suite d'observations faites par des Médecins sages & éclairés, dans des climats différens, dans les différentes faisons de l'année, sur des sujets de différens tempéramens & de tous les âges; jusques-là, il sera permis de douter de l'efficacité de ce moyen : on pourra même se permettre quelques craintes sur les suites fâcheuses qu'il pourroit avoir;

(*a*) *Sendfchreiben von der aufrottung der Kinderblattern*, Francfort & Leipfick, 1763, *in-8*.

(*b*) *Sammlung von Beobachtungen aus der Arzney-Wiffenfchaft*, Zurich, *Heidegger*, 1766, *in-8*.

M. *Cloff* en a fait voir les inconvéniens (*a*).

On a pouffé quelquefois trop loin l'ufage du *Quinquina* dans la petite-vérole, & il en a réfulté des fuites fâcheufes ; il faut le réduire à des juftes bornes ; fans quoi , ce remède, qui peut être utile , pourroit devenir dangereux.

IV. Il eft des circonftances où le *Quinquina* , quoique pouvant être utile , eft contre-indiqué : il a été déjà fait mention de quelques-uns de ces cas ; M. *Büchner* en a préfenté un tableau affez détaillé & affez inftructif (*b*), qu'on peut confulter.

V. QUINQUINA ROUGE. Il paroît que le *Quinquina* dont nous nous fervons aujourd'hui , eft bien inférieur en propriétés à celui que nous avions autrefois , ou au moins qu'il n'eft pas le meilleur. Il eft jaune ou d'un rouge pâle prefque jaune , tandis qu'il en exifte une efpèce abfolument rouge , femblable à celle qui eft décrite par les premiers Auteurs qui ont écrit fur cette fubftance, & dont les effets , quoique donné à plus petite dofe , font bien plus prompts & plus certains ; auffi obtenons-nous aujourd'hui beaucoup moins d'effets de cette Ecorce , que n'en obtenoient nos prédéceffeurs. Ce n'eft pas en France feulement que ce remède a dégénéré ; il en eft de même en Angleterre , en Italie , en Allemagne : M. *Cothenius* nous apprend qu'on n'emploioit que le *Quinquina rouge* dans la Poméranie, il y a foixante ans.

(*a*) *De Cortice Peruviano, remedio variolarum prophylactico, valdè limitando.* Leide , 1765 , *in-*4.

(*b*) *De præcipuis ufûs Corticis Peruviani contra indicantibus ;* Erford , 1778 , *in*-4.

Une grande quantité de ce *Quinquina rouge*, trouvée pendant la dernière guerre sur un vaisseau espagnol pris par la frégate angloise *le Hussard*, a engagé plusieurs Médecins à faire des recherches sur cet objet important. M. *Saunders* est le premier qui s'en soit occupé; nous copions la description qu'il en donne.

Il est plus gros & plus épais que le *Quinquina* ordinaire; il a trois couches distinctes : l'extérieure est mince, rude & d'un rouge brun; la mitoyenne est plus épaisse, plus compacte, plus foncée en couleur, paroît contenir le plus de résine, étant extrêmement cassante, & être chargée d'une plus grande quantité de substance inflammable que les autres: elle cède aussi moins facilement au pilon; elle est bien plus aromatique & plus amère, que le *Quinquina* ordinaire. L'interne a une apparence plus ligneuse & plus fibreuse, & est d'un rouge plus brillant. Ce *Quinquina* se casse très-facilement, qualité qu'on a toujours indiquée pour le bon *Quinquina*.

M. *Saunders* y a trouvé, par l'analyse, plus de substance mucilagineuse & de parties résineuses que dans le *Quinquina* ordinaire. Il ne paroît point que ce Médecin en ait fait usage dans la pratique; mais M. *Rigby* & le Médecin, Auteur *Anonyme* du *Critical Review*, en ont fait des essais qui leur ont toujours réussi, le premier dans des fièvres intermittentes, & le dernier dans les mêmes maladies, dans les fièvres putrides, dans la gangrène, en un mot dans tous les cas où l'on emploie le *Quinquina*; celui-ci assure qu'il n'a pas vu une seule fois ce remède échouer, à l'exception de quelques fièvres remittentes, par rapport à quelques circonstances particulières.

Ce n'est pas la première fois qu'on a connu le *Quinquina*

rouge, qu'on s'en est occupé, & qu'on a apperçu sa supériorité sur le *Quinquina ordinaire*. 1. On avoit déjà décrit, quatre
ou cinq ans avant, une Ecorce pareille, sous le nom de
Cincona Caribbæa L. Sp. dans les *Transactions Philosophiques*.
2. M. *Gleditsch* conserve un échantillon de *Quinquina rouge*,
qui lui fut donné en 1733, enveloppé dans un papier portant pour étiquette, *Cortex Peruvianus certus*, approuvé par
MM. *Tournefort, Baldouin & Darbie.* 3. M. *Cothenius* reçut
en présent, en 1758, une livre de ce *Quinquina* venu d'Espagne, & qui lui fut donné comme généralement employé
par les Espagnols, & supérieur au *Quinquina ordinaire* ; il
étoit plus pesant que celui-ci. Ce Médecin, desirant faire
une comparaison des deux *Quinquinas*, les soumit l'un &
l'autre à l'analyse chimique : huit onces de *Quinquina rouge*
lui fournirent vingt-deux grains de Sel alcali-végétal, six
grains de Tartre vitriolé, huit grains de Terre martiale,
quarante-huit grains de Terre calcaire, & six grains de
Sélénite : il retira de la même quantité de *Quinquina ordi-*
naire trente grains de Sel alcali-végétal, quatre grains de
Tartre vitriolé, quatre grains de Terre martiale, trente-sept
grains de Terre calcaire & six grains de Sélénite. Il paroît
en résulter que ces deux substances sont les mêmes ; mais
diffèrent par la différente proportion de principes.

On peut consulter à ce sujet, 1°. les *Transactions Philo-*
sophiques, année 1778... 2°. *Observations on the superior*
efficacy of the red Peruvian Bark, &c. par M. SAUNDERS ;
Londres, *Johnson*, 1782, in-8... 3°. *An essay on the use*
of the red Peruvian Bark in the cure of intermittents, &c. par
M. RIGBY ; Londres, *Johnson*, 1783, in-8... 4°. *Observa-*
tions & Expériences sur l'Ecorce rouge du Pérou, par M. CO-
THENIUS, lues à l'Académie des Sciences de Berlin, 1783...

5°. *Experiments and Observations on a new species of Bark*, par M. Kentish; Londres, *Johnson*, 1784, in 8... 6°. *Experiments and Observations on Quilled and red Peruvian Bark*, &c. par M. Skeete; Londres, *Murray*, 1786, in-8.

Si nous nous en rapportons au témoignage du même M. *Skeete*, il est aisé de suppléer au *Quinquina rouge*, & de donner au *Quinquina* ordinaire une vertu analogue à celle de ce dernier : une longue suite d'expériences, faites sur ces deux substances & sur la *Magnésie*, ont conduit ce Médecin à observer que cette dernière augmente singuliérement la vertu du *Quinquina* ordinaire ; il est parvenu, par leur mélange, à imiter le *Quinquina rouge*. Il emploie deux gros de *Quinquina* & demi-gros de *Magnésie* calcinée, l'un & l'autre en poudre ; il ajoute à ce mélange quatre onces d'Eau distillée, qu'il verse peu à peu en remuant toujours.

La découverte de deux espèces de *Quinquina*, faite depuis quelques années dans le Royaume de Santa Fé, a donné lieu à des nouvelles recherches. La *Société Royale de Médecine*, consultée par le Gouvernement d'Espagne, a examiné les échantillons qui lui ont été envoyés ; M. *Bucquet* les a soumis à l'analyse chimique, & M. *Cornette* en a fait ensuite une analyse comparative avec le *Quinquina* du commerce. Il seroit trop long de rapporter ici ces analyses qui sont supérieurement faites, & dont les résultats sont très-positifs & très-concluans, ainsi que les réflexions qui y sont jointes ; celles-ci deviennent d'autant plus intéressantes, qu'elles contiennent plusieurs détails importans qu'on a trouvé dans les manuscrits de M. *de Jussieu*, qui avoit séjourné long-tems dans le lieu où croît le *Quinquina*. On peut consulter l'*Histoire de la Société Royale de Médecine*, Tom. III. p. 256.

VI. On a attribué aux *Narcotiques*, & sur-tout à l'*Opium*, une propriété fébrifuge, qu'on a présenté comme supérieure à celle des autres médicamens qu'on a rangés dans cette classe; nous en avons déjà parlé lorsqu'il a été question de l'*Opium* (a).

VII. On a proposé plusieurs Végétaux, soit exotiques, soit & sur-tout indigènes, comme propres à être substitués au *Quinquina*; nous ne parlons point ici des *Amers*, qui étoient les *Fébrifuges* ordinaires avant la découverte du *Quinquina*. M. *Venel* a rangé dans cette classe la *Cascarille*, la *Zédoaire* & la *Serpentaire de Virginie*; nous allons en faire connoître quelques autres, dont M. *Venel* n'a point parlé: nous nous bornerons cependant à un petit nombre; on pourra trouver des détails sur plusieurs autres remèdes pareils dans plusieurs Traités de Matière Médicale, & sur-tout dans une Dissertation publiée sur cet objet, par M. *J. H.* KNIPHOF (b); MM. *Coste* & *Willemet* s'en sont aussi occupés, & ont indiqué quelques végétaux indigènes, qui peuvent remplacer le *Quinquina* (c).

IPECACUANHA. La vertu tonique de cette racine a fait croire qu'elle pourroit être emploiée avec succès dans le traitement des fièvres intermittentes. M. *Gianella* a essaié

(a) Voyez ci-dessus, Tom. II. p. 112.

(b) *Examen Succedaneorum quorumdam Corticis Peruviani febrifugi*; Erford, 1747, *in* 4.

(c) *Essais Botaniques, Chimiques & Pharmaceutiques, sur quelques plantes indigènes substituées avec succès à des végétaux exotiques*; Nancy, *veuve Leclerc*, 1778, *in*-8 traduit en Allemand, Leipsick, *Diecke*, 1779, *in*-8.

de s'en servir, & il en a obtenu des bons effets, sur-tout dans les fièvres longues & opiniâtres. Il la fait macérer dans l'eau, & en fait faire usage tous les matins pendant plusieurs jours ; les doses varient eu égard aux circonstances, comme à l'âge, au tempérament, à l'état du malade, à celui de la maladie (*a*). Nous ne connoissons aucune expérience qui ait été faite en France avec ce remède.

AQUIFOLIUM, *AGRIFOLIUM* ; *Houx.* Cette plante a été jusqu'ici très-peu emploiée en Médecine. M. *Durande*, ayant connu un particulier qui emploioit avec succès les feuilles de *Houx* contre les fièvres intermittentes, a voulu les essaier lui-même. Ces feuilles, soumises à l'analyse par les menstrues, lui ont fourni autant d'extrait spiritueux & plus de substance gommeuse & extractive, que le *Quinquina*, Il les a emploiées avec succès, & a guéri même, par leur moyen, des fièvres qui avoient résisté au *Quinquina*, il les regarde comme supérieures en vertus à cette dernière substance. Il donne ces feuilles séchées & réduites en poudre, à la dose d'un gros, avant l'invasion de l'accès. [Voyez *Histoire de la Société Royale de Médecine*, Tom. I. p. 342.]

CARYOPHILLATA, *GEUM URBANUM* ; *Benoite, Galiote, Herbe de Saint-Benoît.* La propriété *tonique-astringente* étoit la principale vertu qu'on avoit attribué à cette plante : c'est à ce titre, qu'elle avoit été recommandée dans l'ophtalmie (*b*)

(*a*) *De admirabili virtute Ipecacoanhæ in curandis febribus* ; Padoue, 1754, *in-4*.

(*b*) *De radicis & herbæ Caryophillatæ vi ophtalmicâ*, par *Emman.* KOENIG. [Misc. Acad. Nat. Cur. *Dec. III. Ann. I.* Obs. 150.

& comme *aphrodisiaque* (*a*). On lui avoit reconnu cependant une vertu *fébrifuge* (*b*), qui n'avoit point fixé l'attention des Médecins. M. *Buchhave*, après plusieurs expériences & observations, l'a remise en vigueur.

Les succès que ce Médecin en a éprouvés, le conduisent à présenter cette plante comme *anti-spasmodique*, *anti-septique* & sur-tout un très-bon *Fébrifuge*; il croit qu'elle peut remplacer le *Quinquina* dans les fievres intermittentes, & qu'elle lui est supérieure par ses vertus *anti-septiques*. Il donne la Racine à une assez petite dose, en poudre, en opiate, en décoction & en essence; mais il avertit qu'il faut la faire sécher à l'ombre & avec précaution (*c*).

Quelques Médecins ont voulu réitérer les essais de M. *Buchhave*. M. *Weber* paroit être celui qui y a mis plus de soin, & qui leur a donné le plus d'étendue : il rapporte deux cents Observations qui constatent les bons effets de cette plante dans diverses especes de fievres; mais il n'a réussi qu'en l'emploiant à une dose assez forte, & en ne la mettant en usage qu'après avoir préparé le malade : il assure en même tems, d'après ses propres Observations, que la

---

(*a*) *De radice Caryophillatæ aphrodisiacá*, par *Rudig. Fred.* OVELGRUN. [*Acta Phys. Med.* Tom. V. Obs. 83.]

(*b*) *Traité de la Matière Médicale*, par M. GEOFFROY; Paris, 1743, *in*-12, Tome V.

(*c*) *Observationes circa radicis Gei Urbani, seu Caryophyllatæ, vires*, par M. BUCHHAVE; Coppenhague, *Thiel*, 1781, *in*-8. *De la Racine de Benoite substituée au Quinquina*, par M. BUCHHAVE, dans les *Acta Regiæ Societatis Medicæ Havniensis*, Tom. I. Coppenhague, *Koenig*, 1783, *in*-8.

Benoite est préférable au *Quinquina* dans les fievres accompagnées d'obstructions au foie (*a*). M. *Anjon* a employé aussi la *Benoite* avec succès : il rapporte des observations de ses bons effets dans le dévoiement chronique & les fievres intermittentes ; il l'a soumise à l'analyse, & a retiré d'une demie once de Racine, trente grains d'extrait résineux & vingt grains d'extrait gommeux (*b*).

Nous apprenons depuis peu de M. *Murray* (*c*), que M. *Buchhave* lui-même convient aujourd'hui qu'il faut donner quelquefois cette plante à des doses plus fortes que celles qu'il avoit indiquées, & que dans quelques fievres intermittentes il faut faire précéder un traitement préparatoire, ou n'emploier cette plante que jointe & combinée avec d'autres remedes. M. *Herz* a fait la même observation ; il assure que pour retirer des bons effets de ce remede, il faut en continuer l'usage long-tems, l'administrer à hautes doses, & en consommer quelquefois jusqu'à huit onces (*d*).

Cette plante n'a pas également réussi en Suéde ; les succés qu'on y a éprouvés de son usage n'ont été ni aussi fréquens, ni aussi certains (*e*).

(*a*) *De nonnullorum Febrifugorum virtute & speciatim Gei Urbani radicis efficaciâ ;* Kiliæ, 1782, *in-*4. soutenue par M. KOCH, sous la présidence de M. WEBER.

(*b*) *De Radice Caryophillatæ vulgaris* Off. *sive Geo Urbano* Lin., par M. ANION ; Gottingue, 1784, *in-*4.

(*c*) *Apparatus Medicaminum, in Praxeos adjumentum confederatus,* par M. MURRAY, Tom. III ; Gottingue, *Dietrich,* 1784, *in-*8.

(*d*) *Briefe an Aerzte,* par M. HERZ ; Berlin, 1784, *in-*8.

(*e*) *Journal de Médecine de Suéde,* 1783.

HIPPOCASTANUM.

HIPPOCASTANUM, CASTANEA EQUINA ; *Marronier d'Inde.* Les propriétés *fébrifuges* de l'écorce de cet arbre avoient été indiquées depuis long-tems : *Pontedera* (a) & *Zanichelli* (b), Médecins Italiens, paroissent être cependant les premiers qui les aient reconnues d'une manière plus particulière, & qui aient fait usage de ce remède contre les fièvres intermittentes. Cette écorce, tombée dans l'oubli, a été remise en usage par MM. *Leidenfrost* (c) & *Turra* (d), qui en ont éprouvé des grands effets : M. *Bucholz* (e) l'a employée avec le même succès.

(a) *Differtationes Botanicæ ;* Padoue, 1720 & 1731, *in* 4... *Observations sur quelques plantes*, [en Italien], *Journal de Venise*, 1731, n°. 2.

(b) *Intorno alla facultà del Hippocastano ;* Venise, 1733, *in*-4.

(c) *De succis herbarum recentium recenter expressis, eorumque usu ad morbos ;* Duisbourg, 1752, *in*-4, soutenue par M. MEISTER, sous la présidence de M. LEIDENFROST.

(d) 1°. *Farsetia novum genus ; accedunt Animadversiones Botanicæ,* par M. TURRA ; Venise, 1765, *in*-4... 2°. *Observations de Botanique,* en Italien, par M. TURRA ; [*Journal d'Orteschi*, 1766]... 3°. *Lettres sur les propriétés fébrifuges de l'écorce du Marronier d'Inde,* par M. TURRA ; en Italien : [nous en ignorons l'édition] traduites en Allemand, par M. *Bucholz*, sous ce titre, *Briefe uber die fieberveßtreibende kraffte der raff-Kastanien-baumrinde,* &c. Weimar, *Hofmann*, 1783, *in*-4.

(e) *Nouv. Aâ. de l'Acad. des Cur. de la Nat.* & dans la Préface de la traduction allemande de l'Ouvrage de M. *Turra,* indiqué ci-dessus.

On la donne en fubſtance, en décoction, ainſi que fous la forme d'extrait & de Sel eſſentiel ; on en a retiré ce dernier ſelon la méthode du *Comte de la Garaye* : ſa doſe ordinaire, en ſubſtance, eſt d'une once dans toute la journée. Cette écorce, adminiſtrée fous ces différentes formes, paroit avoir réuſſi également.

On peut conſulter encore, 1°. *Moyen de rendre utiles les Marrons d'Inde en leur ôtant leur amertume*, par M. DE BON, [*Mém. de l'Académie des Sciences de Paris*, 1720]. . 2°. *De cortice Hippocaſtani*, par M. PEIPER ; Duisbourg, 1769, in-4. . 3°. *De Nucis Vomicæ & corticis Hippocaſtani virtute medicâ*, par M. EBERHARD ; Halle, 1770, in-4.

QUASSIA, *LIGNUM QUASSIÆ*, *QUASSIA AMARA* ; *Quaſſie*. La racine de cet arbre, emploïée depuis long-tems à Surinam, & qui paroit y avoir été miſe en uſage par un Negre, nommé *Quaſſie*, n'eſt connue en Europe que depuis 1756 ; elle y a été apportée par M. *Volander*, Suédois, qui en acheta le ſecret de ce Negre. Les Médecins ſe ſont empreſſés de la ſoumettre à des expériences propres à conſtater ſes propriétés ; tels ſont MM. *von Linné* en Suéde, *Ebeling* en Ecoſſe, *Aikin* en Angleterre, *Severi* en Italie, *Patris* dans l'Iſle de Cayenne, *Farley* dans les Antilles ; pluſieurs autres Médecins des mêmes nations les ont ſecondés.

Les obſervations ont été les mêmes par-tout ; elles ſe réuniſſent à démontrer les propriétés *toniques*, *fébrifuges* & *anti-ſeptiques* de cette racine, & à faire croire qu'elle produit ces effets ſans échauffer ; la certitude qu'on a eu de ſes propriétés l'a faite inférer dans la derniere édition de la *Pharmacopée d'Edimbourg*. L'uſage de cette racine ne s'eſt introduit en France que depuis peu d'années, & on y éprouve les mêmes succès. MM. *Ebeling* & *Severi* ont trouvé cependant que sa vertu *anti-septique* est inférieure à celle du *Quinquina*, & MM. *Paarmann* & *Thorstensen* disent la même chose de sa vertu *fébrifuge*. M. *Severi* est celui qui en a le moins éprouvé de succès.

Cette racine n'a point d'odeur sensible; elle a un goût amer sans mélange, plus intense & plus durable, que celui de la plûpart des autres substances connues; son infusion ou décoction aqueuses & sa teinture spiritueuse sont presque également amères, d'un jaune pâle, qui ne noircit point par le mélange du vitriol de Mars. On en tire environ un sixième ou un neuvième de son poids d'extrait aqueux, & environ un vingt quatrième d'extrait résineux. Suivant l'analyse de M. *Severi*, cette plante est très-riche en principes amers; il résulte des différens procédés de ce Médecin, qu'elle contient une Terre argilleuse, une Terre alcaline, une Terre martiale, une Gomme, de la Résine, peu d'Huile essentielle, une Substance mucilagineuse, du Salpêtre, de l'Alcali & la Terre principe du Sel marin.

On l'emploie en infusion, en décoction & en extrait; ce dernier, réduit en pilules, est préférable pour les personnes délicates, à cause de la grande amertume de ce remede.

On peut consulter sur le *Quassie*,

1°. Les *Transactions Philosophiques*, Tom. 58.

2°. *Amœnitates Academicæ*, par M. *von* LINNÉ; Stochkolm, 1763, *in* 8. Tom. VI.

3°. *Examen ligni Quassiæ*, par M. PAARMANN; Strasbourg, 1772, *in*-4.

4°. *Essai sur l'histoire naturelle & médicale du Quassie*, par M. PATRIS; Gaz. salut. 1777, n°. XLII. & *Journal de Physique*, Février 1777.

5°. *Commentarius, in quo medicatæ Quassiæ vires expenduntur*, par M. Severi ; Pavie, 1777, *in*-8.

6°. *De usu ligni Quassiæ medico*, par M. Thorstensen ; Coppenhague, 1775, *in*-8.

7°. *De Quassiâ & Lichene Islandico*, par M. Ebeling ; Glascow, 1779, *in*-4.

8°. *Histoire de la Société Royale de Médecine*; Paris, 1780, *in*-4. Tome II.

9°. *An Experimental History of the Materia Medica*, par M. Lewis ; Londres, *Johnson*, 1784, *in*-4. troisieme édition, avec les Additions de M. Aikin, qui est l'Auteur de l'article qu'on y trouve sur le *Quassie*.

Arnica. Cette plante est emploiée depuis long-tems ; mais son usage n'est un peu répandu que depuis quelques années. Elle avoit été d'abord regardée comme simplement *tonique & astringente* ; c'est à ce titre qu'elle a été recommandée par *J. Michel Fehr* (*a*), qui est un des premiers qui en aient parlé. M. *de la Marche*, qui s'en est occupé après lui, s'est borné à vanter son efficacité dans les contusions, la manie hystérique, la contraction des membres, le dévoiement des regles, &c. (*b*). M. *Büchner* a cherché à connoitre ses principes médicamenteux (*c*) ; il en a fait une analyse, qui lui a fourni un Sel-fixe, une Huile essentielle d'une odeur assez agréable, & un Extrait aqueux un peu amer ;

(*a*) *De Arnicâ, lapsorum panacea*, (Misc. Acad. Nat. Cur. Dec. I. ann. 9 & 10. Obs. 2.)

(*b*) *De vero Arnicæ usu* ; Halle, 1719, *in*-4.

(*c*) *De genuinis principiis & effectibus Arnicæ* ; Erford, 1741, *in*-4.

ce Médecin l'a regardée comme *sudorifique*, & en a éprouvé
des bons effets dans le rhumatisme. Mais M. *Collin* est celui
qui a poussé le plus loin les recherches & les observations *a*.
Il présente la plante en général comme balsamique, aromatique, légèrement astringente, tonique, anti-septique ; mais
il regarde cette derniere propriété & la vertu fébrifuge
comme les plus marquées : elles résident principalement
dans les fleurs, qu'il a emploiées avec le plus grand succès
dans les fievres, soit putrides, soit intermittentes ; il a éprouvé aussi des bons effets de la racine dans les fievres putrides
& la gangrene. Il rapporte un grand nombre d'observations
qui viennent à l'appui de ses assertions, & il n'hésite point
à en conclurre que cette plante est le meilleur anti-septique
végétal ; il assure même que souvent elle a produit, soit
comme anti-septique, soit comme fébrifuge, des effets plus
marqués que le *Quinquina*.

On a appliqué encore l'*Arnica* à d'autres maladies ; on a
cru qu'elle pourroit être utile dans les écrouelles. M. *Nose*
l'a emploiée dans cette maladie ; il en a donné les fleurs,
réduites en poudre, & mêlées avec du Sucre, à la dose de
dix à douze grains, trois & quatre fois par jour : il a observé
une diminution considérable des symptômes, & un mieux
sensible ; mais il n'a pas pu en constater entiérement l'efficacité, la malade ayant refusé d'en continuer l'usage (*b*).

(*a*) *Arnicæ vires in febribus & aliis morbis* ; Vienne,
Græffer, 1774, in-8.

(*b*) Cette Observation est contenue dans une Lettre de
M. *Crell* à M. *Baldinger*, insérée dans le Recueil publié en
Allemand par ce dernier sous le titre de *Nouveau Magasin
pour les Médecins*.

§. VI.

DES ANTI-SEPTIQUES.

On connoît les fameuses expériences de *Pringle* (a), qui a trouvé que les *Sels*, & même les *Gommes résines*, les *amers* & les *Aromatiques végétaux*, retardent non - seulement la putréfaction beaucoup plus efficacement que le *Sel marin*, le plus connu par sa vertu *septique* avant les expériences, mais même, rétablissent les substances déjà pourries, & détruisent la putréfaction déjà faite.

Pringle a éprouvé cette vertu, nommément dans les *Fébrifuges* les plus réputés, tels que les *Fleurs de Camomille* (b), la *Serpentaire de Virginie*, le *Quinquina*, ce qui lui a fait expliquer

—————

(a) *Experiments upon Septic and anti-Septic substances*, &c. [*Transactions Philosophiques*, ann. 1751.] réimprimé ensuite à la suite de l'Ouvrage du même Auteur, intitulé, *Observations on the diseases of the armee in camp and garnison*, Londres, 1755, *in-12*, 2 vol. *ibid.* 1762-1764-1766-1768, *in-8*. traduit en François, & publié avec la traduction françoise du même Ouvrage, Paris, 1771, *in-12*.

(b) Voyez, 1°. *De Chamomillâ*, par *Daniel* Scheffer; Strasbourg, 1700, *in-4*... 2°. *De Chamæmelo*, par *J. Henr.* Schulze; Halle, 1739, *in-4*.

utilement, & étendre l'action de ce dernier remède, & son emploi dans les maladies d'Automne, d'Hôpital, des Camps, & des lieux humides & mal sains, avec un caractère de pourriture.

Douglas publia en 1732, une observation de gangrène guérie par le *Quinquina* pris intérieurement (a) : ces expériences avoient été déjà faites depuis 1705 par deux Chirurgiens Anglois ; enfin, *Criphon*, autre Chirurgien Anglois, confirma l'observation de *Douglas* & de ses deux confrères, par le Mémoire qu'il présenta à la Société Royale de Londres, & dans lequel il attesta avoir guéri plusieurs gangrènes par l'usage du *Quinquina*.

Dans la suite, on l'a beaucoup emploié avec succès dans les gangrènes humides provenant de cause interne, & successivement dans toutes les gangrènes, sur-tout avec caractère de relâchement. On a même étendu son usage aux fièvres de caractère gangréneux, & on en a vu de bons effets ; car ici, comme nous l'avons déjà dit, il suffit que de dix personnes, une soit guérie, pour qu'on dise que le remède réussit très-bien. On emploie com-

______

(a) *An abstract of a book intituled ; a short account of mortifications, and of the surprising effects of the Bark in putting a Hopto their progress ;* Londres, *Nurse*, 1732.… *Phil. Transf.* n°. 426.

munément dans ces cas la teinture de *Quinquina*
très-forte, & à très-haute dose (*a*).

___

(*a*) On trouvera des notions intéressantes sur la vertu *anti-septique du Quinquina*, dans les Ouvrages suivans.

1°. *De Cortice Peruviano* ; Lundini-Scanorum, 1744, *in-4*. soutenue par M. LEHNQUIST, sous la présidence de M. ROSEN.

2°. *De corticis Chinæ efficaciâ in gangrænâ & sphacelâ adhuc dubiâ*, par M. DETHARDING ; Rostock, 1746, *in-4*.

3°. *Treatise on gangrenes — the cases who required theuse of the Bark*, par M. THOMAS KIRKLAND ; Nottingham, 1754, *in-8*. traduit en Allemand, Nuremberg, 1761, *in-8*.

4°. *De usu Corticis Peruviani cum Camphorâ mixti in febribus ex putredine ortis* ; Halle, 1762, *in-4*. soutenue par M. MARGRAF, sous la présidence de M. BÜCHNER.

5°. *Specimen Experimentorum & Observationum, quibus Corticis Peruviani vis anti-septica comprobari videtur*, par M. MORGAGNI ; Rome, 1765, *in-4*.

6°. *Chirurgische Krankheits geschichte*, &c. par M. J. *David* HOMBERG ; Francfort, 1773, *in-8*.

7°. *De usu Corticis Peruviani medico* ; Coppenhague, 1773, *in-8*. soutenue par M. FRIBORG, sous la présidence de M. KRAZENSTEIN.

8°. *De Chinâ Chinâ in synochis putribus animadversiones*, par M. VASTAPANI ; Turin, 1779, *in-8*. Strasbourg, *Koenig*, 1783, *in-8*.

9°. On peut consulter encore les Ouvrages que nous avons indiqué en parlant du *Quinquina*, à l'article des *Fé-brifuges*, & nos Additions sur le *Quinquina rouge*.

Pour les autres *anti-septiques*, comme le *Camphre*, les *Gommes résines*, les *Alcali-volatils*, on ne les emploie guère à l'intérieur.

Les expériences & les recherches sur les *anti-Septiques* se sont multipliées depuis celles de M. *Pringle* ; plusieurs Savans les ont même répétées plusieurs fois, M. *Mesay* en Italie (a), M. *Falconer* (b) & M. *Dobson* (c) en Angleterre, M. *de Boissieu* en France (d), &c.

M. *Mesay* a fait ses expériences sur la chair des animaux, ensuite sur le sang humain ; il en a comparé les résultats avec ceux des expériences de M. *Pringle* : il en a conclu que le sang est moins susceptible d'altération que les chairs. Il admet un très-petit nombre de *Septiques* ; il regarde l'air comme le plus dangereux de tous : il rapporte encore à cette classe les *Yeux d'Ecrevisse*, qu'on a regardé comme *anti-putrides*. Il place principalement parmi les *anti-Septiques*, la glace, les vapeurs nitreuses des fosses d'aisance, mais non celles des cloaques, qu'il présente comme ayant des qualités absolument opposées, enfin l'eau imprégnée d'air fixe, qu'il croit être l'*anti-septique* le plus sûr & le plus prompt.

(a) *Memoria sopra gli anti-Settici* ; Florence, *Allegrini*, 1776, *in-8*.

(b) *Experiments and Observations, in three parts*, &c. Londres, *Goldsmith*, 1777, *in-8*.

(c) *A medical commentary on Fixed Air* ; Londres, *Cadell*, 1779, *in-8*.

(d) *Dissertation sur les anti-Septiques* ; Dijon, *Desventes*, 1769, *in-8*.

M. *Falconer* a fait une fuite d'expériences, dont le réfultat eft en faveur de l'eau imprégnée d'air fixe, qu'il préfente comme *l'anti-Septique* par excellence. Les expériences de M. *Dobfon* paroiffent confirmer celles de M. *Falconer*; ce Médecin a emploié ce remède, avec le plus grand fuccès, dans les fièvres putrides. Il a obfervé qu'en corrigeant l'acrimonie, il développe le pouls & diminue fa fréquence; il a éprouvé également l'efficacité de l'air fixe obtenu du Sel de Tartre, au moyen du jus de citron avalé au moment de fon dégagement, dans les fièvres accompagnées d'une diarrhée putride; il a obtenu enfin de l'Air-fixe des fuccès marqués dans les fièvres fecondaires de la petite-vérole, la gangrène, les ulcères, le fcorbut, &c. Enfin M. *de Boiffieu* a multiplié encore plus les expériences fur la putréfaction & les *anti Septiques*; il en conclut que ces médicamens font ceux qui empêchent le développement ou l'évaporation de l'air-fixe, ou qui le rendent aux parties qui l'ont perdu; il examine leur action, il établit leur divifion, il indique leurs ufages; il établit à cet effet les différentes efpèces & les différens degrés de putridité dont nos parties font fufceptibles. Nous ne pouvons rapporter ici tous les détails intéreffans que nous devons à ce Médecin; nous renvoions à fa *Differtation*, que nous avons déjà indiquée.

M. *Collin* a fait, depuis quelques années, des effais avec le *Camphre*, emploié intérieurement & à forte dofe, dans lefquels ce remède a eu le plus grand fuccès. Il réfulte des expériences nombreufes & très-variées de ce Médecin, que cette fubftance eft le plus puiffant *anti-Septique*, qu'elle arrête promptement la diffolution putride des humeurs, foit communiquée, foit fpontanée, qu'elle refifte puiffamment à la gangrene, & opère une prompte féparation du mort avec le vif, qu'elle réussit également dans la diathèse putride des humeurs, qui est produite ou fomentée par des vices scorbutique, rhumatismal & goutteux, ainsi que contre les douleurs & les ulcères qui en sont quelquefois la suite, &c.

Ce Médecin donne le *Camphre* à la dose d'un gros & un gros & demi par jour, plus ou moins cependant, suivant les circonstances ; il lui associe quelque substance mucilagineuse, & conseille de lui joindre le Nitre pour la plûpart des malades. Il le dit contre-indiqué à cette dose pour les personnes pléthoriques, ou dont le pouls est vif, dur, plein, ainsi que dans les cas de disposition inflammatoire.

M. *Lysons* a essaié aussi le *Camphre* à haute dose, sur-tout dans une fièvre épidémique, qui avoit régné à Gloucestershire. Il l'a donné jusqu'à la dose de vingt grains toutes les quatre heures, uni avec le Nitre, qu'il regarde comme le correctif de cette substance ; il assure en avoir éprouvé de très-bons effets.

Il n'est pas possible de rendre compte ici des Observations de ces Médecins & des préceptes qu'ils en ont déduit ; on peut consulter, 1°. *Camphoræ vires*, *sive*, *Observationum circa morbos acutos & chronicos factarum pars tertia*, par M. COLLIN ; Viennæ, *Groeffer*, 1773, in-8... 2°. *Die Endeckungen der neuesten zeit in der arzneygelahrheit*, par M. GESNER ; Nœrdlingen, *Becken*, 1782, in-8. Tome II. Part. II on y trouve un extrait très-détaillé de l'Ouvrage de M. *Collin* ; 3°. *An Essay upon the effects of Camphre and Calomel*, &c. par M. LYSONS ; Londres, *Wilkie*, 1771, in-8... 4°. *Observations upon the effects of Camphre and Calomel*, par M. LYSONS ; Londres, *Wilkie*, 1777, in-8.

On n'a jamais essaié en France d'emploier le *Camphre* à une aussi haute dose ; on ne le donne qu'à grains : aussi

n'en a-t-on jamais obtenu des effets auffi marqués ; il feroit à
defirer qu'on y réitérât les expériences du Médecin de
Vienne : mais nous ne confeillons de le tenter, qu'après
avoir bien médité fon Ouvrage, qui eft rempli de vues
utiles, d'obfervations intéreffantes, & de préceptes qu'il
feroit dangereux de négliger.

Nous ne devons pas cependant paffer fous filence une
obfervation importante que M. *Alexander* a faite fur lui-
même, qui prouve les mauvais effets du *Camphre* donné à
haute dofe, & qui doit rendre par conféquent très-circonfpect dans les effais qu'on pourroit en faire. Deux fcrupules
de cette fubftance, pris à la fois, mirent d'abord ce Médecin
dans un état de mal-aife, qui fut fuivi de foibleffe, d'abat-
tement, d'embarras de la tête, de trouble total de la vue,
de perte de connoiffance, de fortes convulfions, de défaillances, d'une accélération confidérable du pouls ; il fut
près de trois heures dans un état dangereux *(a)*. M. *Griffin*
a fait des Obfervations femblables à celles du Docteur
Alexander ; il a vu un demi-gros de *Camphre* produire des
effets également fâcheux : quoique ce Médecin regarde cette
fubftance comme un très-bon *anti-Septique*, donnée à
haute dofe, il convient cependant, d'après fa propre expérience, qu'elle excite le délire & augmente beaucoup le
mouvement du pouls *(b)*. M. *Lyfons* convient lui-même
de cette vérité, & paroit perfuadé que cette fubftance,

(*a*) *Experimental Effays on the application of anti-Septics
in putrid difeafes*, par M. ALEXANDER; Londres, *Dilly*,
1768, *in*-8.

(*b*) *De viribus Camphoræ*, par M. GRIFFIN; Edimbourg,
1765, *in*-8.

donnée seule à haute dose , doit produire des mauvais effets ; mais il soutient que son association avec le Nitre , les prévient entièrement (*a*).

Nous avons déjà indiqué , à l'article des *Calmans*, les Ouvrages qu'on peut consulter sur le *Camphre*.

Outre les *anti-Septiques* dont M. *Venel* fait mention , il y en a plusieurs autres qui ne sont en usage ou bien connus , que depuis qu'il a écrit ; tels sont le *Bois-de-sang-de-Campeche*, la *Racine de Colombo*, la *Benoîte*, la *Quassie*, le *Quinquina rouge*, les *Fleurs* & la *Racine d'Arnica* ; nous en avons déjà parlé.

§. VII.

DES VERMIFUGES (*b*).

On n'entend pas seulement par *Vermifuges*, les remèdes capables de tuer les vers , mais encore ceux qu'on a observé disposer le corps d'une manière qui leur soit contraire ; or , il y a des remèdes qui peuvent avoir cet effet de deux façons

---

(*a*) Voyez les Ouvrages déjà cités de M. *Lysons*.

(*b*) Voyez, 1°. *De Anthelminticis*, par *Fréd.* HOFMANN ; Halle , 1698 , *in*-4... 2°. *De plantis Anthelminticis habitu externo & toto genere botanico diversis*, par J. *Christophe* LISCHWITZ ; Keil , 1742 , *in*-4... 3°. *De la génération des vers dans le corps de l'homme*, par *Nicolas* ANDRY ; Paris, *d'Houry*, 1700 , *in*-12 , 1714 , *in*-12 , ibid. *Lambert* & *Durand*, 1741 , *in* 12 , 2 vol..

différentes; ou ils font appliqués aux vers mêmes
& les tuent, ou il agiffent tellement fur les folides & les fluides, qu'ils les difpofent à être contraires aux vers; on a obfervé que les vers viennent quelquefois d'une mauvaife conftitution des
folides, qui font dans un état de relâchement;
c'eft pour cela que les vers font fi communs chez
les enfans, & qu'ils le font moins à mefure qu'ils
avancent en âge, & que les forces des folides
augmentent.

Les *Vermifuges* font les *Amers*, foit *purs*, foit
aromatiques, dont nous avons parlé; les *huileux*,
les *graiffes*, les *corps doux*, paffent auffi pour être
contraires aux vers; on dit communément que les
huileux & les *graiffes*, agiffent en obftruant les
trachées de ces animaux, & les font mourir; cela
peut être: mais ce n'eft qu'une hypothèfe: il eft
certain cependant que c'eft un affez bon remède,
& il faut toujours commencer par là.

Il y a un remède fameux à Montpellier contre
les vers, c'eft l'*Huile* de *Pétrole* ou de *Gabian*.
Cette huile n'agit point comme les autres; car
quelques gouttes tuent beaucoup de vers; c'eft
un bitume liquide, âcre, pénétrant. Pour la
rendre moins défagréable, on la mêle avec
l'huile douce; par exemple, fur un verre d'huile
d'olives, on met une petite cueillerée de celle de
Gabian.

Le *Mercure crud* tue encore assez bien les vers ;
on croit que l'eau dans laquelle on a fait infuser
le mercure, a cette vertu ; mais cela n'est pas vraisemblable : ce n'est absolument que de l'eau sans
goût. On emploie ordinairement les *préparations
mercurielles*, la *Panacée* (a), le *Sublimé doux*,
depuis quatre grains jusqu'à douze ; c'est un assez
bon remède ; mais il n'est pas sans danger : on a
remarqué qu'il devenoit quelquefois *salivant*. On
accuse aussi ces remèdes de noircir & de gâter
les dents. Chez les adultes, on les emploie dans
les maladies aiguës vermineuses ; on en fit usage
dans les espèces de péripneumonie qui régnèrent
il y a quelques années : douze grains de *Mercure
doux* en bol faisoient très-bien.

Enfin, il y a quelques prétendus *Spécifiques*
contre les vers, le *Semen - contra*, l'écorce de
racine de *Murier*, de *Fougère* ; c'est avec ces
drogues qu'*Andry* a préparé sa poudre. Le *Murier*
& la *Fougère* sont des bons *Vermifuges* : *Andry*
dit avoir guéri, par leur moyen, des malades
qui avoient le ver solitaire ; on les donne à la
dose de demi-gros ; si elles sont trop amères pour
les enfans, on les mêle avec du miel.

(a) Voyez, *de Panaceâ Mercuriali*, par *Rod. Jacques*
Camerarius ; Tubingen, 1700, *in*-4.

Le *Semen-contra* (a) est la semence d'une espèce de *Santoline* : on ne sait guère où elle vient.
On la donne en substance , en infusion & en
décoction ; son usage ordinaire est à titre d'excipient.

On peut encore placer ici la *Tanésie* ou *Herbe
aux vers*, TANACETUM, à laquelle on attribue
plusieurs vertus , dont les plus reconnues sont les
vermifuges, *utérines* & *carminatives*. On emploie
ses feuilles , ses fleurs & ses semences , qu'on
donne de plusieurs manières , 1°. en infusion ,
remède ordinaire dans les affections vermineuses
& venteuses ; 2°. en poudre , seules ou mêlées
avec d'autres remèdes , dans les mêmes cas ;
3°. en teinture tirée avec le vin , dans les mêmes
maladies , mais plus encore dans la suppression
des règles ; 4°. on en donne le suc , mais beaucoup moins communément ; il est plus puissant ,
& est un bon remède contre les mêmes maladies ;
on le fait prendre depuis deux gros jusqu'à demie
once , seul ou étendu dans quatre onces d'eau
distillée de la même plante ; 5°. sous la forme d'eau
distillée , qui possède une partie des vertus de la
Tanésie , & qui fournit un excipient pour les
mixtures , juleps & potions , soit vermifuges , soit
emménagogues ou hystériques.

____

(a) Voyez, *De ligno Nephritico Colubrino & Semine Santonico*,
par M. I. *Fred.* CARTHEUSER ; Francfort , 1749. *in*-4.

Dans

Dans les cas de vers, on donne aussi des lavemens de miel & de lait : quelques-uns sont persuadés que ces substances attirent les vers, tandis que le plus grand nombre croit que les corps doux les engendrent. *Andry* regarde tout cela comme assez ridicule, & il peut avoir raison. On peut se servir de lavemens amers, lorsque les vers sont nichés au fondement, & qu'ils occasionnent des tenesmes.

Quelques-uns osent donner intérieurement, contre la colique & les vers, l'*Huile de Cade* ; c'est une huile empyreumatique, noire & épaisse, qu'on tire du tronc & des branches du grand Genévrier : elle est très-caustique ; c'est une témérité bien dangereuse, que d'oser s'en permettre l'usage intérieur.

Il arrive souvent que le ver solitaire résiste à tous ces remèdes, qu'il est collé aux intestins, & qu'il est très-difficile de le détacher. Un expédient très-ingénieux, mais très-hardi à tenter, seroit de passer par les remèdes à la manière de *Desault*, Médecin de Bordeaux, c'est-à-dire, en prenant alternativement une friction & une purgation : ce seroit comme une pluie de Mercure dans les intestins, qui pourroit le détacher ; mais aussi le remède seroit souvent pire que le mal : peu de perfonnes voudroient s'y affujettir , & elles n'auroient pas tort (*a*).

Nous obferverons à propos de la racine de *Fougère*, qu'*Aëtius* dit qu'elle rue le fétus vivant, & qu'elle chaffe le mort. On lit dans le *Journal de Médecine* de 1760, une Obfervation qui confirme l'affertion d'*Aëtius*; ainfi, on doit être très-circonfpect fur fon ufage chez les femmes groffes.

Nous avons quelques *Vermifuges*, dont quelques-uns font nouveaux, & fur lefquels M. *Venel* a gardé le filence ; nous croions devoir les faire connoître.

GLAND. Nous en avons déjà parlé à l'article des *Aftringens*, & nous avons indiqué la propriété *vermifuge* qu'on lui attribue.

(*a*) Le Gouvernement a fait publier, il y a dix ans, un remède contre le ver folitaire, propofé & vendu par une Dame *Nouffer*, de Morat en Suiffe ; ce n'eft autre chofe que la poudre de *Fougère mâle*, combinée avec des purgatifs affez violens. On peut confulter, 1°. *Précis du Traitement contre les Ténia ou Vers folitaires, pratiqué à Morat en Suiffe*; Paris, *Imprimerie Royale*, 1775, in-4. 2°. *Traitement contre le Ténia ou Ver folitaire, pratiqué à Morat en Suiffe, examiné & éprouvé à Paris*; Paris, *Imprimerie Royale*, 1775, in-4. Mais ce remède n'eft pas nouveau ; il eft connu, confeillé & emploié depuis très-long-tems : on le trouve dans prefque tous les Auteurs qui ont écrit fur cette matière.

HUILE DE RICIN ou de PALMA CHRISTI. Nous en avons déjà parlé : *Voyez la note de la page* 138, *Tome I.* Nous ajouterons seulement l'indication des deux Ouvrages suivans : 1°. *Dissertation on the Oleum Palmæ Christi*, par M. CANVANE; Londres, 1764, *in-*8... 2°. *Histoire succincte de l'Huile de Ricin*, par M. MEDERER ; Florence, 1780, *in* 8. en Italien, dans le *Raccolta di Opuscoli Fisico-Medici* de M. TARGIONI, Tom. 22. M. *Canvane* paroît donner un peu trop d'étendue à ce remède; il le dit utile dans les fièvres, soit inflammatoires, soit bilieuses, le calcul de la vessie, les fleurs blanches & la goutte.

Nous avons très-peu d'*Huile de Ricin* pure; elle est le plus souvent altérée, falsifiée, ou mêlée avec quelqu'autre huile. Ce mélange diminue ses propriétés, & sa falsification & peut devenir dangereux par les effets qui peuvent en résulter, & qu'on a vu quelquefois devenir très-fâcheux. M. *Fuchs* paroît s'être occupé de cet objet, si on en juge par le titre d'une Dissertation qu'il a faite soutenir dans les Ecoles de Yéna, par M. HUSCHKE (*a*); mais ce Médecin, en s'occupant des propriétés de l'*Huile de Ricin*, a négligé de remplir l'objet annoncé dans le titre de son Ouvrage; il n'a parlé ni des manières de falsifier cette huile, ni des méthodes propres à faire connoître sa falsification, ni des mauvais effets qui en résultent.

CAMPHRE. On n'a jamais rangé cette substance parmi les *Vermifuges* ; cependant M. *Aug. Dietr.* PRANGE lui attribue cette propriété, & assure en avoir obtenu des

---

(*a*) *De Oleo Ricini adulterato & vero* ; Yena, 1782, *in-*4.

succès (a). Il seroit à desirer qu'on en fit des essais, & qu'on nous apprit, d'après des expériences suivies & certaines, si le *Camphre* possède réellement cette vertu.

CEVADILLA; *Cevadille*. C'est la semence d'une plante de l'Amérique, que *Parkinson* appelle *Hordeum causticum Americanum*. Elle est en usage depuis long-tems pour tuer la vermine des Mendians & des Moines auxquels l'usage du linge est interdit; mais on n'avoit jamais essaié de l'employer intérieurement : M. *Schmucker* est le premier qui ait osé en faire usage.

Ce Chirurgien l'a employée avec succès dans les dyssenteries vermineuses épidémiques, ainsi que sur beaucoup d'enfans, & même dans des cas de vers solitaires, où le remède de la Dame *Nouffer* avoit échoué. Il conclut de ses observations très-multipliées, que cette Semence est un excellent *Vermifuge*, qu'elle ne manque jamais son effet, & que son usage n'a aucune suite fâcheuse. Il la donne en poudre, à un demi-gros, les quatre premiers jours, incorporée avec autant de Sucre & d'Huile essentielle de Fenouil, & fait boire par-dessus une infusion de Fleurs de Sureau & de Camomille : le sixième jour, il réduit la dose à quinze grains, avec du Miel, divisée en trois pilules; il entremêle tous les cinq jours des purgatifs. Ce traitement est pour les adultes. Il suit la même marche pour les enfans; mais la dose de *Cevadille* n'est que de deux, quatre ou six grains dans le sirop de Rhubarbe. Dans le cas d'ascarides, il joint à ces remèdes des lavemens d'une décoction de *Cevadille* dans l'eau, à laquelle on ajoute ensuite une égale quantité de Lait.

(a) *De Camphoræ vi Anthelminticâ* ; Gottingue, 1759, in-4.

M. *Herz* a répété les expériences de M. *Schmucker*, & en a obtenu le mêmes effets; ce Médecin assure n'avoir jamais vu manquer l'action de la *Cevadille*, emploiée comme *Vermifuge*, même dans les cas de ver solitaire, dont elle a procuré l'expulsion : il cherche en même tems à détruire l'idée qu'on a qu'elle contient un principe vénéneux.

M. *Odhelius* rapporte aussi des observations qui paroîtroient constater les propriétés vermifuges de ce remède, si on n'y avoit joint l'usage du Jalap & du Calomel, comme purgatifs; ce qui laisse une incertitude sur la part que la *Cevadille* peut avoir eu dans les effets qui en ont résulté.

On peut consulter, 1°. *Vermischte Chirurgische Schriften*, &c., par M. SCHMUCKER; Berlin, *Nicolaï*, 1782, *in-8*. Tome III... 2°. *Briefe an Aerzte*, par M. HERZ; Berlin, 1784, *in-4*... 3°. *Veckoskrift för läkare och naturforskare*, &c. par M. ODHELIUS; Stockholm, 1783, *in-8*.

Nous avons cru devoir rendre compte des expériences de MM. *Schmucker* & *Herz*; mais nous croions en même tems ne pouvoir nous empêcher de faire observer que ce remède a une âcreté brûlante qui cautérise, qu'il est même emploié à l'extérieur comme cathérétique, que par conséquent son usage peut devenir très-dangereux : nous devons en conclure qu'on ne doit se permettre d'en faire usage qu'avec le plus grand ménagement & la plus grande circonspection.

SPIGELIA ANTHELMINTICA; *Spigelia, Idanpiak.* Cette plante, cultivée dans les jardins de la Jamaïque, & qui croit naturellement dans toutes les parties de l'Amérique Méridionale, étoit inconnue en Europe. Nous en devons la connoissance à M. *Browne*, qui, témoin de ses bons effets dans les maladies vermineuses, n'hésite pas à prononcer que, parmi les remèdes simples, on auroit de la peine à trouver un médicament qui puisse le remplacer (*a*). M. *Lining* en avoit cependant donné la description avant lui, & avoit attribué à sa racine, donnée à la dose de douze grains matin & soir, la propriété de tuer les vers chez les enfans (*b*). M. *von Linné* s'en est servi avec le même succès, & l'a présentée comme un très-bon *Vermifuge* (*c*). M. *Bergius* en parle aussi avec éloge (*d*).

On donne ordinairement cette plante en décoction dans l'eau : on y ajoute du Sucre & du suc de Limon ; on y joint l'usage des purgatifs légers. La dose doit varier suivant les circonstances, & sur-tout l'âge ; nous avons déjà dit que M. *Lining* donnoit douze grains de la racine matin & soir aux enfans.

Malgré les éloges qu'on donne à cette plante, on doit être très-circonspect dans son usage. Elle est très-dangereuse, & peut être regardée comme un poison : on croit qu'elle entroit dans la composition des poisons de la fameuse *Brainvilliers* ; aussi lui a-t-on donné le nom de cette empoisonneuse. Le témoignage des Médecins qui en ont fait usage confirme les craintes que nous cherchons à inspirer sur cette plante.

(*a*) *The Civil and Natural History of Jamaica* ; Londres, *Osborne*, 1756, in-fol.

(*b*) *Essay and Observations Physical and Litterary read before a Society at Edinburg* ; Edimbourg, 1754, in-8. Tom. I.

(*c*) *Spigelia Anthelmintica* ; Upsal, 1757, in-4.

(*d*) *Materia Medica e regno vegetabili* ; Stockholm, *Hasselberg*, 1778, in-8.

MM. *Lind* & *Brocklesby* affurent qu'à une certaine dofe, elle jette dans un profond fommeil, & caufe des vertiges & autres fymptômes graves (*a*); M. le Chevalier *Rofen de Rofenftein* n'en parle auffi que d'une manière à infpirer une jufte méfiance (*b*). On doit donc, fi on l'emploie, en ménager les dofes, fur-tout dans le commencement, & encore plus pour les enfans, & en obferver de près les effets, pour pouvoir les arrêter fur le champ, s'ils annonçoient quelque danger.

FUCUS HELMINTHOCORTON; Coralline de Corfe. Cette mouffe eft en ufage depuis peu de tems; elle eft regardée aujourd'hui comme le meilleur de nos *Vermifuges.* On la donne en poudre, ou en infufion, ou même en lavement, à la dofe d'environ demi-gros pour les enfans, & d'un gros ou un gros & demi pour les adultes.

On a beaucoup écrit depuis quelques années fur ce remède; nous indiquons ici quelques-uns des Ouvrages qu'on peut confulter.

1°. *Mémoire fur le Lemithocorton, reconnu Vermifuge fpécifique dans les Hôpitaux Militaires & par les Obfervations des Médecins de France,* par M. STEFANOPOLI; 1778, *in-4.*

2°. *Thefes Medica,* par M. KAUFFMANN; Strasbourg, 1780, *in-4.*

(*a*) *Œconomical and Medical Obfervations,* par M. BROCKLESBY, Londres, *Beckett & de Hondt,* 1764, *in-8.*

(*b*) *Underraetelfer om barnsjukdomar och deras bote-medel;* Stockholm, *Salvius,* 1764, *in 8.* traduit en Allemand, Hambourg, *Grand,* 1766; traduit en Anglois, Londres, 1776, *in-8.* traduit en Italien, Milan, 1780, *in-8.*

3°. *Vermium Intestinorum hominis Historia*, par M. HOPP; Leipsick, 1783, *in-4*.

4°. *Helminthocorti Historia, Natura atque Vires*, par M. SCHWENDIMANN; Strasbourg, 1780, *in-4*.

5°. *Dissertation sur le Fucus Helminthocorton ou Vermifuge de Corse, improprement appelé Mousse Coralline*, par M. DE LA TOURETTE; Lyon, 1783, *in-4*.

§. V I I.

DES ANTI-VÉNÉRIENS.

Le *Mercure* a fait oublier tous les *anti-Vénériens* dont on se servoit auparavant, tels que les Bois dont il a été parlé à l'article des *Sudorifiques*. Il a fait même négliger les remèdes découverts depuis, tels que les plantes proposées dans le *Recueil de Médecine*, Janvier 1760, comme un secret arraché aux Sauvages de l'Amérique Septentrionale; savoir, le *Rhaponticum Americanum flore diluto cæruleo*, (*Cardinal blanc*), le *Caryophillata aquatica flore nutante*, (*Benoîte d'Ecorce blauin*,) *Ranunculus Virginianus* de l'*Hortus Lugduno-Batavus*, *Scelestus inermis* de l'*Hort. Lugd. Bat.* Le *Mercure* a été regardé avec raison comme le souverain remède des maladies vénériennes, comme le plus doux & le plus benin.

Le *Mercure* est une substance métallique, dont le caractère *spécifique* est d'être fluide au plus petit degré de chaleur. On avoit cru cette fluidité invincible ; les Chimistes savent aujourd'hui que ce n'est qu'une qualité accidentelle, & on trouve le moyen de le condenser ou geler ; mais il faut un froid extrême, dont on a jusqu'à présent mal évalué le degré. Le *Mercure* ainsi condensé a toutes les propriétés des autres métaux.

Une autre qualité du *Mercure*, c'est d'être inaltérable ; en quoi il approche beaucoup des métaux parfaits. *Boerhaave* l'a traité de mille & mille façons, sans pouvoir l'altérer.

Les Anciens le regardoient comme un poison ; mais nous avons appris à l'emploier extérieurement & intérieurement depuis long-tems. *Carpi*, *Vigo*, *Mauhiole*, & tant d'autres, s'en sont servis dans les maladies vénériennes.

La façon de le donner extérieurement en friction a prévalu à Montpellier ; on y regarde encore comme une chimère de vouloir guérir les véroles autrement que par les frictions, qui sont l'*Hydrargirose* par excellence. On l'a aussi emploié extérieurement en fumigation avec le *Cinabre*, & d'autres Sels mercuriels volatils, par exemple, le *Sublimé corrosif* (a) ; mais M. *Astrue*

(a) Voyez *Nouvelle Méthode de traiter les Maladies Vénériennes par la fumigation*, par M. DE LALOUETTE ; Paris, *Mérigot*, 1775, in-8.

a démontré que cette méthode est nuisible. Il n'y a aujourd'hui que deux manières de l'employer, extérieurement en friction, & intérieurement sous la forme de Sels mercuriels.

Ceux qui veulent qu'on donne le *Mercure* extérieurement, allèguent d'abord en leur faveur que cette substance, administrée de cette manière, n'affecte point l'estomac, & qu'on n'a rien à craindre pour les digestions ; ce qui, selon eux, doit faire prévaloir leur méthode, & porteroit à croire que le *Mercure* est toujours funeste à l'intérieur. M. *Astruc*, après avoir long-tems balancé, s'est enfin déterminé pour le premier parti, prétendant, avec tous les *Frottans*, que non-seulement le *Mercure* pris intérieurement est dangereux, mais encore impuissant.

Cette prétention est démentie par les faits. MM. *van Swieten*, *Pringle* & *Keyser* ont donné le *Mercure*, & on le donne tous les jours intérieurement, sans accident & avec beaucoup de succès : il est évident qu'en l'administrant ainsi, on a guéri des véroles de toute espèce, & même de celles qui avoient résisté aux frictions ; car avec cette méthode, comme avec celle des frictions, on procure la salivation, qui est peut-être le seul signe auquel on puisse connoître que les malades sont guéris.

Par rapport aux accidens attribués au *Mercure*
ainsi administré, j'ai vu & fait plusieurs expériences : je n'ai observé aucun des maux que
les *Frotteurs* reprochent à cette méthode (*a*) ; j'ai
bien vu quelques angoisses, quelqu'envie de
vomir chez quelques sujets ; mais ces petits accidens passoient bien vite.

Quant au remède de *van Swieten*, qui consiste à
donner intérieurement le *Sublimé corrosif* dissout
dans l'esprit de froment, il ne faut pas croire
qu'il produise autant d'accidens qu'on le dit communément ; au contraire, cet Auteur, qui est
très-digne de foi, assure que les malades sont
tranquilles pendant son usage. M. *Pringle* rapporte
beaucoup d'observations en sa faveur.

Il est bien sûr que quand on donne le *Mercure*
en friction, on n'est point sujet aux petites angoisses, qui suivent l'usage intérieur des prépa-

------

(*a*) M. *Venel* a traité cette matière en particulier, dans sa
Dissertation *De innocentiâ, sufficientiâ, utilitate, præstantiâ
Hydrargirosis ex Compositis Mercurialibus Salinis, intùs
exhibitis, in curatione morborum Venereorum* ; Pesenas,
Fuzier, 1764, in-4. On peut consulter encore, 1°. *De
Hydrargiri Præparatorum internorum in sanguinem effectibus*,
par MM. SPIELMANN & EHRMANN ; Strasbourg, 1761,
in-4.... 2°. *De suspectis Mercurialibus Pharmacis*, par
M. GULDE ; Francfort, 1759.

rations mercurielles ; mais il y a d'autres inconvéniens qui les équivalent bien, s'ils ne les surpassent. On est astreint à un régime exact ; on est obligé de se renfermer pendant deux mois, de se préparer long-tems par des bains qui affoiblissent beaucoup, &c., au lieu que tout cela n'est pas nécessaire quand on le prend intérieurement : *Keyser* donnoit ses pilules sans aucune préparation, & laissoit vivre les malades à leur manière accoutumée.

Outre cela, il peut y avoir beaucoup de raisons pressantes qui empêchent de se servir de la méthode ordinaire des frictions, comme si une fille, un enfant de famille, un mari, une femme veulent être traités à l'insçu de leurs parens, de leur femme, de leur mari, &c. On peut ajouter que les trois quarts des préparations sont inutiles, petites, routinières : c'est une charlatanerie, une vraie jonglerie : j'ai connu des Chirurgiens qui ont traité plus de trois cents Laquais sans aucune préparation, & sans les tenir enfermés ; ils montoient jour & nuit derrière le carrosse de leurs Maîtres, chargés de *Mercure*, & ils guérissoient cependant très-bien.

Pour ce qui regarde l'usage intérieur, il est certain qu'une petite incommodité passagère, & qui ne signifie rien, est préférable à tout ce qu'on est obligé de faire dans la méthode ordinaire.

La méthode des frictions n'est pas encore montée à l'unisson dans la tête de ses partisans. Ils sont divisés en deux sectes : les uns procurent la salivation ; les autres l'évitent, & guériffent, comme ils disent, par extinction. Cette dernière méthode est fort employée à Montpellier ; elle consiste à donner toutes les frictions petit à petit, de deux en deux jours, en commençant par une petite dose, augmentant ensuite, mais ne donnant guère par friction plus de deux gros d'onguent fait au tiers, & évitant avec soin la salivation, interrompant les frictions lorsque les malades sentent à la bouche un goût de fumier, & que les glandes commencent à se gonfler, &c. A Paris, où l'on ne craint point de faire saliver, on se sert de l'onguent fait à moitié, & on donne les frictions plus fortes & plus près les unes des autres.

Il arrive quelquefois que la salivation produit des accidens cruels ; mais, si on sait se conduire, lorsque les gencives commencent à se gonfler, & les glandes de la bouche à laisser couler l'humeur qu'elles séparent, si, sans vouloir faire trop saliver le malade, on se contente de le faire crachoter, on guérit sans inconvénient : au contraire, si ces

fignes ne paroiffent point , on ne peut être
convaincu d'aucune maniére qu'on eft guéri , à
l'exception des cas où des fymptômes manifeftes
paroiffent, & ils ne font point les plus ordinaires.
On s'abufe beaucoup , lorfqu'on croit être délivré
de la vérole , parce qu'on a dans le corps plufieurs
onces de *Mercure* ; il faut que la bouche ait été
dans l'état que nous avons décrit , pour être affuré
de la guérifon ; auffi voit-on qu'à Montpellier on
manque beaucoup de monde , & qu'à Paris on
guérit prefque toujours.

Keyfer donne ainfi fes pilules ; lorfque la bouche
devient baveufe , pâteufe & dans l'état décrit ci-
deffus , il en interrompt l'ufage ; il purge ; il fait
recommencer enfuite l'ufage de fes pilules ; il
purge encore , lorfque les fignes de la falivation
paroiffent ; il répéte cela trois ou quatre fois ,
felon la condition de la vérole. Les fymptômes
ne peuvent pas beaucoup fervir à connoître fi
on eft guéri ; quelquefois ils ne font pas apparens,
& il n'y a pas toujours des bubons , des chancres ,
des verrues , des exoftofes , &c. : outre cela ,
il y a des fymptômes que le *Mercure* ne guérit
pas , comme les gonorrhées , les dartres , &c. En
général , nous ne pouvons affez le répéter , on
n'eft pas fûr d'être guéri , fi on n'a pas eu la
bouche affectée , & fi on ne l'a pas foutenue
dans cet état pendant quelque tems.

Il y a des Médecins qui, en purifiant beaucoup le *Mercure*, ont prétendu pouvoir en faire entrer beaucoup dans le corps sans craindre la salivation, tels que *Torrés*, *Mauflatre* & *Querenes*; mais cette prétention n'est pas assez constatée. Il ne sert de rien qu'il roule beaucoup de *Mercure* dans le sang : il est indifférent que ce commencement de salivation, & l'état de la bouche désigné ci-dessus, soient produits par peu ou beaucoup de *Mercure* : il y a des observations de véroles bien guéries avec vingt grains de *Panacée*. Il faut se servir du *Mercure* purifié à l'ordinaire, c'est-à-dire revivifié du *Cinabre*.

On donne intérieurement les *Sels mercuriels*.

Celui dont se sert *Keyser* paroît être une union de l'*Acide végétal* avec le *Mercure* (a). Ce minéral est aussi soluble dans les acides minéraux. Celui

---

(a) La publication de la préparation de ces dragées, postérieure au tems où M. *Venel* a écrit sa Matière Médicale, a confirmé l'opinion de ce Médecin; elle a fait voir que ces dragées sont faites avec un *Mercure* très-divisé, uni à un *Acide végétal*. MM. *Cadet*, de l'Académie Royale des Sciences, & *Pia*, Apothicaire de Paris, ont été les premiers qui s'en sont apperçus & qui l'ont publié [*Analyse des Dragées de Keyser*, dans le *Recueil de plusieurs pièces concernant le Traité des Tumeurs & des Ulcères* ; Paris, Cavelier, 1759, in-12, page 107.] *Keyser* lui-même a adopté publiquement

qui résulte de l'*Acide nitreux* & du *Mercure*, ne
peut guère se donner intérieurement ; on l'adoucit
un peu en le réduisant en *Précipité rouge* ; *Mauhiole*
s'en est servi : mais c'est un remède féroce.

Les Sels qui résultent de l'union de l'*Acide
marin* avec le *Mercure*, sont le *Précipité blanc*,
le *Sublimé corrosif*, le *Mercure doux* & la *Panacée*.
Ces remèdes, à l'exception du *Sublimé corrosif*, que
van Swieten emploie cependant dans la vérole,
sont ceux dont on se sert le plus ordinairement.
Ils doivent être donnés à petite dose, à trois ou
quatre grains : on a observé qu'ils procurent
quelquefois la salivation ; on augmente ensuite
la dose ; mais on doit empêcher qu'elle n'ait un
effet purgatif trop considérable ; car ces remèdes
procurent la liberté du ventre, sans empêcher la
salivation. On les donne ordinairement le soir,

---

leur analyse & les résultats qu'ils en ont obtenu. [*Dissertation
Epistolaire sur une Lettre de l'Auteur du Traité des tumeurs
& des ulcères*, 1760, *in-8*. page 21.] L'Académie Royale
des Sciences, en répétant l'analyse de ces dragées, en a
obtenu les mêmes résultats, & a reconnu la primauté de ces
deux Chimistes pour cette découverte.

La composition & la préparation de ces dragées est aujourd'hui publique ; on la trouve dans le *Recueil d'Observations de Médecine des Hôpitaux Militaires*, Tome II. Paris,
Imprimerie Royale, 1772, *in-4*.

&c.

& on connoît que le ventre va bien quand les malades pouffent le lendemain deux ou trois felles molletes ; fi cela n'arrive pas, on augmente la dofe : on s'en fert jufqu'à ce que la bouche foit dans l'état que nous avons indiqué ; on purge alors, & on recommence enfuite l'ufage des *mercuriels* : j'ai devers moi beaucoup d'obfervations qui prouvent la bonté de cette méthode.

Le Sel qui réfulte de l'union du *Mercure* avec l'*Acide vitriolique* eft le *Précipité jaune* ou *Turbit minéral*. On croit que c'étoit le *fecret du gros Thomas* ; mais c'eft un remède féroce, & qui eft fuivi de beaucoup d'inconvéniens.

Nous avons déjà parlé de l'ufage intérieur du *Sublimé corrofif*, que nous devons à M. *van Swieten*, & fur lequel nous avons des bonnes obfervations (*a*).

M. *Default* a propofé une méthode fingulière, qui eft de donner alternativement une frittion & un purgatif (*b*).

(*a*) Voyez ci-deffus, pages 346 & 347, & ci-après aux Additions à cet article, p. 356.

(*b*) *Differtation fur les Maladies Vénériennes*, contenant *une méthode de les guérir fans flux de bouche*, par M. DE-SAULT ; Bordeaux, 1733, *in*-12, Paris, 1741, *in*-12.

M. *Haguenot*, Doyen de l'Université de Montpellier, donne une friction & un bain (*a*) ; mais cette méthode n'a pas été suivie, & même paroît être mauvaise.

Il n'y a point de maladies sur lesquelles ont ait tant écrit, on ait tant proposé de méthodes, on ait tant varié les traitemens, que sur les maladies vénériennes. Il n'en est point encore, pour le traitement desquelles il ait paru autant d'Empyriques : chacun d'eux a présenté son remède comme supérieur à tous les autres, sa méthode comme la plus commode, la plus aisée & la plus sure ; depuis quelques années, ils se sont multipliés à l'infini, & ont inondé Paris & les provinces d'Annonces aussi impudentes, qu'insidieuses.

Les *Keyser*, les *Querenet*, les *Mauflatre*, les *Torrès*, les *Panenc*, les *Velnos*, les *Nicole*, les *Agirony*, les *Vicq*, les *Lefebure de Saint-Ildephont*, les *Quertan* & *Audoucet*, &c. ont occupé successivement la scène : ils ont voulu guérir tout le monde par l'usage intérieur de *préparations mercurielles*, dont ils ont fait des secrets : deux Médecins dont nous taisons les noms pour l'honneur de la profession, n'ont pas rougi de les imiter ; nous avons eu encore une prétendue *Eau de Salubrité*, qui n'a pas fait fortune, un *Nectar de Cythère*, un *Chocolat anti-Vénérien*, un *Sirop mercuriel* : nous avons aujourd'hui une *Poudre médicamenteuse*, dite de *Godernaux*, remède féroce, qui peut devenir caustique & avoir des suites funestes.

(*a*) *Mémoire contenant une nouvelle méthode de traiter la Vérole*, par M. HAGUENOT ; Montpellier, *Rochard*, 1734, in-8.

Quelques autres ont vanté l'excellence de leur méthode, sous prétexte qu'elle n'exigeoit   e du *Mercure* ni intérieurement, ni sous la forme de frictions ; un *la Charbonière* prétendoit guérir par des fumigations : les *Ferrand*, les *Royer*, les *Lafont* ont voulu produire le même effet par des lavemens.

Nous finissons ici une liste, que nous pourrions prolonger ; mais qui n'est déjà que trop longue pour le malheur de l'humanité. Tous ces gens à secret, tous ces prétendus guérisseurs ont disparu avec une rapidité égale à celle avec laquelle ils s'étoient succédés : l'Art n'en a pas été plus avancé, ni l'Humanité plus soulagée ; les malades qui ont voulu être réellement guéris, ont toujours fini par se faire traiter par les gens de l'Art, & en suivant les méthodes connues & adoptées.

Nous ne donnons point ici un traité sur les maladies vénériennes ; l'examen que nous pourrions faire de l'utilité des différentes méthodes qui ont été proposées, de la supériorité des unes sur les autres, des cas où chacune d'elles mérite la préférence, exigeroit des détails fort longs, qui excéderoient les bornes que nous devons nous prescrire. Nous nous contenterons de désigner les sources dans lesquelles on peut puiser les connoissances nécessaires ; nous n'indiquerons point le savant *Traité des Maladies Vénériennes*, par M. Astruc ; il est entre les mains de tout le monde : nous ne donnerons pas encore la longue & fastidieuse énumération d'une immensité d'Ouvrages, dont nous avons été inondés depuis quelques années, & dont la plupart ne méritent que l'oubli auquel ils ont été condamnés dès le moment de leur publication. Nous conseillons seulement de consulter les Ouvrages suivans.

1°. *Tractatus de Lue Venerea*, par M. BOERHAAVE; Leide, *Deyster*, 1751, in-8.

2°. *Expositio variarum Syphilidis Therapeiarum*, par M. BOEHM; Strasbourg, *Heitz*, 1771, in-4.

3°. *Nonnulla circa methodum luis Venereæ curandæ medicamenta*, par MM. MURRAY & DUBB; Upsal, 1777, in-4.

4°. *De infallibili remedio prophylactico Syphilidis*, par M. KERN; Fribourg, 1777, in-8.

5°. *Dissertatio sistens criticen prophylaxeos Syphilidis*, par M. GALL; Fribourg, 1777, in-8.

6°. *Observations & Remarques sur la complication des symptômes vénériens avec d'autres virus, & sur les moyens de les guérir*, par M. VIGAROUX; Montpellier, *Martel*, 1780, in-12.

7°. *Practical Observations on the more obstinate and inveterate Venereal Complaints*, &c. par M. SCHWEDIAUER; Londres, *Johnson*, 1784, in-8. traduit en François, par M. GIBELIN, sous ce titre : *Observations pratiques sur les Maladies Vénériennes*; Paris, *Cuchet*, 1785, in-8. avec des Notes du Traducteur.

8°. *Del Veneno Venereo Giudizio*, par M. NANNONI; Florence, 1784, in-4.

9°. *Observations sur les Maladies Vénériennes*, par M. SANCHÈS; Paris, *Barrois*, 1785, in-12, publié par M. *Andry*.

10°. Quelques-uns des Ouvrages que nous indiquerons en nous occupant du *Sublimé corrosif*.

Nous croions cependant devoir parler du *Sublimé corrosif*, dont l'usage est aujourd'hui très-répandu, sur-tout parmi les Chirurgiens.

L'usage intérieur de ce remède, dans les maladies véné-

riennes, n'eſt pas auſſi nouveau qu'on le croit ordinairement : on en a fait honneur à un Médecin de nos jours,
tandis qu'il remonte preſqu'au milieu du ſiècle dernier ; il
avoit été emploïé pendant long-tems, ſoit ſous forme liquide, ſoit ſous forme ſolide, avant que M. *van Swieten* en
eut conſeillé l'uſage.

Nous apprenons de *Richard Wiſeman* que pluſieurs Praticiens l'emploïoient déjà à Londres long-tems avant la fin
du ſiècle dernier, en diſſolution dans l'eau (*a*). Un Empyrique préparoit auſſi dans la même Ville, au commencement
de ce ſiècle, une diſſolution d'un gros de *Sublimé corroſif*
dans une once d'Eſprit-de-vin, dont il faiſoit prendre dix
ou douze gouttes tous les jours dans une décoction d'avoine,
au rapport de *Daniel Turner* (*b*) : à-peu-près dans le même
tems, un autre Empyrique l'emploïoit à Paris en diſſolution
dans l'eau, qu'on prenoit par gouttes, mêlé avec une infu-
ſion de Séné, ſuivant le témoignage de M. *Aſtruc* (*c*).

L'uſage de ce remède ſous forme ſolide eſt connu auſſi
depuis long-tems. *Paul Hermann* conſeille de le donner en
pilules mêlé avec le ſuc de Régliſſe (*d*). Au commencement

(*a*) *Several Chirurgical Treatiſes*, par *Rich.* WISEMAN ;
Londres, 1676, *in fol.*

(*b*) *Syphilis : à Practical Diſſertation on the Venereal
Diſeaſe*, par *Dan.* TURNER ; Londres, 1717, *in-8.*

(*c*) *Avertiſſement* de la troiſième édition du *Traité des
Maladies Vénériennes* de M. ASTRUC, en François.

(*d*) *Cynoſura Materiæ Medicæ*, par *Paul* HERMANN ;
Strasbourg, 1710, *in-4.* 1726-1729-1731, *in-4.* 3 vol.
1745, *in-4.* 3 vol. traduit en Anglois, par *Strother*, Londres,
1736.

de ce siècle, M. *Petit*, Chirurgien-Major d'une des Compagnies des Gardes-du-Corps, le donnoit auffi en pilules, mêlé avec l'*Aquila alba*, l'*Antimoine diaphorétique*, l'anti-Hectique de *Poterius* & la *Mie de pain* (a). De nos jours, M. *Fabre*, Chirurgien de Paris, a propofé de le mêler avec le *Mercure doux*, la *Gomme ammoniaque*, la *Gomme de Gayac*, le *Séné*, le *Pyrethre* & le *Sirop de Nerprun*, pour en faire des pilules (b). Enfin, M. *Jacobi* a vanté depuis peu de tems fon ufage intérieur fous forme de pilules (c).

On a donc tort de rapporter à M. *van Swieten* la méthode d'emploier intérieurement le *Sublimé corrofif* fous forme liquide, & de donner fon nom à cette méthode : ce Médecin lui-même ne s'en eft pas dit l'inventeur ; il a avoué au contraire avec franchife la tenir de M. *Sanchès* (d), & ce dernier l'avoit apprife d'un Chirurgien qui avoit exercé fa profeffion dans la Sibérie (e).

(a) *Seconde Lettre*, &c. à la fuite du *Traité des Tumeurs & des Ulcères*, par M. ASTRUC ; Paris, *Cavelier*, 1759, *in-*12, 2 vol.

(b) *Effai fur les Maladies Vénériennes*, par M. FABRE ; Paris, *Cavelier*, 1758, *in-*12.

(c) *Defcriptio methodi Mercurium Sublimatum tutiùs, copiofiùfque exhibendi*, par M. JACOBI ; Munfter, *Perrenon*, 1772, *in-*4.

(d) *Commentar in* HERM. BOERHAAVII *Aphorifmos de cognofcendis & curandis morbis*, par M. van SWIETEN ; Paris, *Cavelier*, 1773, *in-*4. Tom. V. p. 512, aph. 1477.

(e) *Obfervations fur les Maladies Vénériennes*, par M. SANCHÈS ; Paris, *Barrois*, 1785, *in-*12, page 3.

On a beaucoup écrit pour & contre l'usage intérieur du *Sublimé corrosif* sous forme liquide ; on a produit un très-grand nombre d'observations qui constatent ses bons effets, & un grand nombre d'observations contraires qui font voir qu'il a eu souvent des suites fâcheuses : cependant ce remède est devenu d'un usage assez répandu.

C'est un médicament très-dangereux par lui-même, qui ne peut réussir, qu'autant qu'il est administré par des mains habiles & prudentes, & qui exige les plus grandes précautions & les plus grands ménagemens ; mais malheureusement il est entre les mains de tout le monde, & ce sont les personnes les moins instruites qui s'en permettent l'usage le plus fréquent. Nous pouvons dire même qu'on en abuse tous les jours, en l'employant sans discernement dans tous les cas, toutes les circonstances, tous les tempéramens, toutes les saisons & tous les climats. En général, il paroît avoir le plus réussi dans les climats froids, & avoir eu moins de succès, même des suites fâcheuses, dans les climats chauds, & chez les personnes dont la fibre est sèche, irritable & sensible.

M. *Sanchés* lui-même, auquel nous devons le renouvellement de ce remède, oublié depuis long-tems, par la communication qu'il en a donnée à M. *van Swieten*, blâme beaucoup la manière dont on l'emploie d'après les instructions de ce dernier ; il la regarde comme insuffisante & dangereuse : il se plaint de ce que M. *van Swieten* a négligé les précautions qu'il lui avoit indiquées, & sans lesquelles il n'a jamais vu réussir ce remède. Il croit indispensable l'addition des moyens propres à provoquer les sueurs, tels sur-tout que les bains de vapeur : par une conséquence nécessaire, il blâme l'usage où l'on est de permettre aux

malades de sortir & de s'expoſer à l'air pendant l'uſage de
ce remède (a).

On a fait revivre depuis quelque tems l'uſage pernicieux
d'emploier le *Sublimé corroſif* intérieurement ſous forme
ſolide, c'eſt-à-dire, en pilules : on le donne en ſubſtance
mêlé à d'autres médicamens ; ou bien, on le fait diſſoudre
dans l'eau : on humecte de la mie de pain avec cette diſſolution, & on en fait des pilules. Cette méthode, quelques
éloges qu'on lui donne, eſt très-dangereuſe : aucun Médecin
ſage & prudent n'oſera ſe la permettre. Il eſt difficile de
déterminer ainſi la doſe de *Sublimé corroſif* qu'on donne aux
malades ; ce remède eſt plus développé, & exerce par
conſéquent une action plus prompte, plus directe & plus
vive ſur les organes de la digeſtion : il eſt encore bien
moins facile de le modifier & de l'adoucir par le mélange
ou l'addition des adouciſſans qu'on lui aſſocie ordinairement ; auſſi ne voions-nous à Paris, que des gens obſcurs
& ignorés être aſſez téméraires pour l'emploier.

On peut conſulter ſur l'uſage intérieur du *Sublimé corroſif*,

1°. *De Mercurii Sublimati Corroſivi uſu medico interno*,
par MM. BÜCHNER & STOCKHAUSEN ; Halle, 1758, *in*-4.

2°. *Obſervationes practicæ circa Luem Veneream*, par
M. LOCHER ; Vienne, 1762, *in*-4.

3°. *Lettera ſopra l'uſo medico interno del Mercurio Subli-
mato Corroſivo è ſopra il Morbo Venereo*, par M. CALVI ;
Cremone, *Ferrari*, 1763, *in*-8. traduit en François, par
M. LAFLIZE ; Nancy, *Leclerc*, 1768, *in*-12.

4°. *Mémoire pour ſervir à l'uſage intérieur du Sublimé
Corroſif, principalement dans les Maladies Vénériennes*, par

____

(a) SANCHÈS, *ibid.* p. 6, 7, 8, 144. 149.

M. LE BEGUE DE PRESLE ; La Haye , (Paris,) *Didot*
1764, *in-12.*

5°. *Cautiones nonnullæ ad Liquoris Mineralis Plenckiani
usum spectantes*, par M. HARTMANN ; Francfort, 1780, *in-4.*

6°. *Heelkundige mengelstoffen , &c.* par M. *van* WY ;
Amsterdam , *Selm*, 1784 , *in-8.* traduit en Allemand ,
Leipsick , *Weigan*, 1785 , *in-8.* à la suite du *Sammlungen
einiger wichtigen Chirurgischen wahrnehmungen , &c.* de
M. BALTHASAR. M. *van Wy* prépare le *Sublimé corrosif*
d'une manière particulière : il fait bruler de l'*Alkohol* sur
ce Sel métallique , afin de le dépouiller de sa causticité ; il
le donne dans une décoction de *Sarsepareille*, à la dose
d'un , deux , & même quatre grains par jour.

7°. Quelques-uns des Ouvrages indiqués dans le cours
de cet article.

M. *Venel* ne parle point de la manière de traiter les
maladies vénériennes par le seul usage des *Végétaux* ; il se
borne à dire que le *Mercure* a fait oublier les *Bois sudorifiques*, dont on se servoit autrefois. On a proposé cependant depuis quelque tems différentes méthodes & différens
remèdes , avec lesquels on a prétendu guérir ces maladies
sans le secours du *Mercure*.

I. On a vanté , dans le traitement des maladies vénériennes , une plante de l'Amérique Septentrionale , connue
sous le nom de *Lobelia Syphilitica* ; on lui a reconnu des
propriétés *anti-vénériennes* d'après le témoignage de M. *Kalm*,
qui assure avoir vu les habitans d'un canton du Nouveau
Monde , dont la température est à-peu-près la même que
celle de la France , se traiter eux-mêmes dans leurs maladies
vénériennes , & les guérir promptement au moyen de cette
plante. Voyez *Voyage de l'Amérique Septentrionale* , en

Allemand, par M. KALM; Gottingue, *Badenhoets*, 1764; *in-8.* Mais on n'a point prouvé encore l'efficacité de cette plante par une suite d'observations-pratiques soutenues & bien constatées.

II. M. *Mittié* a annoncé, comme une découverte, la possibilité de guérir ces maladies avec les seuls végétaux, & des observations qui constatent ses succès; mais il n'a publié ni son secret, ni sa méthode, ni ses observations : son remède ni sa méthode n'ont été soumis à aucun examen, à aucune épreuve authentique; nous ne pouvons qu'en parler, sans en porter aucun jugement.

III. On a proposé au Gouvernement une *Tisanne Caraïbe*, qui n'étoit composée que de végétaux; des *sudorifiques* & des *purgatifs* fort âcres en faisoient la base : ce remède n'a pu soutenir les épreuves auxquelles il a été soumis, & il a été rejetté. Voyez *Effets de la Tisanne Caraïbe*, *d'après le rapport de MM. de SAINT-LEGER, de HORNE, BACHER & ROUSSEL DE VAUZESME*; Paris, *Imprimerie Royale*, 1779, *in-8.*

IV. Nous avons aujourd'hui le *Rob anti-Syphilitique de l'Affecteur.* Ce remède a été soumis aux épreuves les plus authentiques : après les premières & les secondes, il a obtenu la sanction du Gouvernement. Sur le simple soupçon qu'il pouvoit contenir du *Mercure*, la Société Royale de Médecine s'en est faite ensuite rapporter la recette, l'a fait préparer par ses Commissaires, l'a fait administrer pour la troisième fois à des malades par des nouveaux Commissaires, & enfin, par jugement du 7 Avril 1780, a prononcé que *ce remède, tel qu'il a été préparé par ses Commissaires, ne contient point de Mercure, qu'il peut guérir les maladies vénériennes confirmées, qu'il peut devenir sur-tout utile dans les cas*

*où l'on auroit quelque inconvénient à craindre de l'usage, soit
intérieur, soit extérieur, des préparations mercurielles.* Nous
avons emploié plusieurs fois ce remède, toujours avec succès
& sans accidens.

V. Nous avons encore un autre remède, sous le nom
de *Remède du Cuisinier*, qui nous a réussi quelquefois, &
dont la recette a été communiquée à la Société Royale de
Médecine par M. *le Roy*. Il est fait avec trente onces de
Sarsepareille bouillies trois fois, chaque fois, dans vingt-
deux livres & demie d'eau jusqu'à réduction à un tiers : on
réunit ensuite la liqueur de ces trois décoctions ; on la fait
bouillir avec des fleurs de *Bourache*, des *Roses blanches*,
du *Séné* & de l'*Anis*, de chacun deux gros, jusqu'à réduction à moitié. On coule la décoction ; on y ajoute deux
livres de Sucre & deux livres de Miel, & on en fait un
Sirop, qu'on prend dans neuf jours, trois fois par jour :
on soutient l'effet de ce remède par une tisanne de *Sarsepareille*, dont on prolonge l'usage pendant trente jours.
Voyez *Histoire de la Société Royale de Médecine*, Tome II,
p. 228.

VI. Une plante, qui jusqu'ici n'a presque point été emploiée en Médecine, vient d'être placée encore parmi les
anti-Vénériens ; c'est le *Putier* ou *Cerisier à grappes*, en Latin
Prunus padus, *Prunus silvestris fructu racemoso non eduli*.
Nous trouvons dans les *Nouveaux Mémoires de l'Académie
des Sciences de Stockholm* (a) un Mémoire de M. *Biærnlund*,
sur les propriétés de cette plante : son écorce y est présentée
comme efficace & suffisante contre les maladies vénériennes

(a) *Kongl. vetenskaps Academiens nya handlingar*, &c.
Stockholm, *Lange*, 1785, *in* 4. Tom. V.

légères, & comme propre à augmenter considérablement l'efficacité du *Mercure* dans les maladies plus graves. M. *Bierslund* l'emploie de la manière suivante : il prend six onces d'écorce séchée, ou huit onces d'écorce récente, qu'il fait bouillir dans huit livres d'eau jusqu'à réduction à moitié ; il passe la décoction par la chausse, & en fait prendre quatre onces quatre fois par jour. Nous ne connoissons aucun autre Praticien qui se soit encore servi de ce remède ; il est aisé cependant d'en faire des expériences : le *Puties* croît abondamment dans presque toutes les Provinces de la France.

VII. On vient enfin de proposer l'*Opium* comme très-efficace dans le traitement des maladies vénériennes, suffisant pour procurer leur guérison, & préférable même au *Mercure*. On prétend que le hasard a fait découvrir, dans cette substance, une propriété *anti-vénérienne*.

M. *Schœpf* (*a*) a fait des expériences comparatives avec l'*Opium* & le *Mercure* : il assure que le traitement avec le dernier a été plus long & plus difficile ; il se décide absolument en faveur de l'*Opium*, & veut qu'on abandonne toutes les autres méthodes.

M. *Delius* (*b*), qui s'est occupé aussi de ce remède, paroît plus modéré & plus circonspect : il admet son utilité, mais avec des restrictions, qui peuvent être adoptées par tous les Praticiens. Il s'attache aux propriétés calmantes & anti-

---

(*a*) *Von der Würkung des mohnsessts in der lustseuche*, &c. Erlang, *Palm*, 1781, *in-8*.

(*b*) Dans la Préface qu'il a mise à la tête de l'Ouvrage précédent.

spasmodiques de l'*Opium* ; il fait voir qu'on est quelquefois obligé , dans beaucoup de maladies , de recourir à des palliatifs , qui , en rétablissant le calme & l'ordre des fonctions , ouvrent la route à la nature pour opérer la guérison ; que cela arrive aussi dans les maladies vénériennes , dans lesquelles l'usage des remèdes actifs & âcres devient souvent nuisible. D'après cette idée de M. *Delius* , ce remède ne seroit que préparatoire , & pourroit être employé quelquefois avec succès. Mais ce Médecin sort des bornes qu'il paroit lui même se prescrire , donne à ce remède beaucoup plus d'étendue , & le regarde comme vraiment curatif.

M. *Frédéric Michaëlis* (a) a fait aussi des expériences avec ce remède ; il entre dans des détails assez étendus sur son action & ses effets ; il en a varié l'administration suivant les circonstances ; il paroit en avoir obtenu des succès. On nous prévient cependant , dans le même Recueil où se trouve l'Ouvrage de ce Médecin , que malgré les espérances flatteuses qu'on avoit conçu d'abord de l'usage de ce narcotique , des expériences ultérieures n'en ont pas confirmé l'utilité dans toute son étendue , & que des Praticiens l'ont administré , même à fortes doses , sans succès.

Les Observations de M. *Hagstrœm* paroissent confirmer l'assertion précédente ; ce Médecin a traité , avec l'*Opium* , plusieurs malades attaqués de maladies vénériennes qui avoient résisté aux mercuriaux ; il a commencé par des petites doses de ce médicament , qu'il a porté jusqu'à dix & douze grains par jour , & dont il a fait continuer l'usage durant plusieurs semaines. Il n'a vu qu'une seule fois ce remède produire un changement dans les symptômes , &

(a) *Medical communications* ; Londres , *Johnson* , 1784, in 8.

ce changement n'a pas été heureux ; les ulcères sont devenus saignans & ressemblans aux ulcères scorbutiques : dans tous les autres cas, l'*Opium* n'a produit d'autre effet que celui qui dépend de son action narcotique. M. *Hagstræm* conclud qu'il ne doit point être rangé parmi les *anti-Vénériens*, & qu'il ne doit être emploié dans les maladies de ce genre que pour combattre les affections spasmodiques (*a*).

Peut-être M. *Hagstræm* a-t-il donné l'*Opium* à trop petites doses. M. *Blom* a donné, il y a trois ans, dans la *Feuille Hebdomadaire pour les Amateurs des Sciences naturelles*, que M. *Odhelius* publie à Stockholm (*b*), des Observations qui tendent à prouver l'efficacité de ce médicament dans les douleurs & ulcères vénériens : il assure qu'il ne réussit, qu'autant qu'on le donne d'abord à fortes doses, & qu'il faut les diminuer dès qu'on apperçoit un changement en mieux.

Tel est le tableau que nous offrons ici de ce qui a été écrit sur les propriétés de l'*Opium* dans les maladies vénériennes ; les témoignages que nous connoissons en faveur de ce remède, ne nous paroissent point cependant assez décisifs : sans contester son utilité contre les maladies vénériennes, & les avantages qu'on peut en retirer, on doit suspendre son jugement, & ne point l'adopter trop légère-

---

(*a*) *Kongl. Wetenskaps Academiens nya Handlingar*, &c. c'est-à-dire, *Nouveaux Mémoires de l'Académie Royale des Sciences de Stockholm* ; Stockholm, *Lange*, 1785, *in-*4. Tome V.

(*b*) *Veckoskrift for lækare och naturforskare*, &c. ; Stockholm, 1783, *in-*8. Tom. IV.

ment ; l'expérience feule doit nous éclairer à cet égard. Les fuccès qu'on lui attribue ne font encore ni affez conftatés, ni affez certains ; ils font même conteftés par plufieurs Praticiens. On affure fur-tout que les guérifons, vraies ou palliatives, opérées par ce remède, laiffent des fuites plus fâcheufes que la maladie pour laquelle on l'a adminiftré. Il eft à defirer qu'on s'en occupe, & qu'on éloigne des expériences auxquelles on le foumettra, la prévention, la partialité & l'enthoufiafme, qui féduifent trop fouvent les gens de l'Art, & qui font réuffir les remèdes d'une manière analogue à leur façon de penfer.

Nous ne pouvons cependant nous empêcher de faire obferver qu'on préfente mal-à-propos l'ufage de l'*Opium* comme nouveau dans le traitement des maladies vénériennes ; ce remède a été emploié depuis long-tems : les détails dans lefquels cette difcuffion nous entraineroit, feroient trop longs ; on les trouvera dans l'Ouvrage que M. *Mofely* vient de publier fur le Caffé (*a*).

§. VIII.

DES ANTI-SCABIEUX.

Les *anti-Scabieux* les plus fameux font le *Mercure* & le *Souffre* ; mais le détail de ces matières appartient à la matière médicale externe.

(*a*) *Obfervations on the properties and effects of Coffé ;* Londres, *Stockdale*, 1785, *in-*8.

M. *Venel* renvoie les détails relatifs aux *anti-Scabieux*,
à la matière médicale externe : cependant il n'y parle point
de ces remèdes ; nous croions devoir suppléer à son
omission.

On peut considérer la *gale* sous deux points de vue ; elle
vient ou de cause interne, ou de cause externe : la première
dépend d'un vice particulier des liqueurs, comme de leur
grande âcreté, d'un vice vérolique, d'un vice dartreux ou
teigneux dégénéré, &c. La seconde est celle qu'on acquiert
par la communication, par le contact d'un *galeux*, du linge,
des couvertures, des habits qui ont servi à son usage. La
première exige des remèdes internes ; il seroit dangereux
d'emploier des topiques qui pourroient répercuter l'humeur
scabieuse, & donner lieu à des maladies ou accidens graves :
les exemples en sont assez fréquens ; on peut tout au plus
passer aux remèdes externes, après avoir détruit le vice
intérieur, & lorsqu'on n'a plus à combattre que le vice local
de la peau. La dernière se guérit aisément par des remèdes
extérieurs. Il y a une espèce de *gale*, qui est grosse, crouteuse,
quelquefois suppurante ; elle doit être considérée sous le
même point de vue. que la *gale* provenant de cause interne,
& ne permet l'application des remèdes externes, qu'après
l'usage des médicamens internes propres à détruire le vice
des liqueurs.

Les remèdes généraux internes qu'on emploie le plus
communément sont les *Incisifs*, les *Diurétiques*, les *Apéritifs*,
les *Sudorifiques*, & principalement le *Souffre* & certaines
préparations mercurielles, comme le *Mercure doux* ; ces derniers sont ceux qui sont le plus généralement mis en usage.
Les *Délayans*, les *Adoucissans*, les *Laitages* conviennent
dans certains cas, On ne peut établir ici une règle certaine &

conftante; le choix des remèdes internes doit être analogue au vice particulier des humeurs qu'on doit combattre.

Les remèdes externes fe réduifent à des *Onguens* préparés avec le *Soufre* & le *Mercure*, dont on frotte les différentes parties du corps, qui font le fiége de la *gale*. Les *fleurs de Soufre* font la bafe des premiers; on les mêle avec la graiffe: on y ajoute quelquefois les pulpes des racines de quelques plantes *émollientes*; quelques-uns y joignent le *fuc de Limon* & les *fleurs de Benjoin*. Les *Onguens* avec le *Mercure* font l'*Onguent mercuriel*, l'*Onguent-gris*, mais plus généralement l'*Onguent mercuriel citrin*, qui eft fait avec la graiffe & une diffolution de *Mercure* dans l'Efprit-de Nitre. Les *Onguens mercuriels* doivent être plus ménagés & donnés avec plus de précaution, que ceux qui font faits avec le *Soufre*, foit parce qu'ils peuvent plus aifément devenir répercuffifs, foit par rapport à la falivation qui peut en être la fuite. En général les linimens & les onguens fulfureux peuvent avoir des fuites fâcheufes, fi on les emploie indiftinctement & fans précaution, fur-tout lorfqu'on y joint des médicamens propres à augmenter leur âcreté & leur énergie; M. *Vogel* nous a donné un tableau intéreffant des accidens qu'ils peuvent produire (a).

Les *Eaux minérales fulfureufes thermales* font le remède le plus affuré & le moins dangereux; elles fourniffent le double avantage de réunir l'ufage intérieur & extérieur du *Soufre*; on les boit & on s'y baigne en même tems, & il y a très-peu d'exemples de leur inefficacité.

(a) *Dubia quædam circa acrium Linimentorum Sulfureorum in fcabie ufum;* Gottingue, 1765, *in-*4.

On a proposé l'usage soit intérieur, soit extérieur, des acides, & on a vanté leurs succès contre la gale : on a essaié tour-à-tour les acides minéraux & les acides végétaux.

On a tenté d'abord l'usage extérieur des acides minéraux, & sur-tout de l'acide vitriolique : les premiers essais ont fait obtenir une disparition prompte de l'éruption galeuse ; on en a déduit des conséquences en faveur de l'efficacité du remède : mais les suites ont fait voir que cette disparition n'a été le plus souvent qu'une répercussion, dont les effets ont été quelquefois funestes.

L'usage intérieur de l'acide vitriolique paroit avoir mieux réussi. Il y a lieu de croire que ce remède a été d'abord emploié par M. *Cothenius* sur les Soldats de l'Armée Prussienne, en 1756 ; la méthode de ce Médecin a été décrite ensuite par MM. *Hedwig* (a) & *Baldinger* (b). Les Observations de ces Médecins & celles de M. *Schroederer* (c) paroissent constater l'efficacité de ce remède. Ce dernier l'a emploié souvent dans des gales soit sèches, soit humides, & il a toujours obtenu une guérison parfaite dans quinze jours, même sur des nourrissons, en le faisant prendre à leurs nourrices.

M. *Schroederer* conseille particuliérement ce remède aux sujets pléthoriques, & dans le cas où la gale est accompagnée d'inflammation ou d'ulcères ; mais il le croit moins

____

(a) *De Olei Vitrioli usu in quibusdam scabiei speciebus* ; Halle, 1762, *in*-4.

(b) *Von den Krankheiten einer Armee* ; Langensalza, 1765, *in* 8.

(c) *Lettre à M. Gahn*, rapportée par extrait dans la *Gazette Salutaire*, 1774, n°. XVI.

utile, moins efficace & plus sujet à des précautions particulières, pour les sujets cacochymes & cachectiques. Il
l'emploie mêlé à un tiers avec deux tiers d'eau de fontaine,
& adouci avec un sirop : il fait prendre deux ou trois fois
par jour un gros de ce mélange dans un verre d'eau de
fontaine ; cependant il en varie les doses, eu égard au
tempérament ou à la constitution du malade.

Les premiers essais des acides végétaux paroissent avoir
été faits à Livensk en Russie, en 1780, & continués ensuite
en Ecosse par M. *Pischecow.* Ce Médecin emploia d'abord
les bains, avec le marc appellé *Barda* par les Russes, ensuite
différens autres acides végétaux, & entr'autres le *Vinaigre.*
Il assure avoir obtenu toujours des succès (a). Ce moyen
mériteroit d'être soumis à des expériences ; le vinaigre, le
lait aigri dans les campagnes & les villages, les grains aigres
des Brasseries qui pourroient remplacer le *Barda* des Russes,
fourniroient des secours moins désagréables, moins dis-
pendieux & moins dangereux, que les moyens qu'on emploie ordinairement ; mais on ne doit se permettre ces essais
qu'avec précaution, pour éviter la répercussion & les suites
fâcheuses qu'elle pourroit avoir.

Nous avons contre la *gale* un remède, qui n'est bien
connu que depuis peu de tems ; c'est la *Dentelaire* [*Dentelaria
Rondeletii* J. B. *Lepidium Dentellaria dictum* C. B.
Plumbago Quorumdam Cl. *Plumbago Europæa*, Lin.] Cette
plante, dont les propriétés avoient été indiquées par *Garidel,*
mais d'une manière à en faire proscrire l'usage, étoit comme
oubliée. M. *Sumeire* l'a faite revivre ; il a indiqué une manière

---

(a) *Tentamen zoologico-practicum de novo methodo Psoram
sanandi* ; Edimbourg, 1784, *in-*4.

de s'en servir, qui diminue beaucoup sa causticité ; il l'a emploiée avec succès ; il l'a proposée à *la Société Royale de Médecine*, qui avoit demandé pour sujet de prix, *d'indiquer la meilleure méthode pour guérir promptement & sûrement la gale contractée par communication*, &c. Cette Compagnie a décerné le prix à ce Médecin ; mais elle ne s'y est décidée qu'après s'être convaincue de l'efficacité & du non danger du remède dans des essais nombreux qu'elle a fait faire par ses Commissaires. Le compte qui lui en a été rendu, & qui a été rédigé par M. *Hallé*, l'un d'entre eux, est fait avec beaucoup de sagesse & de discernement ; il mérite d'être lu en entier, & est propre à diriger avec succès l'administration de ce remède entre les mains des Praticiens qui voudront l'emploier.

On ne se sert que de la racine de cette plante ; on en pile deux ou trois bonnes poignées ; on verse dessus une livre d'Huile d'Olive bouillante ; on les agite pendant quelques minutes : quand l'Huile est passée, on exprime un peu fortement la racine, dont on ne laisse qu'une partie dans le linge qu'on lie en forme de nouet. M. *Sumeire* croit que l'addition d'une petite poignée de Sel rend le remède plus actif. Pour s'en servir, on fait chauffer l'Huile ; on y trempe le nouet, avec lequel on remue la lie : on frotte un peu fortement avec ce nouet toute la superficie du corps, & on réitère les frictions tous les jours matin & soir ; il y a des circonstances où il ne faut frotter qu'une fois par jour, comme lorsque le remède donne trop de chaleur, d'irritation, de picotemens & de démangeaisons.

L'effet de ce remède est d'animer d'abord les boutons qui existent, d'en faire sortir ensuite de nouveaux, souvent sur toutes les parties du corps, & de déterminer bientôt le deſſéchement des uns & des autres. Ses inconvéniens ſe bornent à une irritation locale & extérieure, qui n'eſt jamais bien forte, quand on ſait ménager la force du remède, ainſi que le nombre & l'intervalle des frictions, relativement aux circonſtances, à l'âge, à l'état, aux forces, à la ſenſibilité du ſujet, à la gravité de la maladie & à la nature des accidens. Le traitement dure ordinairement douze ou quinze jours, & va rarement au-delà.

M. *Bouteille* a propoſé une manière de modérer encore davantage l'âcreté & la cauſticité de la *Dentelaire* ; elle conſiſte à faire infuſer les feuilles, les tiges & les ſommités de la plante dans l'Huile d'Olives expoſée à la chaleur du Soleil ou des cendres chaudes, & à paſſer cette Huile. Mais cette méthode paroît plus longue & plus embarraſſante.

Les *Commiſſaires de la Société Royale de Médecine* avoient penſé qu'on pourroit employer, dans les mêmes vues, la *Clématite* ou *Herbe aux Gueux*, en la modifiant ſuivant la méthode de M. *Sumeire*, dans les pays où il n'y a point de *Dentelaire :* leur conjecture a été confirmée par les obſervations que M. *Ricary* a communiquées à cette Compagnie, ſur les heureux effets de cette plante emploiée en pareil cas.

Ce remède réunit pluſieurs avantages : 1°. il eſt moins déſagréable que le *Soufre* ; 2°. il eſt moins dangereux que les *Préparations mercurielles* ; 3°. il a des ſuccès égaux à ceux des méthodes plus longues & plus embarraſſantes ; 4°. il appelle à la peau, par une ſimple irritation, tous les boutons galeux, les y deſſéche ſans aucune rétropulſion, & diſpenſe des remèdes intérieurs. A ces différens titres, il doit être préféré à tous les autres remèdes connus : il paroît même qu'on peut l'employer ſans danger dans les gales qui proviennent de cauſe interne, ſans avoir recours aux remèdes intérieurs. Il est également utile dans les cas de gale répercutée, pour la rappeler à l'extérieur : nous nous en sommes servis deux fois dans ce cas avec succès.

On peut consulter, sur cet objet, le *Détail des Expériences faites par MM. de Jussieu, de Lalouette, Jeanroy & Hallé, pour déterminer les propriétés & les effets de la Racine de Dentelaire dans le traitement de la gale.* (Mémoires de la Société Royale de Médecine, *Tome III.*)

§. IX.

DES APHRODISIAQUES
ou SPERMATOCÉES.

Les Pharmacologistes distinguent les *Aphrodisaques* des *Spermatocées*; ils regardent les derniers comme augmentant la sécrétion de la semence, & les premiers comme excitant simplement l'érection. Il est certain qu'il existe des *Spermatocées*; on a même éminemment remarqué cette vertu dans les *Farineux* & les *Adoucissans*. Je connois un homme qui ne peut manger du ris sans avoir une pollution nocturne. Les *Aphrodisaques* les plus forts sont les *Cantharides*; mais il n'est jamais permis de les donner, à cause des inconvéniens qui en résultent : l'acte vénérien, ainsi accompli par force, fait beaucoup de mal. On trouve dans les Pharmacopées beaucoup de compositions *ad magnanimitatem*, qu'on peut employer dans les cas où des causes morales le permettent.

Le *Satyrion* a été regardé comme tel, & singuliérement vanté comme l'*Aphrodisiaque* par excellence, par les anciens Pharmacologistes, & par ceux d'entre les modernes qui ont suivi la doctrine de *Paracelse*. Il paroît que cela vient d'une erreur, savoir de ce que sa racine a des éminences semblables à des testicules, d'après le principe qui a établi les vertus des remèdes sur leur *signature*, c'est-à-dire leur ressemblance avec certaines parties du corps humain. Mais la philosophie moderne ne s'accommode point d'un pareil principe, & l'expérience, qui est son vrai guide, a démontré que le *Satyrion*, malgré la ressemblance de ses bulbes avec un des principaux organes de la génération, n'a aucune influence sur ces organes, qu'il n'excite point leur ton, & qu'il ne produit point la *magnanimité* : il n'en entre pas moins cependant dans les compositions *aphrodisiaques* les plus usitées, soit officinales, soit magistrales. On n'attribue cette vertu qu'à celui des bulbes du *Satyrion* qui est plein, dur & bien nourri. On garde ces bulbes dans les Boutiques sous la forme de conserve & sous celle de candit ou confiture (*a*).

(*a*) Voyez, 1º. *De Orchide Hebraæ*, par *Olaus* Borri-

On range encore dans cette claſſe la *Conſerve de Roſes*, la *Confection d'Alkerme*, le *Muſc*, l'*Ambre* (a), les *Viperes*, les *Perles*; mais cet effet eſt aſſez chimérique dans ces dernières. On peut voir ce que nous avons dit en parlant du *Muſc* & de la *Civette*.

On rapporte encore ici la *Semence de Roquette*, qui eſt une plante de la famille des *Crucifères*, à cauſe de ſon principe vif & actif. On connoît à ſon ſujet le Vers ſuivant de *Columelle* :

Excitat ad venerem tardos Eruca maritos.

La *Canelle*, le *Galanga*, le *Macis*, le *Gérofle*, en un mot tous les Aromatiques, ſont très-bons *Aphrodiſiaques.*

Parmi les alimens, on range les *Huîtres* dans la même claſſe ; mais on a tort, tandis qu'au

---

CHIUS ; (Act. Hafn. ann. 1672, n°. 60.)... 2°. *De Orchide Palmatâ, Alpinâ, Spicâ denſâ, Albo-viridi,* par M. HAL-LER ; [*Commerc. Litt.* ann. 1732.].... 3°. *Species Orchidum & affinium Plantarum,* par M. von LINNÉ ; [*Act. Upſal.* 1740.]... 4°. *De Orchide,* par *Guſt. Chriſt.* HANDWIG ; Roſtock, 1747, *in-4.*

(a) Voyez *De Ambrd,* par M. HOSWELL ; Leide, 1736,

contraire les *Truffes* (a), les *Artichaux* (b) font réellement *aphroaiftaques*. La vertu d'exciter l'appétit vénérien eft très-réelle dans la *Truffe ;* elle y eft même à un degré très-énergique : ainfi, cette fubftance ne convient certainement ni aux tempéramens fanguins, vifs, bouillans, portés à l'amour, ni à ceux qui font obligés par état à s'abftenir de l'acte vénérien.

La *Morille*, le moins dangereux de tous les champignons, & mets fameux par l'ufage qu'en fit Agrippine pour donner du poifon à l'Empereur Claude, eft un *Aphrodifiaque :* ce champignon eft très-échauffant, excite à l'appétit vénérien,

---

(a) Voyez, 1°. *Opufculum de Tuberibus*, par *Alph.* Ciccarello ; Padoue, 1564, *in-12*... 2°. *Obfervations fur les Truffes*, par M. *Cl. Jof.* Geoffroy ; [*Hiftoire de l'Académie Royale des Sciences de Paris*, ann. 1711]... 3°. *An account of the Tubera Terræ or Truffles*, &c. par *Tancrède* Robinson ; [*Tranf. Philof.* n°. 202-204]... 4°. *Specimen, exhibens Fungos Subterraneos, vulgò Tubera Terræ dictos*, par *Franç. Erneft* Brukmann ; Helmftadt, 1720, *in-4*... 5°. *De Tuberibus terræ Efculentis & Triffolis, & Peculiari eos inveftigandi modo*, par *J. Philippe* Wolff ; [*Act. Phyf. Med.* Tom. VIII. Obf. 3.]

(b) Voyez, *Singulier Traité, contenant la propriété des Artichauds, Tortues, Efcarbots & Grenouilles*, par *Etienne* de l'Aigue ; Paris, *Dupré*, 1530, *in 12*.

& dispose efficacement les hommes à le satisfaire : aussi faut-il l'interdire à tous les sujets qu'il est dangereux d'échauffer, principalement dans les maladies inflammatoires des organes de la génération.

§. X.

DES CARMINATIFS (a).

Les *Carminatifs* sont des remèdes qui sont employés contre les vents de l'estomac & des intestins, qu'on croit toujours venir d'un relâchement, d'une inertie, tandis que souvent ils dépendent de toute autre cause.

Tous les Aromatiques âcres, & chargés d'Huile essentielle, tels que les *Semences* appellées *Chaudes majeures*, celles d'*Anis* (*b*), de

----

(*a*) Voyez sur les *Carminatifs* en général,

1°. *De Carminativis*, par *Rod. Guill.* CHAUSIUS ; Yena, 1704, *in*-4.

2°. *De Carminantibus*, par *Got.* ZIEGLER ; Francfort, 1753, *in*-4.

3°. *De Carminativorum usu*, par *J. Aug.* JUNCKER ; Halle, 1753, *in*-4.

4°. *De Carminativorum usu*, par *Chr. J. Fred.* KONN ; Halle, 1760, *in*-4.

(*b*) Voyez, *De Aniso*, par *J. Sigismond* HENNINGER ; Strasbourg, *Spoor*, 1704, *in*-4. 1718, *in*-4.

Fenouil (a) , de *Cumin* (b) & de *Carvi* (c) , les quatre appellées *Chaudes mineures* , celles d'*Ache* , de *Persil* , d'*Ammy* & de *Daucus* , les baies de *Genièvre* & leur *Extrait* (d) , les préparations physico - pharmaceutiques , comme l'*Esprit Carminatif* de *Sylvius* , les *Esprits aromatiques composés* , les *Acides dulcifiés* , les *Esprits aromatiques huileux* , sont les *Carminatifs* les plus en usage.

(a) Voyez, *Marathrologia , sive Dissertatio de Fæniculo* , par *J. Théodore* SCHENCKIUS , Yena, 1655, *in-4.*

(b) Voyez, *De Cumino* , par *J. Chr.* EHRMANN ; Strasbourg , 1733 , *in-4.*

(c) Voyez, *De Carvi* , par *J. Louis* MILHAU ; Strasbourg , 1740 , *in-4.*

(d) Voyez , 1°. *Juniperi Descriptio curiosa , variis Medicamentis ac Observationibus referta* , par *Benjam.* SCHARFFIUS ; Leipsick , 1672 , *in-8.* Francfort & Leipsick , 1679 , *in-8*... 2°. *Biga Botanica : Cervaria nigra & Juniperus* , par *Rod. Jacques* CAMERARIUS ; Tubingen , 1712 , *in-4.*... 3°. *Juniperus* , par *J. George* WILHELMUS ; Strasbourg , 1715, *in-4.*... 4°. *De Junipero* , par *Axel. Olaus* BANG ; Coppenhague , 1718 , *in-4*... 5°. *De Junipero* , par *J. Conrad* KLEIN ; Altdorf , 1719 , *in-4*... 6°. *De Junipero* , par *Pierre* LUNDMANN ; Harderwick , 1727 , *in-4.*

L'Obſervation que fait M. *Venel*, qu'on croit que les vents de l'eſtomac & des inteſtins *viennent toujours d'un relâchement d'une inertie, tandis que ſouvent ils dépendent de toute autre cauſe*, eſt importante, & mérite d'être plus développée.

Ces vents dépendent ſouvent d'une cauſe toute oppoſée, de la tenſion, du ſpaſme, de la criſpation des fibres de l'eſtomac ou des inteſtins : cet état eſt même aſſez communément l'effet d'une irritation, occaſionnée par une cauſe étrangère, ou par l'âcreté des ſucs digeſtifs, ou par l'âcreté générale de la maſſe des humeurs. Il en réſulte un reſſerrement de ces organes, une augmentation de chaleur, une compreſſion de l'air contenu, ſa raréfaction, un obſtacle oppoſé à ſa ſortie.

Il eſt inutile d'examiner ſi ces vents ſont un mélange d'acide crayeux & d'air inflammable : la Chimie moderne, qui a trouvé ces deux gaz dans nos premières voies, n'a pas augmenté nos lumières à cet égard, & ne nous a enſeigné aucun ſecours de plus que ceux que nous connoiſſions.

Nous nous bornons donc à notre première obſervation, qui fait voir combien il eſt important de diſtinguer les deux états oppoſés d'inertie & de tenſion, même d'irritation. Les remèdes, auxquels on donne le nom de *Carminatifs*, ne peuvent convenir que dans le premier état : ils ſont tous fort chauds ; pluſieurs ſont incendiaires, & quelques-uns ſtimulans : ils deviendroient nuiſibles, même dangereux dans le ſecond état. Les *Délayans*, les *Emolliens*, les *Adouciſſans*, les *Anodins* ſont les ſeuls indiqués : nous avons guéri deux perſonnes par le ſeul uſage de l'Huile ; nous avons obſervé des bons effets des bains. Dans l'accès de douleur occaſionné par les vents, la *Liqueur minérale anodine d'Hofmann*, le *Camphre* uni avec le *Nitre*, les

Gouttes anodines de Sydenham , ménagées avec circonfpection , nous ont réuffi affez fouvent; l'exercice feul a fuffi
quelquefois. L'union des *Anodins* , des *Calmans* & des légers
Toniques eft quelquefois utile. Nous avons donné un quart
de grain d'*Opium* & vingt grains de *Quinquina* , tous les
jours , à un homme de foixante-feize ans , qui étoit fujet ,
depuis plufieurs années , à des coliques venteufes très-
fréquentes : le fixiéme jour , il a rendu des vents pendant
trois heures fans prefque aucune interruption , & fes coliques
n'ont plus reparu.

Nous devons ajouter ici une réflexion. Quelques remèdes
font regardés comme de très-bons *Carminatifs* , d'après la
quantité de vents qui fortent après leur ufage ; mais la mer-
veille difparoit aux yeux de ceux qui favent qu'ils donnent
eux-mêmes du vent , & qu'ils font fortir celui qu'ils donnent.

ARTICLE XXV.

DES REMÈDES NOUVEAUX.

Nous n'avons guère à parler des *Remèdes
nouveaux* , parce que , dans un traité de Matière
Médicale , on ne doit parler que de ceux qui font
éprouvés , & que ceux-ci font *fub judicio expe-
rientiæ* , c'eft-à-dire , d'un effet encore incertain.
Nous invitons feulement à les tenter , mais avec
précaution , & dans les cas où les remèdes éprouvés manquent. Ainfi , par exemple , nous confeillons de tenter la *Belladona* & la *Ciguë* dans
les écrouelles & le cancer , le *Sublimé corrofif*

dans la vérole , l'ufage du *Quinquira* dans les
épilepfies , les abcès, les douleurs périodiques ,
&c. Nous avertiffons feulement ici qu'on trouvera en abondance de ces remèdes nouveaux dans
les Livres périodiques , qui , quoique pleins de
vraies misères , fouvent de rapfodies , ne laiffent
pas d'être bons à lire , parce qu'ils mettent fur
le courant des découvertes vraies ou fauffes ; mais
avec la précaution de fe méfier toujours des éloges
& des critiques qu'ils contiennent. La prévention
ou l'intérêt perfonnel les dirige prefque toujours ;
fouvent même c'eft l'ouvrage de prétendus con-
noiffeurs , auxquels il ne manque que les lumières
néceffaires , & qui ofent s'ériger en cenfeurs
d'écrits ou de travaux qu'ils font hors d'état
d'entendre, d'expliquer, par conféquent de juger.

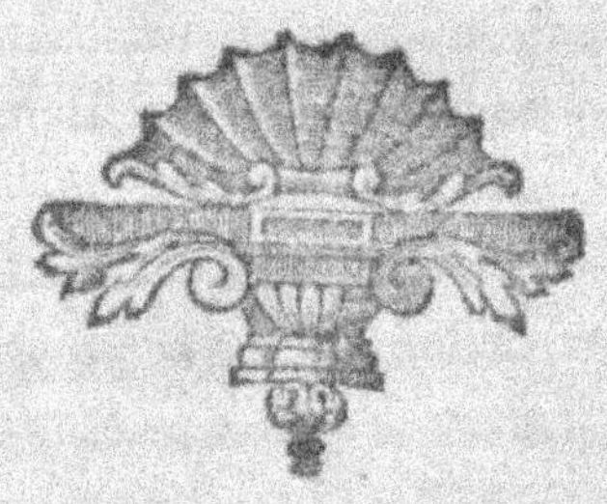

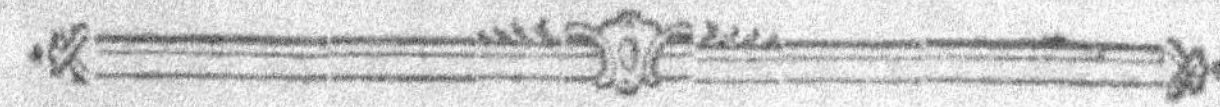

SECONDE PARTIE.

DES MÉDICAMENS EXTERNES.

Nous avons dit que les médicamens ne doivent pas être distingués en *internes* & en *externes*, parce qu'on les applique intérieurement ou extérieurement, mais seulement parce que leurs effets manifestes sont bornés à l'intérieur ou à l'extérieur. C'est sous ce point de vue que nous avons considéré les *Bains*, les *Vésicatoires*, lorsque nous les avons rangés au nombre des remèdes *internes*.

On divise ordinairement les maladies qui exigent les remèdes *externes* (a), c'est-à-dire, les maladies appellées *chirurgicales*, en tumeurs, plaies, ulcères, luxations & fractures. Cette division est incomplette : on ne peut rapporter à aucune de ces cinq espèces les douleurs simples, comme celles des dents, & les vices particuliers de certaines parties, comme la rétraction des

____

(a) Voyez, 1°. *De Topicorum modo agendi*, par *L. Aug. Fred.* LOEPER ; Halle, 1757, *in-*4... 2°. *De præstantiâ Topicorum*, par *Aug. Chr.* KULN ; Yena, 1765, *in-*4.

membres , l'amaigriffement , l'affoibliffement d'une partie. Il y a encore certains remèdes appropriés qui conviennent dans des cas différens de ceux qui font énoncés dans la divifion vulgaire. Nous clafferons nos remédes d'après ce point de vue.

I. Nous parlerons d'abord des tumeurs : 1°. les tumeurs , qui renferment non-feulement les plus apparentes , mais même les plus petites afpérités de la peau, peuvent être diffipées brufquement , en y mettant en jeu ou y ranimant le principe de la vie par des remèdes appellés *Répercuffifs*, comme les œdemes par luxation , par les fuites d'un coup. 2°. Elles peuvent être confumées par des menftrues chimiques , comme les loupes , la gale , & alors ces remédes font appellés *Cauftiques* , *Corrofifs*. 3°. Elles peuvent être diffipées lentement, ce qui s'appelle *Réfolution* , qu'on obtient par les remèdes *réfolutifs*. 4°. Elles peuvent tourner à la fuppuration , qu'on peut hâter & même déterminer par des remèdes appellés *Maturatifs* ou *Suppuratifs*. 5o. Quelquefois elles préfentent les fymptômes de grande tenfion avec douleur & danger , & alors les remèdes indiqués font les *Emolliens* , les *Anodins* , & même les *Stupéfians*. 6o. Si elles fe changent en abcès, on peut les ouvrir par des médicamens ,

&

& on emploie les *Cathérétiques.* 7°. Enfin il y a des remèdes dont on se sert pour prévenir les tumeurs, les hernies, par exemple ; ces remèdes sont appellés *Défensifs* & *Fortifians*, &c.

II. Nous passons à ce qui regarde les plaies & les ulcères ; nous renfermerons sous cette même classe non-seulement ces deux maladies, mais encore les caries, les brulures, les piquures, les hémorragies. 1°. Elles peuvent être ou saignantes, & la première indication est d'arrêter le sang, sur-tout s'il y a quelque artère ouverte ; on se sert, dans cette vue, des *Astringens*, *Styptiques*, *Colletiques*, *Glutinans.* 2°. Ou bien on veut y engendrer des chairs, y faire passer de nouvelles chairs, après avoir consumé les mauvaises par la suppuration ; ces remèdes s'appellent *Sarcotiques* ou *Digestifs.* 3°. S'il y a une langueur dans l'action de la nature qui doit consumer les chairs baveuses, on a recours aux *Mondificatifs* ou *Détersifs.* 4°. Si elles laissent suinter une humeur séreuse, les *Dessicatifs* sont indiqués. 5°. Si les chairs à enlever sont plus profondes, plus rebelles, surtout si on veut renouveller les bords, comme dans certains ulcères, si on veut détruire des chairs qui poussent trop, on a recours aux *Caustiques* & aux *Escarotiques.* 6°. Il y a encore une indication particulière ; c'est de raffermir quelquefois les chairs tendres des cicatrices : on emploie alors les *Epulotiques* ou *Cicatrifans*. 7°. Enfin les piquures des tendons & des aponevrofes, qui font très-douloureufes, exigent des *Stupéfians* propres.

III. Il y a un état commun aux tumeurs, aux plaies & aux ulcères ; c'eft la gangrène : cet état exige les *anti-Septiques*, les *Animans*.

IV. Il n'y a guère de médicamens contre les luxations, les fractures, excepté les *Défensifs*, qui ont une action éloignée. Quelques Auteurs croient qu'il y a des remèdes qui produifent le cal, ou *prorotiques* ; mais ces remèdes paroiffent peu de chofe.

V. Les douleurs fimples & les rhumatifines, par exemple, reçoivent, lorfqu'elles doivent être médicamentées, quelques remèdes extérieurs, qu'on appellera comme on voudra, mais qui font du genre des *Huileux*, des *Balfamiques*, des *Spiritueux*, & même des *Eaux minerales chaudes*.

Il y a encore des remèdes moyens, qui font les cautérifans des nerfs ; par exemple, celui d'une dent, avec quelque *Huile corrofive*, &c.

La rétraction, la conftriction, l'endurciffement des membres fe traitent par les *Relâchans*.

L'amaigriffement, *aridura*, *atrophia*, la foiblesse, la paralyfie d'une partie, exigent les

Phœnigmes ou *Rubéfians*, les *Dilatans*, les *Animans*, comme les *Eaux thermales* ou autres secours analogues.

Enfin, parmi les spécifiques externes, les seuls *Ophtalmiques* peuvent mériter une considération particulière : encore même pourroient-on rapporter ceux-ci aux classes précédentes.

Nous parlerons aussi des *Cosmétiques* & des *Psycotres* ou *Dépilatoires*, & des médicamens qu'on regarde comme propres à faire pousser les cheveux.

ARTICLE PREMIER.

DES RÉPERCUSSIFS (a).

Les *Répercussifs*, en Latin, *Repercutientia*, *Reprimentia*, *Fluxionem avertentia*, *Tonica*, sont emploiés dans les cas des tumeurs, d'enflures qui surviennent sur le champ ou à la suite de quelque luxation, dans les ophtalmies récentes, dans certaines rougeurs qui ne sont pas vraiment inflammatoires, quand même il y auroit *arret*; les *Répercussifs* agissent sur le champ : mais lorsque la tumeur est bien établie, que les médicamens

---

(a) Voyez, *De noxiis Repercutientium effectibus*, par *B. J.* IUTTZICK ; Halle, 1775, *in* 4.

agissent lentement, & que la nature paroît se-
conder leur action, ils perdent alors le nom de
Répercuffifs pour prendre celui de *Refolutifs*.

Parmi ces médicamens, on compte :

1o. Les *Astringens styptiques*, dont nous avons
parlé dans la Matière Médicale interne; ce font
les plus forts.

2o. Les *Spiritueux*, fur-tout mêlés avec les
précédens ; tels font le *Vin auflère*, & même les
Spiritueux rendus aromatiques, comme dans l'*Eau
de Lavande*, l'*Eau Vulnéraire* & autres.

3o. Les *Liqueurs froides*, comme l'*Eau à la
glace*.

4o. Une certaine fubflance métallique qui agit
prefque d'une manière fpécifique, le *Plomb* ou
Saturne, fur-tout mêlé aux Acides, comme dans
le *Nutrium* vulgaire, le *Vinaigre* & le *Sel de
Saturne*, &c. Ce dernier eft un excellent *Répercuffif*, qu'on donne ordinairement après que les
autres ont été inutiles (*a*).

On fait que, quand on a reçu un coup, ou
qu'on s'eft tourné le pied, on le trempe dans
l'eau froide ; cela empêche d'abord l'inflammation.

(*a*) Nous parlerons des *Préparations de Saturne* dans nos
Additions à cet article.

Si ce moyen n'opère pas la répercuffion , on emploie des *Spiritueux* , foit *auftères* , foit *aromatiques* ; enfin on peut tenter les *préparations de Plomb*.

Dans les tumeurs qui ne font pas inflammatoires , comme , par exemple , dans la plupart de celles qui viennent aux parties de la génération , aux articulations , qui font accompagnées de grandes démangeaifons , ces remèdes font auffi beaucoup de bien.

Dans les dartres , on emploie le *Sel de Saturne* , & quelques autres Sels minéraux , entre lefquels le plus ufité & le plus éprouvé eft le *Précipité rouge* , qui réfulte de l'union de l'Acide nitreux avec le Mercure. Il paroît que ce Sel agit autant comme *répercuffif* , que comme *corrofif*. On fe fert auffi du *Sel marin* , du *Sel de Tartre* ; mais le *Précipité rouge* vaut mieux que tout cela : on s'en fert de la manière fuivante. On fait une pommade avec un gros d'*Onguent Rofat* & fix grains de *Précipité rouge* ; c'eft la dofe la plus ordinaire. S'il ne pique pas quand on s'en frotte , on augmente un peu la dofe ; il réuffit prefque toujours. Cette pommade fait auffi très-bien dans la gale des lèvres ; mais il faut obferver , & c'eft une élégance pharmaceutique , de l'incorporer alors avec la *Conferve de Rofes* , & non avec l'*Onguent Rosat*, parce qu'on ne pourroit ôter cet onguent fans une opération longue & pénible ; il faudroit du favon, des efprits ; car la graiffe ne fe diffout pas dans l'eau, & falit le vifage ; au lieu qu'en fe fervant de la *Conferve*, on n'a pas les mêmes inconvéniens : c'eft tout fuc, & l'eau la diffout très-bien. Il eft fûr que dans les tumeurs qui furviennent à un coup, à une fracture, &c., la répercuffion n'eft pas dangereufe. Pour les ophtalmies vraies ou exquifes, on ne s'avife point de les traiter brufquement ; mais quand elles font foibles & récentes, on peut très-bien fe fervir des *Répercuffifs*, & on le fait fans s'en douter ; car alors on emploie les *Spiritueux*, qui, s'ils font du bien, ne le font qu'en répercutant : du refte, dans ces cas, il faut fe méfier des remèdes doux, qui pourroient procurer la fuppuration dans les yeux ; ce qui eft très-dangereux.

Pour ce qui regarde les dartres ou la gale, il faut obferver de ne jamais emploier les *Répercuffifs*, lorfqu'elles font critiques ; car ces maladies font fouvent des fources de fanté, fur-tout chez les enfans. Il y a même des maladies aiguës qui fe terminent par-là : dans ces cas, il ne faut pas tâcher de les guérir ; il feroit même très-dangereux de le tenter. Il en eft de même lorfque

ces maladies font invétérées : il y a pour lors une
direction effentielle de la marche de la nature à
ces parties , & on a obfervé, fur tout dans les
dartres, foit sèches, foit humides , que lorfqu'on
vouloit les guérir , on excitoit chez les malades
une révolution , qui fouvent leur étoit pernicieufe.
Ainfi, il faut être très-circonfpect dans ce cas. Si
cependant les dartres étoient au vifage , au col, fur-
tout chez les femmes, on peut les faire difparoître
avec la pommade indiquée ci-deffus; elles vont renaître ailleurs. Il faut encore être très-prudent , &
ne pas dire qu'il eft toujours très-dangereux de les
guérir; car il y a beaucoup d'exemples qui prouvent
le contraire , & on s'expoferoit à la rifée du
public : cependant, comme le plus fouvent il y
a un danger à les guérir, on doit rarement
le tenter.

M. *Venel* a connu le danger des *Répercuffifs* dans les
éruptions dartreufes ; mais il paffe trop légérement fur cet
objet important : il paroit même tolérer , dans certains cas,
l'ufage de ces remèdes ; il pourroit en réfulter une fécurité
funefte : nous croions devoir la prévenir par quelques
réflexions.

M. *Venel* fe borne à dire qu'on doit tenter rarement l'ufage
des *Répercuffifs* dans ces maladies; nous affirmons au contraire
qu'il eft prudent de s'en abftenir dans tous les cas ; on s'expoferoit à des fuites qui pourroient devenir fâcheufes. L'humeur dartreufe répercutée peut fe jetter aifément fur quelque

partie effentielle, produire des maladies graves, même la mort. Ces exemples font très-fréquens; nous en avons vu plufieurs, & il n'eft aucun Médecin un peu emploié qui n'ait été le trifte témoin des fuites funeftes d'une pareille imprudence.

Nous ne faurions adopter le fentiment de M. *Venel*, qui croit que *lorfque les dartres font au vifage, au col, fur-tout chez les femmes, on peut les faire difparoître, & qu'elles vont renaître ailleurs*. On pourroit fuivre ce confeil fans danger, fi on avoit quelque moyen pour diriger l'humeur qu'on déplace; mais on ne fait ce qu'elle deviendra : elle peut fe jetter fur quelque partie externe ; mais auffi elle peut fe porter, avec la même facilité, fur une partie interne, & faire les plus grands ravages. Nous avons connu une jeune Dame, auffi intéreffante par fon efprit & fes talens, que par fa beauté, qui, pour avoir répercuté une petite dartre qu'elle avoit au menton, tomba dans une phthifie pulmonaire, qui l'a conduite au tombeau. Nous en connoiffons plufieurs qui en ont contracté des maux de nerfs, qui les tiennent dans des fouffrances prefque continuelles, & qu'elles garderont toute leur vie. L'incertitude de la partie où l'humeur répercutée pourroit fe jetter, & le danger qui pourroit en être la fuite, doivent faire profcrire abfolument cette pratique ; la vie & la fanté font préférables aux agrémens paffagers de la figure.

Les remèdes internes font les feuls dont on puiffe fe permettre l'ufage contre les maladies dartreufes.

Nous avons propofé la *Douce-Amère*, comme un très-bon remède, d'après des obfervations multipliées, & foutenues pendant quinze ans : nous avons indiqué les cas où elle peut être utile, la manière de l'emploier, les combinaisons qu'on peut en faire avec d'autres remèdes, & les précautions qu'elle exige ; on peut consulter notre *Traité sur les vertus, les usages & les effets de la Douce-Amère dans le traitement de plusieurs Maladies, & sur-tout des Maladies Dartreuses* ; Paris, *Cailleau*, 1781, *in-*8. & les autres Ouvrages sur cette Plante, que nous avons indiqués *Tome I*, *page* 228, auxquels nous ajouterons une Dissertation *De Dulcamará*, par M. Haltenberg ; Upsal, 1775, *in-*4.

On a proposé, il y a quelque tems, contre ces maladies, l'écorce de l'*Orme pyramidal* ; mais ce remède n'a dû une réputation éphémère, qu'à l'enthousiasme & à la fausse sécurité qu'avoient inspiré le ton d'assurance avec lequel on l'avoit annoncé, & l'universalité merveilleuse de propriétés qu'on lui avoit attribuée. Le prestige n'a pas été long ; le public désabusé a oublié ce remède avec autant d'empressement qu'il en avoit mis à l'adopter.

Tous les *Incisifs*, *Apéritifs*, *Dépuratifs* peuvent être regardés comme des *anti-Dartreux* ; ils réussissent quelquefois. Le *Mercure* & les *Préparations mercurielles* sont employés souvent avec succès, & sont la base de tous les remèdes que les Empyriques annoncent comme des spécifiques contre ces maladies ; mais ces remèdes, que l'Empyrisme préconise, préparés & administrés par des gens dépourvus de toutes connoissances, & qui n'ont pour but qu'une soif immodérée de l'or, ont souvent des suites fâcheuses. Les *Eaux minérales sulfureuses*, prises à la fois intérieurement & extérieurement sous la forme de bains, sont peut-être le remède le plus efficace, le moins dangereux & sur lequel on peut le plus compter : il y en a beaucoup dans le Royaume ; mais il y a un choix à faire. *Voyez ci-devant, Tome I. page* 179-181.

On ne peut cependant établir une règle générale pour

le traitement des maladies dartreuses, & on ne sauroit re-
connoître aucun remède comme un spécifique contre ces
maladies : leur traitement doit toujours être méthodique, &
souffre autant de variations & de modifications différentes,
qu'il y a de causes de ces maladies & de nuances dans la
manière dont elles se présentent & se perpétuent.

On a proposé encore, contre ces maladies, la *Pulsatile*
ou *Coquelourde*. M. *Stœrck* a été le premier qui l'ait mise en
usage, & ses expériences ont été répétées par plusieurs
Médecins. Cette plante paroit leur avoir réussi dans le traitement des dartres & de quelques autres maladies de la peau,
dans quelques ulcères, dans des douleurs invétérées des
membres. On la donne sous forme d'eau distillée, d'extrait
& de poudre. L'eau distillée a l'inconvénient d'exciter souvent les vomissemens ; l'extrait se prépare sous la forme
aqueuse : la poudre n'est autre chose que l'extrait uni au
Sucre, à une partie d'extrait sur huit de Sucre. On commence par demi grain d'extrait, & on l'augmente jusqu'à
un grain & demi & deux grains ; cette dose est assez forte ;
celle de la poudre est proportionnée ; M. *Stœrck* l'a poussée
jusqu'à vingt-un grains. Ce remède n'a pas eu le même
succès à Paris : peu de personnes ont pu supporter l'âcreté
de ce remède ; elles ont éprouvé des coliques, des tranchées,
des douleurs d'entrailles, des mouvemens spasmodiques &
quelquefois absolument convulsifs dans différentes parties
du corps, des douleurs de tête, des étourdissemens, des
vertiges : nous en connoissons cependant qui l'ont très-bien
soutenu, & une, entr'autres, qui a poussé sans inconvénient
la dose jusqu'à quatre grains d'extrait pur, & l'a continué
pendant six mois ; mais nous n'en avons vu résulter aucun
succès : plusieurs autres Médecins de Paris ont fait la

même Observation. On peut consulter sur ce remède,

1°. *Floræ Campana, seu Pulsatilla,* par *George-André* HELWIG : Leipsick, 1719, *in-4.*

2°. *Libellus de usu medico Pulsatillæ nigricantis,* par M. STŒRCK ; Vienne, *Trattner,* 1771, *in-8.*

3°. *De Cicutâ, Flammulâ Jovis, Aconito, Pulsatillâ, Gratiolâ, &c.* par M. SPALOWSKY ; Vienne, 1777, *in-4.*

4°. *Observationes quædam practicæ, imprimis circa virtutem Mercurii, extracti Cicutæ & Pulsatillæ,* par M. ZIMMERMANN ; Strasbourg, 1779, *in-4.*

5°. *Extrait d'un Mémoire* intitulé, *Recherches & Observations sur l'usage & l'effet de quelque nouveaux Remèdes peu connus en France,* par M. BONNEL DE LA BRAGERESSE. (*Gaz. Salut.* 1783, n°. XV.)

On abuse assez généralement de l'*Extrait* & des autres *préparations de Saturne* dans ces maladies : ce remède malheureusement connu de tout le monde, est employé indistinctement par toute sorte de personnes, & dans toute sorte de cas d'éruptions chroniques à la peau ; il y a même quelques Chirurgiens assez téméraires pour oser en conseiller l'application. On se fonde sur-tout sur les éloges que quelques Gens de l'Art lui ont donné, tels, par exemple, que M. *Goulard,* qui en a célébré les propriétés & beaucoup étendu l'usage (*a*), M. *Hail,* qui a adopté les idées de M. *Goulard* (*b*),

---

(*a*) *Traité des effets des préparations de Plomb* ; Pesenas, *Fuzier,* 1760, *in-12,* traduit en Allemand, Lubeck, *Donatus,* 1767, *in-8.* traduit en Anglois, Londres, *Elmsly,* 1769, *in-8.*

(*b*) *Miscellanea Medico-Chirurgica* ; Erlang, 1773, *in-4.*

& M. *Arnauld* (*a*), dont il faut se méfier, son Ouvrage portant l'empreinte du charlatanisme, par le soin qu'y prend ce Chirurgien d'annoncer qu'il prépare & vend ce remède. Mais il est certain que ce remède est un *Répercuffif* puiffant, qui peut devenir très-dangereux : nous en avons vu des effets funestes, & ces effets font affez fréquens. Auffi, plufieurs Médecins éclairés & quelques Chirurgiens instruits fe font ils élevés avec raifon contre son usage; tel est, par exemple, M. *Aikin* (*b*); tel est fur-tout un *Anonyme*, qui vient de porter, pour ainfi dire, jufqu'à la démonstration, le danger de ce remède; il indique les cas qui peuvent en permettre, & même en indiquer l'usage : il détermine, d'une manière bien précise, ceux où il est dangereux & où on doit s'en abstenir; il y joint un tableau frappant, & appuié fur des bonnes observations, des tristes effets qu'il produit (*c*).

VIOLA TRICOLOR; IACEA; Pensée. Ce n'est pas ici, à proprement parler, le lieu de placer ce remède; mais nous croions devoir en parler par rapport à l'analogie de son action avec les remèdes *anti Dartreux.* La découverte de ses propriétés est moderne; nous la devons à M. *Staack.* Ce Médecin

---

(*a*) *Remarks on the compoſition uſe and effects of the extract of Lead of Goulard and of his Vegeto-mineral Water*; Londres, 1770, *in* 12.

(*b*) *Obſervations on the external uſe of Leath With some general remarks on Topic Medicines*; Londres, 1771, *in* 8.

(*c*) *Richtiger gebraucht des Bley-extracts*; Halle, *Heller*, 1783, *in* 8. Il feroit à defirer qu'on nous en donnât une traduction françoise.

en a éprouvé de très-bons effets contre l'éruption assez commune aux enfans, connue chez nous sous les noms de *gale*, *gourme* ou *croute laiteuse*, ainsi que dans quelques affections qui paroissent dépendre de sa répercussion. L'effet de cette plante est sensible ; elle augmente d'abord l'éruption, & produit insensiblement le desséchement & la chute des croutes. Son action est également évidente ; elle donne à l'urine une odeur d'urine de chat, qui se soutient jusqu'après l'entiere dépuration, & la guérison s'annonce par la cessation de cette odeur. Le traitement n'est pas long ; quinze jours suffisent assez souvent : il va quelquefois à trois semaines ; rarement il dure un mois. On donne la plante verte en substance, dépouillée de ses fleurs & de ses racines, à la dose d'une poignée, ou bien séchée & réduite en poudre, à la dose d'un demi-gros ou d'un gros, quelquefois d'un gros & demi : on la fait bouillir dans l'eau, ou mieux encore dans le lait, auquel elle ne donne aucun mauvais goût, qu'elle épaissit au contraire, & dont on peut même faire des bouillies pour servir à la nourriture des enfans (a).

Les Observations de M. *Strack* sont confirmées par celles de M. *Haase*, qui a emploié cette plante avec le même succés b. M. *Odhelius* en rapporte aussi de bons effets, surtout donnée sous la forme d'extrait, dans plusieurs affections dartreuses & dans les teignes (c).

(a) *De Crustâ Lacteâ infantum, ejusdemque specifico remedio*, par M. STRACK ; Francfort sur le Mein, 1779, *in-8*.

(b) *Viola Tricolor*, par M. HAASE ; Erlang, 1783, *in-4*.

(c) *Veckoskrift for Lækare och naturforskare*, &c. ; Stockholm, 1783, *in-8*.

Nous nous en sommes servis sur plusieurs enfans ; & même sur des adultes ; ce remede a eu quelques succés entre nos mains ; mais il ne nous a pas constamment réussi. Nous l'avons vu produire un effet prompt & salutaire sur deux enfans de trois & de quatre ans, réussir également sur un enfant de six ans, mais par un traitement plus long ; opérer dans deux mois la guérison d'une demoiselle de seize ans attaquée d'une éruption dartreuse assez considérable, que nous avions cru dépendre de la répercussion de la *croute laiteuse* qu'elle avoit éprouvée dans son enfance ; mais nous n'en avons obtenu aucun effet sur dix ou douze autres sujets, sur lesquels nous l'avons emploié. Ce remede mérite cependant qu'on en fasse de nouveaux essais en France.

ARTICLE II.

DES CAUSTIQUES (a).

On donne le nom de *Caustiques* à certains dissolvans, dont on a évalué l'action par leur effet sur le corps animal, qu'ils affectent à-peu-près de la même façon que le feu, ou les corps actuellement ignés ou brulans. Leur action est une vraie dissolution, & les *Caustiques* proprement dits font les vrais dissolvans des substances

---

(a) Voyez, 1°. *De Medicamentis Corrosivis*, par *J. Guill.* WERNER ; Kogni-berg, 1740, in-4... 2°. *Dissertazioni Chirurgiche*, par *Ange* NANNONI ; Paris, 1748, in-8. la quatrième concerne les *Caustiques*.

animales. Les *Alcalis fixes*, sur tout animés par la Chaux, les *Alcalis volatils*, la *Chaux vive*, attaquent très-efficacement ces substances & se combinent avec elles : les *Acides minéraux concentrés* & les *Sels métalliques* surchargés d'Acide, comme le *Sublimé Corrosif*, le *Beurre d'Antimoine*, le *Vitriol*, les *Cristaux de Lune*, les attaquent & les décomposent.

Le jeu des parties, leur mobilité, leur sensibilité ne sont pas nécessaires pour l'action des *Caustiques*; ils diffèrent en cela de la plupart des autres médicamens, quoiqu'en disent beaucoup de faiseurs ou compilateurs de Matière Médicale, qui assurent, sans s'y connoître, que ces remèdes ne feroient rien sur le cadavre : ils se trompent ; les vrais *Caustiques* agissent sur le mort, comme sur le vif; ils font aussi-bien une escarre sur un cadavre, que sur un corps vivant, par la dissolution & la décomposition qu'ils produisent des substances animales.

Une manière de remédier à certaines tumeurs, est de les consumer par les *Caustiques*, *Corrosifs*, *Cautères potentiels*, *Escarotiques*, &c. Ces médicamens servent aussi à percer les abcès, à consumer les chairs baveuses, les bords calleux des ulcères, à nettoier l'escarre, &c. Ces remèdes sont ceux que nous venons d'indiquer, les *Acides minéraux*,

les *Alcalis fixes* animés par la chaux, les *Sels
neutres métalliques* qui ont un excès d'Acide,
comme le *Sublimé Corrosif*, les *Cristaux de Lune*,
le *Beurre d'Antimoine*, &c. Nous observerons sur
tous les *Acides minéraux concentrés* (a), qu'ils
dissolvent nos chairs, *vi chimicâ menstruali*, de
la même façon qu'ils dissolvent les métaux. Les
Alcalis purs, lorsqu'ils ne sont pas animés par la
Chaux, ne touchent presque pas aux solides, ou
ne le font qu'à la longue : mais aussi, étant animés, ils sont de puissans *Corrosifs* ; ainsi, par
exemple, le *Sel de Tartre*, qui seul est peu *caustique*, mêlé à la *Chaux* dans la composition de la
Pierre à Cautère, est un *Corrosif* très-puissant ; le
Sel de Soude, mêlé à la *Chaux* dans l'*Eau mère
des Savoniers*, est si *caustique*, que quand on met
un chien dans la chaudière qui le contient, il est
consumé jusqu'aux os dans deux minutes.

Parmi les *Sels neutres métalliques*, les plus usités
sont ceux qui sont tirés de l'*Argent* ou du *Mercure*,
tels que la *Pierre infernale*, qui est une décomposition des *Cristaux de Lune* dans l'*Acide nitreux*,
dissolution qu'on rapproche ensuite, & dont on
fait des espèces de crayons, & le *Sublimé Corrosif*,

(a) Voyez, *De Acidis concentratis & dulcificatis*, par
Fred. Got. SCHEFFEL ; Halle, 1759, in-4.

qui eſt l'union du *Mercure* à l'*Acide Marin* ſur-
abondant. Il faut obſerver que ces remèdes agiſſent
indépendamment de la vie , ſans réaction des
parties , qu'ils agiſſent ſur le cadavre comme ſur
le vivant , *vi chimicâ menſtruali.* Il peut ſe faire que
leur action ſoit plus marquée ſur le vivant , à cauſe
de la chaleur ; car ils agiſſent mieux diſſous ; par
exemple , la *Pierre infernale* n'agit pas ſur la peau ,
parce qu'elle eſt sèche , & ne peut être diſſoute ; au
lieu qu'elle exerce très-bien ſon action ſur une plaie.

La façon de conſumer , de fondre certaines
tumeurs , comme les loupes , par les acides , eſt
ordinairement exercée hors du ſein de l'Art :
quelques Charlatans s'en ſervent pour emporter
les loupes ; mais l'opération chirurgicale vaut
mieux. On s'en ſert ſur-tout contre les verrues
au viſage : on coupe un peu la verrue ; enſuite ,
on touche la partie avec une paille trempée dans
les *Acides* ; ce qu'on répéte pluſieurs fois.

Les *Alcalis* , animés par la *Chaux* , percent la
peau ; on s'en ſert pour former des cautères , ou
bien pour ouvrir des abcès : le meilleur eſt la
Pierre à cautère. La qualité d'être plus active lui
vient de ce qu'elle s'humecte facilement , &
même à l'humidité de l'air : ſi on l'appliquoit
ſur une partie ſuante , elle fondroit , & ſcarifieroit

la partie au loin ; on prévient cela en la mettant
dans un emplâtre fénétré.

Pour ronger les chairs baveufes, deflécher les
caries, &c., on fe fert des *Sels neutres métalliques.*
La *Pierre infernale* eft excellente pour le premier
cas. Les caries demandent des remèdes plus actifs;
on fe fert alors de la diflolution des *Criflaux de
Lune*, qui a beaucoup plus d'énergie, & qui
fuffit pour diffoudre les lames offeufes. On fe
fert encore, pour ronger les chairs, de l'*Eau
Phagédénique*, d'une *Eau Mercurielle* très-foible,
& de l'*Alun brulé*; l'*Eau Mercurielle* eft une
diffolution de *Mercure* dans l'*Efprit-de vin* étendu
dans beaucoup d'eau, quinze parties d'eau, par
exemple, fur une de Sel; l'*Eau Phagédénique* eft
une diffolution du *Sublimé Corrofif* dans l'*Eau de
Chaux*; mais ces eaux font affez peu efficaces. Il
y a auffi des *Trochifques* faits avec le *Sublimé
Corrofif*, qui font très-bons pour dilater les ulcères
fiftuleux. Enfin, les Charlatans font un grand
ufage de l'*Arfenic* pour diffoudre les loupes.

Les Auteurs de Matière Médicale rangent
affez communément, parmi les *Cauftiques*,
quelques Sucs réfineux, comme ceux de quelques
Convolvulus, du *Toxicodendron*, des *Tithymales*,
& quelques Baumes très - vifqueux, comme la

Poix de Bourgogne (a) & les *Huiles Essentielles vives;* mais ces substances ne sont pas des *Caustiques* proprement dits : elles n'agissent sur l'animal vivant que par irritation ; elles peuvent enflammer les parties , les mortifier même assez rapidement : ces parties ne sont alors affectées , que comme sensibles, & non comme solubles.

ARTICLE III.

DES RÉSOLUTIFS ET SUPPURATIFS.

Nous passons aux *Résolutifs* & aux *Suppuratifs.* On appelle encore ces remèdes , les premiers *Discussifs* (b) , les seconds *Maturatifs* (c). Quoique la *résolution* & la *suppuration* soient différentes par l'événement, elles ne le sont pas cependant *quoad opus*, soit de la part de la nature, soit de la part des médicamens.

***

(a) Voyez, *De Pice , Pinique Silvestris Resinâ*, par *Laurens* ROBERG ; Upsal, 1714, *in*-4.

(b) Voyez, *De Discussione & Medicamentis Discutientibus ,* par M. DELIUS ; Erlang, 1755 , *in*-4.

(c) Voyez, 1º. *De Medicamentorum Suppurantium modo agendi & usu*, par *Jérôme* LUDOLF ; Erford , 1726, *in*-4.. 2º. *De Attrahentibus*, par *J. Christ.* GRAFF ; Yena , 1748, *in*-4... 3º. *De Attrahentibus*, par *George-Everard* HAMBERGER; Yena, 1749, *in*-4.

On appelle *Résolution* cet événement de l'ouvrage de la nature, par lequel la matière morbifique est absorbée dans les voies de la circulation,
ou bien s'en va par la transpiration; d'où quelques
Médecins ont appellé les remèdes qui la procurent
Diaphorétiques externes.

On appelle *Suppuration* un autre événement
de l'ouvrage de la nature, par lequel la matière
est changée en un corps blanchâtre, assez épais,
sans odeur, qu'on appelle *Pus*, corps qui doit
être jetté dehors, soit en se faisant lui-même une
issue, soit en lui procurant une ouverture artificielle; ou bien encore il peut entrer dans les
voies de la circulation par les vaisseaux absorbans,
pour être ensuite porté au dehors par les voies
urinaires, ou par d'autres organes excrétoires.

Les remèdes qu'on emploie pour favoriser ces
deux événemens, & le travail de la nature qu'ils
procurent, sont absolument les mêmes : cependant
le langage ordinaire des Médecins & des
Chirurgiens sembleroit indiquer le contraire;
mais l'observation le dément. Il arrive tous les
jours que, quand on attend la suppuration, on a
la résolution, & *vice versâ*. Ainsi les mêmes remèdes opèrent l'une & l'autre, ou, pour parler
plus sagement, écartent les obstacles que la nature
trouvoit à opérer la *résolution* ou la *suppuration*;

car il faut être très-fobre, & ne pas dire, comme le font plufieurs : *J'ai guéri* : c'eft la Nature qui guérit ; le Médecin & le Chirurgien ne font qu'ôter les obftacles qui empêcheroient la nature d'agir. Par exemple, une tumeur eft trop tendue, douloureufe ; la nature ne peut en conféquence travailler à la fuppuration : fi on diminue cette tenfion, la fuppuration s'établit très-bien ; il ne faut point en conclure que le Médecin l'établiffe, mais feulement qu'il met la nature en état de travailler. Ainfi, on emploie utilement les mêmes remédes & dans la vue de faire fuppurer, & dans la vue de réfoudre les tumeurs.

Pour avoir une idée fimple & diftincte des *Réfolutifs* & des *Suppuratifs*, il faut diftinguer les tumeurs en trois efpèces.

1°. En celles qui ne font que réfolubles, par exemple, l'œdeme, le fquirre, l'éréfipéle ; car, lorfque les tumeurs font exquifes, elles ne fuppurent jamais : elles s'ulcèrent bien quelquefois ; mais ne s'abcèdent que rarement, même point du tout.

2°. En celles qui fuppurent prefque toujours, mais d'une manière fauffe & mauvaife, comme les athéromes, les fteatomes, les écrouelles, &c., dans lefquels la fuppuration eft longue, & fe fait très-mal.

3°. En celles dont le succès est incertain , & qui sont moyennes , telles que les tumeurs phlegmoneuses.

Dans le premier cas, nos *Resolutifs* procurent la résolution : dans le second , la suppuration , & dans le troisième l'une ou l'autre.

Les dispositions requises pour la résolution paroissent véritablement dépendre d'un certain degré d'activité modérée , & presque semblable à l'état naturel , dans les vaisseaux en général ou dans la partie engorgée , & d'une suffisante fluidité dans les humeurs , soit que la matière impacte soit altérée au dehors & chassée sous la forme de transpiration , soit qu'elle soit cantonée dans une partie : cette considération requise dans les solides peut pécher de deux façons ; ou le degré d'activité peut être trop grand & les solides trop tendus , ou le mouvement peut etre trop languissant & les solides relâchés. Les humeurs ne peuvent pécher que par défaut de fluidité & par hérence ; ainsi, il faut avoir égard à ces deux indications. Quand elles sont trop épaisses, il faut avoir recours aux *Fondans* les plus actifs , comme dans les squirres, &c. ; quand elles le sont peu, au contraire , les remedes aqueux suffisent. Il y a aussi des remedes qui en augmentant l'oscillation des solides, augmentent le mouvement des fluides,

& d'autres qui, en relâchant les solides, humectent & délaient les fluides.

De là résulte la division des *Résolutifs*.

1o. En *Emolliens*, qui font réellement une
espèce de *Résolutifs*, puisqu'ils travaillent efficacement à la résolution, qu'ils relâchent les
solides, & humectent les fluides : nous en parlerons ici, quoique, dans le langage ordinaire, on
en fasse une classe distincte.

2o. En *Résolutifs proprement dits*, qui font les
opposés des *Emolliens* ; ce font ceux qui font
capables d'animer les solides, & de fondre les
humeurs évidemment hérentes & épaisses.

3o. En *Moyens*, c'est-à-dire, en ceux qui
animent les solides, & fournissent aux humeurs
une substance plus ou moins aqueuse.

Les moins actifs de ceux-là conviennent dans
les tumeurs phlegmoneuses modérément tendues,
soit spontanément, soit par application précédente
d'*Emolliens*. Les plus forts conviennent dans les
œdèmes invétérés, & dans ceux qui ne font plus
dans le cas d'indiquer les *Répercussifs*, lorsque les
humeurs font vraiment hérentes. Ils conviennent
aussi dans la tendance à la gangrène, & dans la
gangrène même. Pour les érésipèles, nous n'en
parlerons pas, parce qu'il est rare qu'elles exigent
des topiques : il faut les laisser à elles-mêmes, les

couvrir modérément avec du linge ; c'est assez : mais il faut emploier les remèdes internes ; les *Emétiques*, par exemple, après une ou deux saignées, font ordinairement beaucoup de bien.

Les Chirurgiens ont toujours deux vues dans la curation des tumeurs : la première est de procurer la *résolution*, & , s'ils ne peuvent, la *suppuration*. Quelques uns croient qu'on est maître d'éviter la suppuration, en s'abstenant de certains remèdes : mais cela est faux ; l'effet est souvent douteux ; cependant il faut toujours tâcher de procurer la résolution, & sur-tout dans certains cas, dans les engelures, par exemple ; mais, comme l'événement des remèdes administrés dans cette vue est douteux, on emploie ordinairement les *Répercussifs*, dont l'effet est plus certain.

§. I.

RÉSOLUTIFS ÈMOLLIENS (a).

La première classe des *Résolutifs* comprend les *Emolliens*, qui sont principalement indiqués dans les douleurs vives & dans les tensions considérables, & auxquels on associe quelquefois les

---

(a) Voyez, *De abusu Emollientium in morbis Chirurgicis*, par Michel ALBERTI ; Halle, 1743, *in-4.*

Stupéfians, comme le *Solanum*, la *Jusquiame*, la *Ciguë*, la *Mandragore* & autres. Tels sont les *Aqueux extractifs fades*, les *Mucilagineux* déjà nommés, la *Mauve* (*a*), la *Guimauve* (*b*), la *Pariétaire*, la *Mercuriale*, la *Branche-ursine* (*c*), &c.; l'*Oignon des Lys* (*d*), les *Cataplasmes de mie de pain*, les *quatre Farines* prétendues *résolutives*, mais qui ne sont qu'*émollientes*, celles d'*Orge*, de *Feves*, d'*Orobes* & de *Lupin*, & celles de *Seigle* & de *Froment*, &c.; les décoctions des *Tripes*, des *Pieds*, de *Tête*, &c. le *Fromage mol* & très-frais, &c. Ces plantes conviennent non-seulement dans les cas de grande douleur ou tension, mais encore dans les tumeurs inflammatoires accom-

---

(*a*) Voyez, *Malva Arborescens Lutea*, par *J. Daniel* Horstius; Gieſſen, 1694, *in-4*.

(*b*) Les racines de cette plante, rangées auſſi dans la claſſe des *Emolliens*, ſont quelquefois âcres & irritantes; on peut voir ce que *George Seger* a dit à ce ſujet. (*Misc. Acad. Nat. Cur.* Dec. I. ann. 8. Obſ. 100.)

(*c*) Voyez, *De Brancâ-ursinâ Germanicâ*, par *J. Frédéric* Cartheuser; Francfort, 1761, *in-4*.

(*d*) Voyez, 1°. *Lilium curiosum, seu Accurata Lilii Albi descriptio*, par *Matthias* Tilingius; Francfort, 1683, *in-4*... 2°. *Centuria exercitationum medico-philologicarum*, par *George-Wolffg.* Wedel; Yena, 1702, *in-4*. La ſeptieme de la Décuſie dixieme traite du *Lys*.

pagnées de ces symptômes : mais il faut être très-circonspect ; car si leur usage éteignoit trop la sensibilité, la partie tomberoit en gangrène : on doit laisser autant de douleur qu'il en faut, pour que la nature travaille à la résolution ou à la suppuration ; c'est son instrument.

La façon la plus commune d'appliquer les *Emolliens*, est sous forme de cataplasme. On les fait bouillir ; on les réduit en pulpe, qu'on étend sur un linge, & qu'on applique sur la partie. On en fait aussi des décoctions, dans lesquelles on trempe du linge, des flanelles, qu'on applique ainsi imbibées sur la tumeur. La meilleure manière de considérer ces remèdes, est de les regarder comme des éponges mouillées ; il est assez vraisemblable que c'est la même chose.

Nous devons faire ici une observation importante sur la *Mauve*, dont nous venons de parler, & qui tient le premier rang parmi les *Emolliens*. La partie vraiment médicamenteuse de cette plante, c'est-à-dire, son mucilage, se détruit par les progrès de la végétation, ou plutôt passe des feuilles & des fleurs dans la semence. Ses feuilles en graine ne contiennent plus qu'une substance acerbe styptique, dont un des principes est un acide assez développé pour se manifester par la couleur rouge qu'il produit dans ses feuilles ; il ne faut par conséquent emploier la *Mauve* aux usages médicinaux, qu'avant qu'elle ait des fleurs, ou tout au plus quand elle commence à en donner.

§. I I.

RÉSOLUTIFS PROPREMENT DITS.

La seconde classe de nos *Résolutifs* & *Suppuratifs* contient les *proprement dits.*

Les plus puissans sont les *Résines*, les *Baumes*, les *Gommes Résines*, les *Bitumes*, les *Esprits Ardens*, les *Huiles Essentielles* ; celles-ci, surtout celle qu'on retire de la *Thérébentine*, sous le nom d'*Esprit*, sont éminemment *résolutives*, *anti-septiques*, *brulantes* : ces vertus les rendent très-efficaces pour résoudre les tumeurs molles, indolentes, lymphatiques, & pour dissiper les douleurs des membres. La dissolution de ces Huiles dans l'Esprit-de-vin, comme, par exemple, le *Baume spiritueux de Fioraventi*, qui n'est autre chose qu'une pareille dissolution, remplit les mêmes vues d'une manière encore plus assurée.

On fait, avec ces différentes drogues, plusieurs linimens, & compositions officinales connues sous le nom de *Baumes*, *Onguens*, *Emplâtres*, qu'on trouve préparés dans les Boutiques.

Ces drogues ont toutes presque la même vertu ;

c'est pourquoi toutes les compositions officinales indiquées ci-dessus font presque la même chose : elles ne diffèrent qu'en ce qu'elles contiennent plus ou moins de réfine, d'huile, &c.

A tous ces remèdes, il faut joindre le *Mercure*, dont on fe fert alors en friction, ou en emplâtre, dans l'*Emplâtre de Vigo*, par exemple, emplâtre qui eft un des plus puiffans remèdes pour réfoudre les loupes & les fquirres.

Nous devons placer dans cette claffe un onguent, appellé d'abord *Unguentum Martiani*, du nom de *Martianus* fon Inventeur, enfuite, par corruption, *Martiatum*, & par quelques-uns *Unguentum Adjutorium*. Cet onguent eft compofé d'Huile d'Olives, dans laquelle on a fait macérer, pendant trois jours, un grand nombre de matières végetales, contenant, pour la plûpart, une Huile effentielle, dont l'Huile d'Olives fe charge très-bien, & qu'elle peut retenir pendant le cours de la préparation, attendu qu'on n'y emploie que la chaleur du bain-marie. Il eft formé par la réunion de plufieurs matières éminemment vulnéraires, balfamiques, réfolutives, fortifiantes ; ce qui le rend propre à appaifer les douleurs des membres, à diffiper les tumeurs appellées *Froides*, à remédier aux contractions des membres récentes, à réfoudre les tumeurs nouvelles, &c.

§. III.

RÉSOLUTIFS MOYENS.

La troisième classe de nos *Résolutifs*, que nous avons appellés *Moyens*, sont toutes les *plantes aromatiques*, dont nous avons parlé, cuites dans l'eau, & appliquées sur la partie, ou bien administrées en forme de fomentation ; on en fait encore des bains, dans lesquels on plonge la partie ; telles sont encore les *Huiles grasses*, les *Graisses des animax*, la *Cire*. On peut concevoir leur action sous le point de vue suivant ; savoir, qu'elles obstipent les pores, qu'elles retiennent la transpiration, & en conséquence fixent, dans l'océan des liqueurs, un liquide actif, qui est en état de relâcher les solides, de les animer, & de fluidifier les humeurs. Ces remèdes sont très-foibles ; il faut, quand on les emploie, que la tumeur péche par un peu trop de tension.

Ici, il y a peu de choix à faire ; ces drogues ont toutes la même vertu : on en fait des emplâtres & des onguens, tels que celui *de la Mère*, le *Cirapharmacon Celsi*, l'*Emplâtre de Diapalme* ; l'*Oignon* cuit & les *Raves* sont assez efficaces : les paysans se servent encore du *Stercus humanum*, dans les panaris & dans les clous.

Il faut encore rapporter ici le *Baume du Samaritain* (a), qui eſt un remède domeſtique; quoiqu'on ne s'en ſerve ordinairement qu'à titre de *Vulnéraire* dans les plaies récentes, ce remède eſt aſſez efficace.

Enfin, les plus puiſſans de cette claſſe, les plus animans, ceux qui conviennent dans les œdèmes, les gangrènes, ou vergence à la gangrène, ſont les *Spiritueux*, comme le *Vin*, l'*Eau-de-vie*, l'*Eſprit-de-vin*, ou les mêmes *Spiritueux aromatiſés*, les *Vins aromatiques*, les *Eſprits aromatiques*, les *Baumes artificiels*, l'*Eſprit-de-vin*, l'*Eau-de-vie camphrée*, l'*Eſprit-de-vin camphré*, dont on frotte la partie.

ARTICLE IV.

DES CATHÉRÉTIQUES.

Les *Cathérétiques* ſont les mêmes remèdes que les *Cauſtiques*, dont nous avons déjà parlé; on peut voir ce que nous en avons dit.

(a) Voyez, *De Balſamo Angelico Samaritano*, par J. Fred. Dupré; Erford, 1733, *in-*4.

ARTICLE V.

DES DÉFENSIFS.

On emploie les *Défensifs* lorsqu'on craint la fluxion, c'est-à-dire, l'enflure inflammatoire, principalement au bas-ventre, lorsqu'on fait des opérations chirurgicales sur cette partie, comme la lithotomie, les opérations des hernies, la fistule à l'anus, & sur les membres après la réduction des luxations & des fractures. Les *Repercuffifs* & les *Spiritueux* sont *Défensifs*.

Il y a un Emplâtre *pro fracturis*, qu'on emploie dans le cas de menace de hernie, & quelquefois dans le panfement des fractures.

Quant aux *Défensifs* du bas-ventre dans les cas dont nous avons parlé, on a recours d'abord à des fomentations avec l'Huile & le Vin, dans lesquels on trempe des flanelles qu'on applique à chaud sur le bas-ventre ; mais leur utilité est bien douteufe.

ARTICLE VI.

DES GLUTINANS.

Nous paffons aux remedes qu'on emploie dans les plaies : les premiers font appellés

Glutinatifs, les seconds *Consolidans* (a) ; mais ces remedes sont tout-à-fait nuls, soit à raison de leurs forces, soit à raison de la pratique des Modernes. Selon leur doctrine, une plaie fraîche & saignante n'a besoin que d'être rapprochée, c'est-à-dire, qu'il suffit, pour qu'elle se consolide, que ses bords se touchent, & les remedes nuisent plûtôt qu'ils n'aident à la consolidation ; car il arrive souvent qu'ils s'insinuent entre les levres de la plaie, & empêchent par-là qu'elles ne se recolent.

Ainsi, la fameuse *Boule de Nancy*, certains Baumes ou Onguens que vendent les Charlatans, sont des drogues absolument inutiles. L'*Eau de Rabel*, dont nous avons déjà parlé, est une des plus en vogue, & *Rabel* a même été récompensé par la Cour ; mais tandis que tout le monde croioit à ce prétendu remede, un Chirurgien des Invalides proposa de guérir avec l'eau du puits des Invalides, aussi-bien & aussi-tôt qu'avec l'*Eau de Rabel*. On fit des expériences, & ce Chirurgien réussit mieux que *Rabel* : cela n'empêcha

______

(a) Voyez, *De Medicamentorum Consolidantium modo apendi & usu*, par M. *Charl. Fréd.* KALTSCHMIDT ; Yena, 1761, in-4.

pas qu'on n'achetât son secret ; il avoit des protecteurs (*a*).

(*a*) La préparation de l'*Eau de Rabel* n'étoit pas même nouvelle ; elle avoit été décrite plus de cent ans avant par *Pierre-Marie Caneparius*, dans son Traité *De Atramentis cujuscumque generis* ; Venise, *Deuchinus*, 1609. 1619. 1629 ; in 4. Londres, *Martin*, 1660, *in* 4. Rotterdam, *Fritsch*, 1718, *in* 4. Il paroît que les récompenses ne devroient être accordées qu'aux vrais Inventeurs des remèdes utiles, & non à ceux qui n'ont d'autre mérite que de renouveller, ou présenter sous un nouveau nom ou une nouvelle forme, une formule qu'ils trouvent dans un Livre. Mais malheureusement cela se fait tous les jours : nous avons vu des récompenses accordées à un *Keyser*, pour un remède, dont la formule est décrite dans le *Théâtre Chimique*, publié à Strasbourg en 1613, & dont l'Inventeur, nommé *Pescot*, avoit vécu dans une extrême pauvreté, & étoit mort à l'Hôpital cent-cinquante ans avant. Nous pourrions citer un très-grand nombre d'exemples pareils ; mais ils pourroient augmenter le découragement qui ne regne déja que trop parmi ceux qui s'occupent ou pourroient s'occuper de recherches utiles.

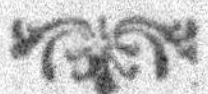

ARTICLE VII.

DES ASTRINGENS (a).

Les *Astringens* ou *Styptiques* (*Sanguinem sistentia*) agissent immédiatement & directement sur les vaisseaux ouverts. Il n'en est pas de ces remèdes,

---

(a) Voyez sur la nature, l'action, l'usage & les effets des *Astringens* externes, & sur l'abus qu'on peut en faire, les Ouvrages suivans.

1°. *De Hæmorragiis in genere*, par *J. Valentin* BUZER; Harderwick, 1712, *in-4*.

2°. *De Hæmorragiis in genere*, par *J. Christ.* HAGEMANN; Kognisberg, 1713, *in-4*.

3°. *De Adstringentium perverso usu in Hæmorragiis*, par *Michel* ALBERTI; Halle, 1729, *in-4*.

4°. *De Hæmorragiâ vulneratorum*, par *J. Joachim* SCHÖPFER; Rostock, 1733, *in-4*.

5°. *Consideratio Hæmorragiarum tam ad theoriam, quàm ad praxim*, par *Herman-Paul* JUCH; Erford, 1735, *in-4*.

6°. *De Spiritu Vini rectificatissimo, tanquam medicamento ad sistendas Hæmorragias externas optimo*, par *J. Paul* KOCH; Halle, 1762, *in-4*.

7°. *De probato, tutoque usu Vitrioli ferri factitii adversùs Hæmorragias spontaneas largiores*, par *M. Phil. Fred.* GMELIN; Tubingen, 1763, *in-4*.

comme de ceux dont nous venons de parler ; ils ont un effet réel , & souvent on en a besoin, lorsque les plaies donnent abondamment du sang.

La Pharmacie fournit beaucoup de ces médicamens , parmi lesquels on compte tous les *Astringens* dont nous avons parlé , le *Colchotar* ,

---

8°. *De damnis , ex prematurè suppressis Hæmorragiis Vulnerum oriundis* , par *André-Elie* BÜCHNER ; Halle , 1766 , *in-4.*

9°. *Essay on the Astringent and Bitters* , &c. par M. PERCIVAL ; Londres , 1767 , *in-8.*

10°. *Mémoire sur les Plantes Astringentes indigenes* , par M. DURANDE. (*Mémoires de l'Académie de Dijon* , 1783 , Sem. I.)

11°. *De Medicamentis Vegetalibus Adstringentibus* , par M. *J. Fred. Ernest* HEINE ; Gottingue , *Dieterich* , 1785 , *in-4.* M. *Heine* fait une remarque importante sur la manière d'augmenter l'énergie des Végétaux astringens : après une énumération des Végétaux qui contiennent le principe astringent , il examine les menstrues les plus propres à l'extraire & à le dissoudre ; il observe que ce principe se trouve quelquefois uni à des substances assoupissantes, volatiles , mucilagineuses , amères , balsamiques , colorantes, évacuantes , & que le Vinaigre , le Vin & l'Eau de-vie le rendent beaucoup plus actif, que l'eau.

le *Vitriol*, fur-tout le *blanc* (*a*), l'*Alun*, l'*Eau-
mère de Vitriol*, tous les *Acides minéraux*, la
fameufe *Eau de Matte la Faveur*, celle de *Lemery*,
& autres qui doivent leurs vertus à ces Sels,
les *Terres Bolaires*, les *Réfines*, entre lefquelles

(*a*) Le *Vitriol blanc* ne fert qu'à l'extérieur ; nous avons
peu d'exemples qu'on l'ait emploié intérieurement. M. *Wiels*
eft le premier qui en a effaié & éten lu l'ufage intérieur dans
des maladies graves & opiniâtres : il l'a affocié avec la *Noix
Vomique* dans les affections cancéreufes , fcorbutiques,
dartreufes & vénériennes; nous en avons déjà parlé à l'article des *Antidotes*, en traitant des différens *Poifons*. Ce
Médecin a fait encore des expériences , d'après lefquelles
il attribue au *Vitriol blanc* une vertu *anti-putride* : il paroît
l'avoir emploié avec fuccès dans la fievre éréfipélateufe ,
dans la petite-vérole confluente, dans des fiévres putrides
épidémiques & dans les fiévres malignes. Il le donne dans
une mixture préparée avec quinze grains de *Vitriol blanc*,
fix onces d'Eau & fix gros de firop d'*Orange*, dont on prend
une cueillerée toutes les trois heures. Nous avons déjà indiqué l'Ouvrage de M. *Wiels* qui contient ces détails.
M. *Crell* a répété les expériences de ce Médecin : il a emploié avec fuccès la mixture dont nous venons de parler ;
il a pris lui-même un demi-gros de *Vitriol blanc*, dans deux
onces d'eau , dans une fiévre accompagnée de vomiffemens
& de felles très-fréquentes : le *Vitriol* l'a fait vomir , & il
s'en eft bien trouvé.

les plus ufitées font le *Sang - Dragon* (a), le *Maftich*, la *Colophone* (b), le *Poil de Liévre*; la *Mouffe*, la *Poudre* & même la *Subftance de Ly-coperdon* (*veffe de Loup*), l'*Ecorce de Grenade*; cette dernière eft emploiée extérieurement dans les décoctions, les gargarifmes & les lavemens aftringens : fa forte décoction eft fur-tout célébre pour rétablir le ton & la capacité convenable du vagin relâché & délabré par un accouchement laborieux ou par toute autre caufe. La plûpart de ces remèdes agiffent méchaniquement, de la même façon qu'un bouchon appliqué à une bou-teille, tels que les *veffes de Loup*, le *poil*, &c.

Mais le plus fameux des *Styptiques* eft l'*Agaric de Broffard*, propofé en 1750, approuvé par les plus habiles Artiftes, adopté par tous les Chirur-giens : c'eft, fans contredit, le meilleur. *Broffard*, à qui nous devons la découverte de ce remède, préfère celui de vieux Chêne. Cet *Agaric* ne diffère de l'Amadou, qu'en ce qu'après avoir rejetté la face externe & interne, pour n'en garder que le cœur, on le bat long-tems, jufqu'à

(a) Voyez, *De Sanguine Draconis*, par *J. Fred.* OCHS; Altdorf, 1762, *in-4*.

(b) Voyez, *De Colophenià*, par *T. G.* CONSTANTIN; Franeker, 1745, *in-4*.

ce qu'il ait acquis une confiftance , telle qu'on
puiffe le déchirer aifément avec les doigts.

Quand une artère eft ouverte , on en applique
d'abord un morceau un peu plus grand que
l'ouverture , enfuite un fecond plus grand que le
premier , un troifiéme , fi l'on veut , & enfin
l'appareil. On fait que le fang ne s'arrête , que
lorfqu'il fe forme un caillot , & qu'il fe carnifie ;
c'eft une découverte de M. *Petit* , habile Chirurgien de Paris. Cette carnification arrive dans
vingt-quatre heures : on pourroit arrêter le fang
par la fimple compreffion. M. *Petit* , après une
opération, arrêta une grande hémorragie, en faifant
comprimer , pendant vingt-quatre heures , les
vaiffeaux ouverts.

On doit donc conclure de ces découvertes de
M. *Petit* , que l'*Agaric* agit comme une éponge
pleine de fang qui adhére aux vaiffeaux ouverts ,
qu'il fait comme un corps continu avec le caillot de
fang qui fe forme dans les vaiffeaux , & qu'il agit
comme bouchon exact , qui empêche l'iffue du
fang qui aborde à la partie. Il eft donc inutile
d'avoir recours à une vertu particulière pour expliquer fon action.

Quoiqu'il en foit , c'eft une des plus belles
découvertes de notre fiécle ; découverte , depuis
laquelle l'ouverture des plus gros vaiffeaux ne

fera pas fans reſſource, au moins autant qu'on peut en juger par les expériences faites ſur différens animaux, par leſquelles il conſte qu'avec l'*Agaric*, on a non-ſeulement arrêté le ſang des petites artères, mais même encore des carotides, des crurales, &c.; mais nous n'avons pas encore des expériences qui démontrent cela ſur le corps humain.

L'*Agaric* a fait oublier tous les anciens *Styptiques*; il eſt cependant certain cas où on eſt obligé d'y avoir recours, comme, par exemple, dans les cas des plaies profondes, où on ne peut porter l'*Agaric*: pour-lors on ſe ſert de tentes trempées dans l'*Eau de Vitriol*.

L'*Agaric*, dont il eſt ici queſtion, eſt l'eſpece connue par les Botaniſtes, ſous les noms de *Fungus in caudicibus naſcens, unguis equini figurâ*, C. B. Pin... *Fungi igniarii*, TRAG. 493... *Agaricus pedis equini facie*, Inſt. R. H. 562. Il a été décrit par M. *Watſon*, qui y a joint quelques diſcuſſions intéreſſantes (a).

M. *Broſſard* s'eſt attribué la découverte des propriétés de ce remède pour arrêter les hémorragies, & on n'a pas héſité à lui en faire honneur; mais cette découverte, ſi c'en eſt une, étoit faite long-tems avant, & ne méritoit ni le bruit que les Chirurgiens François ont fait en faveur de leur Confrère, ni les récompenſes que le Gouvernement

______

(a) *Tranſaĉt. Philoſ.* ann. 1754.

a accordées à ce Chirurgien. Ce remede & ses propriétés étoient connus depuis long-tems ; on en trouve quelques apperçus dans les Ecrits de quelques anciens Médecins : il étoit en usage en Allemagne dès le commencement de ce siécle, par conséquent long-tems avant que M. *Brossard* en ait parlé. Il est aisé de s'en convaincre par le témoignage de *Dillen*, Médecin & fameux Botaniste Allemand, qui, en traitant de la morsure de la Sangsue, parle de l'inutilité de l'application de cette espece d'*Agaric* pour arrêter l'hémorragie qui en est la suite. *Stillat*, dit-il, *indè sanguis ad viginti quatuor horas, licet nulla conspicua vasa videantur, & licet vulnuscula* FUNGO IGNIARIO *muniantur.* (Ephem. Nat. Cur. *Cent. VII. Obs. LVII.*) Nous avons cependant à M. *Brossard* l'obligation d'en avoir étendu l'usage, & de l'avoir introduit en France.

Les éloges qu'on a donnés à ce remede n'ont pas été généralement accueillis ; tout le monde n'a pas été également convaincu de son efficacité. Les expériences qui ont été faites en Angleterre, n'ont pas eu le même succès que celles de nos Chirurgiens François : nous ne connoissons, parmi les Anglois, que MM. *Lutterman*, *Ford*, *Nedham* (a), *Gooch* (b), & *Warner* (c) qui en aient obtenu quelques effets heureux, tandis que le nombre de ceux qui se sont élevés contre ce remede est très-considérable ; encore le dernier ne peut-il s'empêcher de convenir de son insuffisance

---

(a) *Transact. Philosoph.* ann. 1755.

(b) *Transact. Philos.* Tome XLVIII.

(c) *Transact. Philos.* Tome XLVII, p. 2, & dans l'Ouvrage cité ci-après.

dans les hémorragies de l'artère crurale (*a*).

M. *Parker*, autre Chirurgien Anglois, emploié pendant long-tems sur les Flottes de la Grande-Bretagne, & qui a eu occasion d'emploier souvent l'*Agaric* à la suite de plusieurs combats, s'est convaincu qu'il est insuffisant pour arrêter les grandes hémorragies : aussi, croit-il qu'il faut préférer la ligature des vaisseaux, & n'avoir recours à l'*Agaric*, que dans les cas où la ligature ne peut avoir lieu (*b*). M. *Neale*, habile Chirurgien de Londres, a fait encore une suite d'expériences intéressantes, dans lesquelles non-seulement l'*Agaric* n'a pas réussi, mais a eu même des suites fâcheuses (*c*) : il lui a vu constamment manquer son effet dans les hémorragies survenues à la suite de la castration, de la lithotomie, de l'amputation de la jambe, de l'extirpation du sein. M. *Dossie* l'a emploié aussi sans succès, & croit qu'on ne doit lui donner aucune confiance (*d*), & M. *White* s'est convaincu de son insuffisance, & lui préfère l'application de l'*Eponge* (*e*).

(*a*) *Cases in Surgery with remarks*, par M. WARNER ; Londres, 1754, *in*-8. traduit en François, par M. MAGENIS; Paris, 1757, *in* 12.

(*b*) *The Ligature preferable to Agaric in securing the blood vessels after amputations*, par M. PARKER, Londres, 1755, *in* 8.

(*c*) *Observations on the use of the Agaric, and its insufficiency in stopping hemorragies after capital operations*, par M. NEALE ; Londres, 1757, *in*-8.

(*d*) *The Theory and Practice of Chirurgical Pharmacy*, par M. DOSSIE ; Londres, 1761, *in*-8.

(*e*) *An account of the topical of the Sponge in the stopping of hæmorragies*, par M. WHITE ; Londres, 1762, *in*-8.

Nous pourrions citer plusieurs autres Ouvrages où on a révoqué en doute la grande & constante efficacité de l'*Agaric* dans les grandes hémorragies ; mais nous nous bornons à ceux dont nous venons de parler. Nous ajouterons seulement qu'on peut consulter encore, sur l'action & les effets de cette substance, l'Ecrit d'un *Anonyme*, inséré dans le *Gentlm. Magaz.* vol. 24, 1754, p. 550, sous ce titre : *An attempt to account for the Growth of Agaric, and how it comes to be a Blood Stopper, tho not a Stiptic.*

ARTICLE VIII.

DES SARCOTIQUES ou *DIGESTIFS.*

Les *Sarcotiques*, appellés *Digestifs*, servent à panser les plaies, les ulcères ; ils procurent, suivant le langage ordinaire, la régénération des nouvelles chairs, régénération qui se fait par la seule action de la nature, & non par le secours des médicamens, s'il est vrai qu'elle se fasse. Cette pousse de chair n'a besoin d'aucun remède ; il faut seulement, comme elle est tendre & mollette, la défendre du contact de l'air & des corps tant soit peu durs. Nous devons gémir de l'ignorance de quelques Chirurgiens qui empêchent cette régénération des chairs, soit par leur obstination à vouloir essuier les plaies, ce qui est un très-mauvais usage que les bons Chirurgiens ne pratiquent plus, soit en exposant, au contact de l'air, les petits boutons charnus qui commencent à pulluler, d'où suit la difficulté de guérir, & la longueur des maladies : d'ailleurs on sait maintenant l'avantage qu'il y a de panser rarement les plaies qui vont bien.

Il suffit donc, pour favoriser l'ouvrage de la nature dans ces cas, d'écarter les choses qui pourroient la détourner. On emploie, à cet effet, très-utilement les *Balsamiques doux* non irritans, le *Digestif ordinaire*, qui est composé de *Thérébentine*, adoucie & modérée par une suffisante quantité de jaune d'œuf; ce qui est un corps très-doux & très-mollet. On pourroit se servir, au lieu de *Thérébentine*, de tout autre *Baume*; mais l'usage a prévalu pour cette substance. On est assez convaincu maintenant que cela ne sert que de *Défensif* de ces grains charnus : ainsi, lorsqu'une plaie va bien, que les chairs poussent comme il faut, il faut se borner à ce moyen.

Lorsque la nature travaille au contraire languissamment à cette régénération, le *Digestif simple* est impuissant, & on l'applique inutilement sur la plaie : alors il faut prendre les *Résolutifs animans*, dont il a été parlé.

Enfin, si les chairs poussent trop, si la nature a trop de force, on se sert tout de suite de la *Pierre infernale*.

A Paris, où l'on traite bien les plaies, on ne
se sert que de ces trois remèdes, du *Digestif
simple*, de l'*Onguent de Styrax* & de la *Pierre
infernale*. M. *Chirac* a condamné l'usage des *Oléagineux*, & a proposé de traiter les plaies avec
des corps salins, & sur-tout les *Eaux de Balaruc*,
à l'occasion d'une cure particulière du *Duc
d'Orléans*, opérée avec ces Eaux. M. *Chirac* s'est
trompé, & a conclu du particulier au général.
Il est certain que les *Oléagineux* ne sont pas bons
lorsque la plaie est compliquée de blessures des
tendons, des aponévroses; dans ce cas, les Salins
sont indiqués : du reste, la pratique de M. *Chirac*
est misérable; aussi, n'a-t-elle régné qu'un instant,
& on ne la suit plus que dans les cas d'exfoliation des tendons, ou lorsqu'on veut dessécher
quelques vieux ulcères fanieux ou très-calleux.
J'ai vu un imbécille, Coriphée cependant des
Chirurgiens de Pézénas, qui avoit gardé cette
méthode *Chiracienne*, & qui par-là éternisoit les
plaies les plus simples (a).

____

(a) On a élevé, depuis quelque tems, des doutes sur les
avantages ou les inconvéniens qui peuvent résulter de l'usage
des *Onguens* & des *Emplâtres* dans le traitement des plaies.
Ces doutes ont donné lieu à des recherches importantes,
qui ont conduit à démontrer les inconvéniens de l'abus de

Il y en a qui vantent encore les *Eaux de
Bareges*, & les autres *Eaux Sulfureuses*; mais il
est certain que dans le pansement à plat, c'est
un pauvre secours : il est vrai qu'elles font des
miracles en injection, dans la rétraction des
membres survenue à la suite d'une cicatrice précipitée, de même que dans les plaies d'armes à
feu, dans lesquelles il y a des corps étrangers;
elles rouvrent les plaies, établissent une bonne
suppuration, & la maladie ensuite va son train.
Elles font encore très-bien dans les fistules; elles
servent à nétoier le fond de l'ulcère.

---

ces médicamens. Nous avons trois bons Mémoires sur cet
objet, qu'on ne sauroit assez consulter & méditer : le
premier par M. *Champeaux*, le second par M. *Campér*, &
le troisiéme par M. *Nubray*; on les trouve dans le Recueil
des *Mémoires sur les sujets proposés pour les prix de l'Académie Royale de Chirurgie*, Tome IV. M. *Schulze* s'étoit
déjà occupé de cet objet long-tems avant : il nous a donné
un tableau intéressant des cas qui exigent l'usage de ces
médicamens, & des suites que leur usage trop étendu ou
leur abus peut entraîner; on peut voir sa Dissertation *De
Emplastrorum usu & abusu*; Halle, 1739, *in-4.*

ARTICLE IX.

DES DESSICATIFS (a).

Les ulceres abreuvés, les plaies remplies de fanie proviennent prefque toujours d'un mauvais régime, & d'avoir trop mangé. Pour qu'une plaie ou un ulcere foit dans un bon état, il faut qu'elle foit remplie de petits grains rouges, entre lefquels il y ait un pus louable ; mais lorfque cette matière eft aqueufe ou fanieufe, la plaie va mal. Il faut avoir recours aux remedes, 1°. au régime, car, comme nous l'avons déjà dit, les plaies viennent fouvent dans cet état pour avoir trop mangé. 2°. Aux *Réfolutifs actifs*, aux *Cauftiques*, aux *Répercuffifs*, tels que l'*Alun brulé*, la *Chaux de Zinc*, la *Tuthie*, le *Pompholix*, la *Chaux de Plomb* ou *Minium*, la *Cérufe*, dont on arrofe les plaies. On fe fert encore de l'*Album Rhazis*, du *Nutritum*, de l'*Onguent Deſſicatif rouge*. On emploie ces remedes non-feulement dans les cas dont nous venons de parler, mais encore dans les écorchures, lorfqu'on ne craint

---

(a) Voyez, *Differtazioni Chirurgiche*, par *Ange* NANNONI ; Paris, 1748, *in*-8. La troifiéme concerne les *Deſſicatifs* ; elle eft en latin.

pàs de deffécher , par exemple , lorfqu'on
court la pofte & qu'on a les feffes écorchées ,
dans les petits finus qui fe forment aux jambes
des vieillards , dans les plaies récentes , aux
œdemes. On fe fert de l'*Huile Rofat* pour incorporer plufieurs de ces drogues.

Nota. La rougeur de l'*Huile Rofat* ne lui vient
point des Rofes ; elles n'y fourniffent abfolument
rien : c'eft un *Mangonium.* On lui donne cette
rougeur avec l'*Orcanette.*

On emploie encore les *Defficatifs* dans les
ulceres vénériens.

L'*Eau de Chaux* eft auffi communément emploiée comme un bon *Defficatif* & un bon *Dé-
terfif.* On l'emploie avec fuccès extérieurement
dans le traitement des vieilles plaies dont les bords
font mollaffes & trop abreuvés , & dans celui des
ulceres putrides & fanieux. On peut s'en fervir
encore comme d'un bon *difcuffif fortifiant* &
anti-feptique , contre certaines maladies cutanées ,
comme la gratelle , les dartres , les tumeurs œdémateufes , fur-tout celles des pieds avec menace
de gangrene. *Riviere* la recommande en fomentation contre les tumeurs œdémateufes. Battue
avec une Huile par expreffion , elle prend la confiftance d'un Onguent , qui eft fort recommandé
contre les brulures.

Certains fe fervent de la racine de *Tormentille* réduite en poudre ; ils la répandent fur les plaies & les ulcères, dans la vue de les deffécher ; mais cette pratique eft peu reçue.

A R T I C L E X.

DES MONDIFICATIFS ou *DÉTERSIFS.*

Les *Mondificatifs* ou *Déterfifs* ne font autre chofe que nos puiffans *Réfolutifs*, mêlés à des légers *Corrofifs* feuls, comme l'*Eau mercurielle-phagédenique*, le *Precipité rouge*, les fucs ou décoctions âcres, & notamment de tous les purgatifs violens, du *Tabac*, du *Cyclamen*, de la *Betoine*, de la *Chelidoine*, du *Concombre fauvage*, de la *Coloquinte*, de l'*Iris noftras*.

Il y a à craindre cependant qu'ils ne purgent ; il y a même des obfervations qui prouvent que, quelquefois appliqués ainfi pour déterger des plaies, ils ont excité le vomiffement.

L'*Onguent mondificatif d'Ache* & celui d'*Atharnita*, quoique compofés avec les purgatifs, n'en ont pas le danger, parce qu'ils en contiennent peu ; auffi, ont-ils moins de vertu : outre cela, les onguens ne retiennent point le principe actif de ces drogues ; car, pour les préparer, on fait bouillir les plantes dans les huiles : or on fait que

les

les fucs extractifs ne font point folubles dans les
graiffes, & qu'il n'y a que la partie colorante
verte qui puiffe fe diffoudre ; ce qui donne la
couleur verte à ces onguens.

On fe fert encore, dans la même vue de déterger, de l'*Onguent Egyptiac* fait de Miel, de
Vinaigre & de Verd-de-gris ; mais fon ufage eft
prefque nul ; car, fi l'ulcère eft abreuvé & fort
humide, il vaut mieux fe fervir de nos *Defficatifs*,
&, fi les chairs font baveufes, paffer fur le champ
à l'ufage de la *Pierre infernale* : cela vaut bien
mieux que tous les *Mondificatifs*.

Il a été parlé de l'*Eau de Chaux* dans l'article
précédent.

ARTICLE XI.

DES ESCAROTIQUES.

Il eft inutile de faire un article particulier des
Efcarotiques : ces remèdes font tous les *Cauftiques*
dont nous avons déjà parlé ; nous renvoions à ce
que nous en avons dit.

ARTICLE XII.

DES ANTI-SEPTIQUES
ou *ANTI-GANGRÈNEUX.*

Nous avons déjà parlé, dans d'autres claffes,

des *anti Septiques* (*a*) ou *anti Gangréneux* : tous nos *Résolutifs animans*, *spiritueux*, tous les *Détersifs* ont la qualité *anti Septique*. On emploie, outre cela, les décoctions des plantes amères, & éminemment du *Quinquina* (*b*), les *Teintures de Myrrhe* ou *d'Aloës*, qui ne font autre chose que la dissolution de ces résines dans l'*Esprit-de-vin*. On se sert encore de l'*Eau-de-vie camphrée*, dont on arrose la partie gangréneuse, qu'on couvre ensuite d'*Onguent de Styrax*.

On associe très utilement les *anti-Gangréneux* & les *Emolliens*, lorsque, dans le cas de gangrène, il y a beaucoup de douleur & d'enflure ; ce qui arrive souvent dans les plaies qui accompagnent les fractures : le membre est alors pour ordinaire très-enflé & douloureux. Dans ce cas, on panse l'intérieur de la plaie, & les endroits où il y a des points gangréneux, avec l'*Esprit-de-vin camphré*, & on couvre le tout d'*Onguent de Styrax* : ensuite on enveloppe tout le membre

---

(*a*) Voyez, *Experimental essays on the external application, of anti-Septiks in putrid diseases*, par M. Guill. Alexander, Londres, 1768, *in*-8.

(*b*) Voyez *De usu Corticis peruviani Chirurgico*, par M. Kroenecker ; Halle, 1766, *in*-4. & quelques-uns des Ouvrages que nous avons indiqués aux articles des *Fébrifuges* & des *anti-Septiques* internes.

avec un cataplafme émollient, fait avec les farines réfolutives, la *Mie de pain* : on anime quelquefois ce cataplafme par un Réfolutif moyen, entr'autres par le *Saffran* en poudre ou en infufion.

Lorfqu'avec la gangrène il n'y a pas complication d'enflure ni de douleur, on emploie les *anti Septiques* feuls, foit intérieurement, foit extérieurement.

ARTICLE XIII.

DES REMÈDES

Qui procurent la chûte de l'Efcarre.

Il faut confidérer l'efcarre comme une croute morte, faite du tiffu cellulaire des vaiffeaux. Il y en a deux efpèces : cette croute peut être produite par l'art ou par la nature. Si l'efcarre eft gangréneufe, on applique les *anti-Septiques*, pour qu'en irritant & animant la partie vive qui eft au-deffous, ils la rendent capable de faire tomber la partie morte qui la recouvre. Ce n'eft alors que remédier à la gangrène. Il en eft de même lorfqu'on tâche de procurer la féparation d'un os carié, qu'on doit alors confidérer comme mort.

Pour que les parties molles puiffent fe recoller, il faut que la partie morte tombe, ou, fuivant le langage ordinaire, que l'os s'exfolie. On emploie alors les mêmes remèdes que pour la gangrène. Il est quelquefois nécessaire d'exciter la vie de l'os qui est au-dessous, pour qu'il puisse chasser la partie morte qui le recouvre ; dans ce cas, parmi les remèdes que nous avons nommés, les plus usités sont les *Teintures de Myrrhe* & d'*Aloës* : on se sert même de ces plantes pulvérisées, dont on soupoudre la partie. La *Poudre d'Euphorbe* est plus puissante, & convient mieux dans les cas de caries, auxquelles on remédie encore plus efficacement par le fer & par la térébration ; mais ces secours appartiennent à la Chirurgie, & nous ne devons point en parler.

Les escarres légères qui sont dans les plaies qu'on a touchées avec la *Pierre infernale*, ne demandent aucun traitement : si cependant toute la plaie en étoit recouverte, on pourroit la panser avec le *Digestif ordinaire*, ou simplement avec un plumaceau sec. Dans les escarres plus profondes, dans celles, par exemple, qui viennent à la suite d'une ouverture d'abcès par les caustiques, on emploie avec succès les *Huileux*, les *Graisses*, le *Beurre frais*, le *Cérat de Galien*.

ARTICLE XIV.

DES REMÉDES appropriés aux Tendons, Nerfs, Aponévroses, & Douleurs des Dents.

Les remèdes appropriés aux piquures des tendons, des nerfs, des aponévroses, & aux douleurs des dents (*a*), font les *Huiles essentielles*, dont on a évalué très-bien l'action en les mettant au rang des *Mortifiants* & des *Septiques*, l'*Esprit de Thérébentine*, qui n'eft autre chofe qu'une *Huile essentielle de Thérébentine*, mais plus fubtile, l'*Huile de Gérofle*, celle de *Canelle*.

Il y a une efpéce d'Huile empyreumatique, qu'on tire, par la diftillation à la violence du feu, d'une efpèce de *Génévrier*, appellée *Huile de Cade*, qui eft regardée comme un excellent remède contre la douleur des dents : plufieurs même en font un fecret ; mais cette Huile eft *Adontriptique*, c'eft-à-dire que quand on s'en fert, elle fait fouvent tomber les dents : c'eft un affez petit malheur ; le chicot qui refte dans l'alvéole, ne produit quelquefois plus de douleur.

(*a*) Les remèdes emploiés contre les douleurs des dents, font appellés *Odontalgiques* ou *anti-Odontalgiques*. Nous avons une bonne Differtation *De Remediis anti-Odontalgicis*, par *Fréd.* HOFMANN ; Halle, 1700, *in-4*.

ARTICLE XV.

DES REMEDES CONTRE LES BRULURES.

Les brulures méritent aussi quelque considération quand elles sont très-rouges, très-récentes,
très-cuisantes, médiocrement couvertes de vessies
ou sans vessies. Le traitement qu'on emploie est
de répercuter : on se sert du *Vinaigre*, de l'*Esprit-
de-Vin*, des *gros Vins*, d'*Encre* ; l'approche d'un
corps brulant est encore fort utile, de même que
dans le cas d'engelures.

Après quelques heures, on ne doit plus penser
à répercuter ; il faut appliquer les *Résolutifs* &
les *Suppuratifs* : mais comme il y a alors une
grande douleur, & une espèce de desséchement,
les *Adoucissans* sont aussi indiqués, les *Graisseux*
sur-tout. Si les vessies sont creusées, on se sert
du *Cérat de Galien*, du *Beurre de cire*, du *Beurre
ordinaire*, du *frais des Grenouilles*, qui sont des
œufs qui nagent sur l'eau, du *Blanc d'œuf* battu
avec de l'*Eau*. On doit observer que dans les
brulures, quand les vessies sont creuses, & qu'il
en découle une sérosité âcre, on associe avec
succès les *Adoucissans* & les *Dessicatifs* ; par
exemple, on bat le *Blanc d'œuf* avec l'*Eau de
Chaux*.

En général, tous les onguens dont on se sert pour les brulures, & qui sont donnés pour secrets, sont des corps gras mêlés avec des *Dessicatifs.*

Dans les brulures ulcérées, & lorsque les chairs commencent à se détacher, on emploie les *Onguens adoucissans :* après un certain tems, les plaies viennent dans l'état des plaies simples, qui admettent même les *Caustiques* en cas de besoin, quoique certains Chirurgiens prétendent qu'il ne faut pas les emploier, sous prétexte qu'on ne guérit point les brulures en brulant.

ARTICLE XVI.

DES EPULOTIQUES ou *CICATRISANS.*

Les Anciens croioient que les *Epulotiques* ou *Cicatrisans* engendroient la peau, comme ils croioient que les *Sarcotiques* engendroient les chairs ; mais on sait que la peau ne se régénère point : la cicatrice est un corps qui n'est point organisé ; ainsi, procurer la cicatrice, est seulement empêcher que les chairs ne sortent de l'ulcère, ou ne poussent pas assez : dans le premier cas, on auroit une cicatrice prééminente ; dans le second, une cicatrice trop profonde, ce qu'il faut éviter.

Quand on voit que les chairs sont prêtes ;

remplir l'ulcère, mais qu'elles ne le remplissent pas entiérement, les Chirurgiens modernes se servent, pour panser la plaie, d'un plumaceau de charpie séche, qui empêche les chairs de pousser davantage : par ce moyen, ils obtiennent une belle cicatrice.

Il y a une observation fort ancienne de *Galien*, qui dit qu'il ne faut pas attendre que les chairs remplissent totalement la cavité pour employer les *Epulotiques* ; car alors, malgré le plumaceau, elles pousseroient encore un peu, & la cicatrice deviendroit prééminente ; cette remarque est encore utilement suivie par nos Chirurgiens.

Il y a certains ulcères qu'il est impossible de cicatriser ; on a beau faire pousser les chairs, on ne peut pas les consolider : les ulcères se rouvent & sont toujours humides. Dans ce cas, on emploie des emplâtres très-defficatifs, qui sont les plus puissans *Epulotiques* ; mais c'est une ressource insuffisante, si, dans le même rems, on ne pratique des cautères dans d'autres parties, & si on ne fait observer au malade un bon régime.

ARTICLE XVII.

DES REMEDES contre les Luxations & Fractures.

Nous avons déjà observé que ces cas n'admettent guère des médicamens; cependant quelquefois on emploie les *Deffensifs*, dont nous avons déjà parlé, & les remèdes qu'on croit propres à engendrer le cal. Les Pharmacologistes disent que les *Mucilagineux*, les *Balsamiques*, les *Emplastiques* tempérés, & même quelquefois les *Dessséchans* produisent cet effet. Cette vue est nulle, quand le cal se fait à couvert : dans ce cas, la nature fait tout. Il est bien vrai que le vice du régime, & quelques autres choses, peuvent faire du mal; mais ce n'est pas de notre ressort.

Si le mal est à découvert, comme dans les fractures, dans les plaies, après une amputation ou une exfoliation, il n'est pas plus besoin de remèdes particuliers : par exemple, lorsqu'après une amputation les chairs commencent à pousser, elles paroissent sous la forme d'un champignon charnu, & il est impossible de distinguer les rejettons de l'os de ceux de la chair; l'os même se couvre de chair avant de produire la consistance osseuse, qui ne se fait jamais à l'air libre, de même qu'il n'y a point d'os naturellement découvert.

Il faut traiter ces accidens comme des plaies ordinaires, avec les *Digestifs* simples ou animés, & la *Pierre à cautère*, s'il en est besoin : ainsi, on n'a rien à faire avec l'os en particulier ; il est donc ridicule de croire qu'il y ait des *Cicatrisans de l'os* ou *Prorotiques*.

ARTICLE XVIII.

DES REMEDES

Qui dissipent les douleurs des Membres.

Les remèdes qui sont regardés comme dissipant les douleurs des membres, agissent presque spécifiquement ; ce sont les *Huiles par expression* ou les *Graisses*, seules ou chargées par infusion & par décoction de quelques parties aromatiques, d'où on les a appellées *Huiles par infusion*, *Huiles par décoction*.

Dans cette classe doivent être rangées les *Graisses animales*, mais très en général, c'est-à-dire, la graisse d'un animal quelconque, quoique celle de certains animaux ait une réputation particulière, telles que les *Graisses d'Ours*, de *Blereau*, la *Graisse humaine*, dont les Bourreaux sont ordinairement les marchands. Viennent ensuite les *Huiles essentielles*, & les *Baumes très-fluides*, éminemment celui de *Fioraventi*.

Les *Huiles par infusion* ou par *décoction* font fimples,
ou compofées : parmi les premières font l'*Huile
Rofat*, celles de *Camomille*, de *Melilot*, d'*Hyppericon*. Les compofées font celle de *petits Chiens*
& autres. Les *Huiles effentielles* font auffi ou
fimples ou compofées, fuivant qu'elles font tirées
d'une ou de plufieurs plantes.

On emploie encore avec fuccès le *Savon noir*,
de même que l'*Ecume-de-vie*, mêlée avec du *Sel
Ammoniac*, nos puiffans *Réfolutifs*, & les *Eaux
Minérales*. On rapporte très-bien l'action de ces
remèdes à celle des *Réfolutifs* ; par exemple, celle
des *Huileux* à celle des *Réfolutifs obftipans*, celle
des *Huiles effentielles* & des *Baumes* à celle des
Réfolutifs animés.

La plûpart des ingrédiens qui entrent dans les
Huiles par infufion & par décoction, n'y fervent
de rien, & font parfaitement inutiles ; ils ne font
que gâter l'Huile, qui ordinairement fe rancit à
l'infolation ou au feu auquel on l'expofe. Pour
faire ces infufions ou décoctions, il n'y a que les
plantes aromatiques, qui contiennent de l'*Huile
effentielle*, qui puiffent fe diffoudre dans l'Huile,
& y laiffer un principe actif ; les autres n'y font
abfolument rien : ce font cependant les plus
emploiées ; telles font la *Rofe*, la *Violette*,
le *Sureau*, l'*Hyppericon*, la *Camomille* & le

Melilot. Celles des plantes qui contiennent de l'*Huile essentielle*, sont beaucoup meilleures & beaucoup plus actives.

L'*Huile de petits Chiens*, ainsi appellée parce que les petits chiens entrent dans sa composition, ne sert qu'autant qu'elle contient la graisse de ces animaux ; leur substance gélatineuse, n'y étant du tout point dissoute, n'y fait absolument rien. C'est un ingrédient ridicule, pitoiable ; cependant, à cause des autres drogues actives qui entrent dans la composition de cette Huile, elle est assez active.

On emploie des Huiles dans les rhumatismes chroniques, par exemple, l'*Huile d'Hyppericon* ; mais nous avons quelque chose de meilleur: c'est le *Baume de Fioraventi*, qui doit être préféré dans ce cas. La première liqueur qui sort par la distillation, dans la préparation de ce Baume, n'est presque que de l'*Esprit-de-vin* chargé d'aromates : ce Baume spiritueux est le plus vif, mais n'est pas le plus résolutif; la seconde contient les *Huiles essentielles* : celle-là est la meilleure ; la dernière est une *Huile empyreumatique*, dont on ne se sert guère.

On pourroit aussi se servir du *Savon noir* : les *Eaux Minérales* sont encore très-bien ; elles ne paroissent agir que par leur chaleur.

Il faut obferver, quand on emploie ces remèdes, qu'il y ait un peu de relâchement; car
ils animent beaucoup.

ARTICLE XIX.

DES RELACHANS.

On emploie les *Relâchans* dans les rétractions
& conftrictions des membres, dans les cicatrices
dures qui empêchent le mouvement de quelques
parties, par exemple, de la main. Nous avons
déjà parlé de tous ces remèdes ; ce font les
Mucilagineux, les *Adouciffans*, les *Décoctions des
tripes*. Les *Eaux Thermales*, fur-tout les *Salines*,
font d'un grand fecours, non-feulement comme
aqueufes, mais encore comme falées : car l'obfervation nous apprend que non-feulement l'eau
relâche fenfiblement quand elle eft feule, mais
que fa vertu relâchante & réfolutive eft confidérablement augmentée par les Sels : ainfi, on peut
auffi emploier, dans ces cas, des diffolutions
très-faturées de Sels.

ARTICLE XX.

DES DILATANS, ANIMANS, VIVIFIANS.

Dans les difpofitions des parties qui tendent
à l'atrophie, à la foibleffe, les *Eaux Thermales*

font trop énergiques ; il paroît ici que leur effet est dû principalement à la chaleur : elles dilatent les parties. Il faut alors faire, sur les parties malades, des *douches* pendant long-tems, trois ou quatre mois, par exemple : on doit, dans ces cas, avoir soin de choisir les Eaux les plus chaudes ; l'effet en est plus sensible.

ARTICLE XXI.

DES PHÉNIGMES, RUBÉFIANS, DROPACES.

Les *Phénigmes*, *Rubéfians*, *Dropaces* sont indiqués dans les mêmes cas que les précédens ; ils ont la même vertu que les *Véficatoires* & les *Sinapifmes*, mais à un degré bien inférieur. Ceux dans lesquels on a le plus remarqué la vertu *rubéfiante*, & quelquefois *véficatoire*, sont la *Poix*, la *Thérébentine*, & toutes les matières de ce genre. Il y a un *Dropace* par excellence, décrit dans le *Codex* de la Faculté de Paris ; il rougit la peau, gonfle les parties, & les met dans une espèce d'érection.

ARTICLE XXII.

DES OPHTALMIQUES.

On entend en général par *Ophtalmiques*, les remèdes propres aux maladies des yeux. Ces remèdes exigent une classe particulière, parce que l'organe sur lequel on les applique est plus sensible que les autres, & qu'on a observé que dans les maladies de cette partie, il faut éviter, autant qu'il est possible, la suppuration, qui la détruit ; d'où il suit que la douleur des yeux mérite une certaine considération, & que les inflammations qui surviennent à cette partie, & qui sont la source des suppurations, doivent être traitées par les *Répercussifs*, pour prévenir tout inconvénient.

C'est dans cette vue, c'est à dire, à cause du ménagement qu'exige cet organe, que dans certaines maladies des yeux, par exemple, pour les taies, ceux qui emploient des *Caustiques* ou des *Dessicatifs*, ont soin de choisir les plus légers, tels que le *Sucre-candi*, les *Terreux*, le *Pompholix*, la *Fiente de Lézard* avec du *Sucre*, &c. & que les *Onguens dessicatifs*, pour les ulceres des paupières, ont toujours pour excipient les graisses les plus douces, telles que le *Beurre de Cacao*, &c.

Dans les inflammations de l'œil, il faut employer sur le champ les *Répercussifs* ; mais si les douleurs sont très-considérables, & qu'on ne puisse point employer ces remèdes sans danger, il faut avoir recours aux *Adoucissans*, entre lesquels les

Mucilagineux, les *Gélatineux*, les *Doux* conviennent le mieux. Les *Huileux* sont ici proscrits,
parce qu'on a observé qu'ils nuisent aux yeux.
Le *Lait de femme*, qu'on fait traire tout chaud
sur l'œil, le *Sang de poulet* & celui de *pigeon*
actuellement saignant, le *Blanc d'œuf*, les
Tranches de veau, la *Bave de limaçon*, les
Pommes cuites, font des bons remèdes.

Lorsqu'il est permis de se servir des *Répercussifs*,
on emploie l'*Alun*, le *Vitriol*, principalement le
bleu ou le *blanc*, le *Vin*, l'*Eau-de-vie*, l'*Esprit-de-vin*,
l'*Eau distillée des Roses* ou de *Fenouil*, qui sont
assez bien, & qui sont un excipient très-approprié
pour les collyres.

Quelques-uns se servent aussi de l'*Eau distillée
de Fraises* & de *Plantain*; mais il vaut autant se
servir de l'eau de la cruche. Il n'en est pas de
même des infusions aromatiques, de celles d'*Iris
de Florence* dans le *Vin blanc*, de *Roses rouges*
dans le *gros Vin*; elles ont quelque efficacité. Il
faut observer de ne pas doser ces sortes de remèdes : nous avons dit qu'on donnoit les Acides
ad gratam Aciditatem.

Il faut emploier les *Ophtalmiques répercussifs*,
jusqu'à ce que les yeux soient légérement irrités.
On doit essaier plusieurs fois pour atteindre le vrai
point, & avoir soin de filtrer la liqueur au papier

gris,

gris, parce qu'il pourroit y avoir quelques parties grossières qui seroient du mal.

ARTICLE XXIII.

DES COSMÉTIQUES (*a*).

Ce qu'on a dit du *Lait* pour conserver la beauté de la peau, paroît peu de chose : on fait l'histoire de *Popée*, femme de *Néron*, qui se faisoit suivre dans ses voyages par un grand nombre d'ânesses, dont le lait étoit destiné à lui faire des bains. On se sert plus souvent des *Laits virginaux* ; ce sont des dissolutions de résines aromatiques, par exemple, de *Benjoin* dans l'*Esprit-de-vin* précipité par l'eau. Une Résine quelconque, dissoute dans l'*Esprit-de-vin* & précipitée par l'eau, fourniroit un *Lait virginal* pareil à celui qu'on fait avec le *Benjoin* : celui-ci n'a prévalu dans l'usage, que par l'odeur agréable & l'âcreté modérée du *Benjoin*. On s'en sert pour laver le visage, sous

---

(*a*) On peut consulter sur les *Cosmétiques*,

1°. *De Cosmeticis*, par M. BENDER ; Strasbourg, 1764, in-4.

2°. *Der Arzt Liebhaber der Schoenheit*, &c. c'est-à-dire, *Le Médecin à l'usage des Amateurs de la Beauté* ; Heidelberg, *Pfæhler*, 1781, in-8.

la bonne-foi où l'on est qu'il a la propriété d'entretenir la fraîcheur du teint ; mais, s'il a quelque succès, il est bien médiocre. Quand on se frotte avec du *Lait virginal*, ses parties, qui sont extrêmement divisées, s'insinuent dans les petits trous de la peau, & font sur le visage, comme un vernis sur un meuble (*a*).

Pour ce qui est des taches de rousseur, on doit bien se garder de les faire disparoître ; il faudroit pour cela emploier les *Caustiques*, dont on a vu de très-mauvais effets en pareil cas ; car le visage s'enfle prodigieusement : il devient lisse & poli comme une glace : ce qui est abominable ; il ne faut jamais le permettre.

L'*Onguent de la Comtesse* & autres du même genre, sont aussi rangés dans la classe des *Cosmétiques*, parce que la perfection qu'ils procurent

---

(*a*) Il ne faut point confondre ce *Lait virginal* avec une autre *préparation*, qui est désignée sous le même nom dans quelques Livres classiques, comme dans la *Chimie* de *Lemery* ; celui-ci n'est que du *Vinaigre de Saturne* précipité par l'eau. C'est un *Répercussif*, dont l'usage demande beaucoup de circonspection ; il peut produire une répercussion, qui peut avoir des suites fâcheuses, si on l'applique sur des parties où il y ait des boutons, des dartres, & autres éruptions.

est comprise dans le degré de la beauté, selon le langage du *bon ton*.

On retire des *Limaçons*, par leur distillation avec le *Petit-Lait*, une Eau, qui passe pour adoucir merveilleusement la peau & blanchir le teint : mais la petite quantité de parties gélatineuses qui sont élevées avec l'eau par la distillation, ne suffit point pour lui communiquer une vertu réellement adoucissante, quoiqu'elle lui donne la propriété de graisser & de se corrompre. La liqueur qui découle des *Limaçons* pilés & soupoudrés d'un peu de Sucre, est un remède plus réel ; elle est véritablement muqueuse : elle peut adoucir la peau ; elle est surtout recommandée contre les inflammations des yeux, accompagnées de chaleur âcre & de douleur vive.

ARTICLE XXIV.

DES DÉPILATOIRES.

On entend par *Dépilatoires* les remèdes usités dans les toilettes, pour arracher les cheveux & les poils des différentes parties du corps, qui avancent trop, ou qui sont en trop grand nombre. Les *Dépilatoires* les plus connus sont composés d'*Arsenic*, de *Chaux vive* ou d'*Alcali-fixe*. Quoique,

par ces remèdes , on réuſſiſſe à arracher une
partie des poils , il arrive aſſez ſouvent qu'on laiſſe
la racine , & qu'ils reviennent : il faut être cir-
conſpect ſur leur uſage ; car ils ont quelques
inconvéniens.

ARTICLE XXV.

DES REMÈDES *qui ſont pouſſer les Cheveux.*

Les remèdes qu'on prétend devoir faire pouſſer
les cheveux ſont chimériques : les plus vantés
ſont les *Huiles* & les *Graiſſes* , mais en particulier
la *Graiſſe d'Ours.* Ces remèdes ſont peu de choſe ,
& toutes les *Graiſſes* ſont le même effet : ainſi ,
c'eſt une puérilité de s'attacher à celle d'*Ours*
principalement. Les remèdes des Charlatans ne
valent pas mieux.

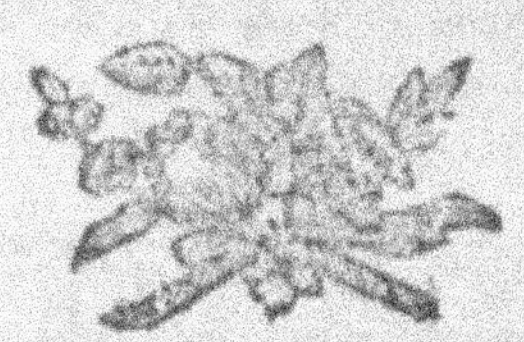

CHAPITRE PARTICULIER.

DES ALIMENS.

LE mot d'*Alimens* se prend dans des sens bien différens : 1º. pour synonime d'*ingestum*, *esca*, chose avalée, prise, mets, mangeaille, pitance, pâture : 2º. pour la partie de cette chose avalée, prise *in escam*, qui est vraiment nutritive, qui fait la matière propre du chyle, & qui est par-là distincte de la partie de la mangeaille destinée aux excrémens ; 3º. enfin pour cette matière nutritive prête à devenir partie du corps, après avoir reçu tous les changemens, toutes les élaborations par lesquelles elle est portée à cet état par l'économie animale. C'est le *ros* & le *gluten* des *Galénistes*, le *quasi alimentum* d'Hippocrate, ou même l'*aliment* déjà *actu alimentum* de ce même Auteur, reconnu, mais sous un autre nom, par les *Galénistes*.

Cette dernière considération n'appartient point aux parties pratiques de l'Art ; elle est toute physiologique, c'est-à-dire spéculative, théorique, raisonneuse. Les Modernes, qui s'occupent principalement de ces objets, font une chose de peu de jugement : renonçons à leur but ; ils s'écartent de leur objet & tombent dans la manie médicinale, c'est-à-dire, dans la manie de raisonner ; manie endémique au pays médicinal.

Arbuthnot dit que pour traiter de la nature des alimens, il faut tirer les observations des faits suivans : 1o. des altérations qu'ils subissent pour passer dans la masse du sang ; 2o. de celles qu'ils éprouvent dans leur circulation avec ce fluide. Le second chef est ridicule ; tout étoit fait avec le premier. Ce second objet n'appartient pas plus aux parties théoriques de l'Art, qu'aux parties pratiques, c'est-à-dire l'Hygiène & la Thérapeutique ; il est chimique, & par cela même il n'est pas si étranger à la pratique ; car la Chimie éclaire immédiatement la pratique médicinale. Elle lui a tout dit à cet égard, en lui révélant que la matière vraiment nutritive dans les alimens étoit une substance unique, savoir le *muccus*, dont les différens degrés de ténuité, de viscosité, de dilution, &c. dépendent principalement du mélange de ce corps avec différentes substances. Les Anciens avoient très-sagement observé qu'un des caractères distinctifs de l'*Aliment* & du *Médicament* consiste en ce que le premier est nécessairement une substance, au lieu que le dernier peut être un accident, par exemple, une odeur, une faveur, &c. Cette idée, bien rectifiée, est très-lumineuse.

L'objet véritablement pratique doit considérer les alimens *ingesta in concreto cum toto*, même avec les assaisonnemens, même encore avec les boissons diverses non alimenteuses ; car si la partie vraiment alimenteuse est une, les différens effets des alimens que cette partie doit connoître, ne peuvent dépendre que de ce qui n'est pas aliment vrai dans les mets. Les diverses choses qui ne sont pas aliment vrai, sont détaillées dans une de mes Thèses de la dispute de ma Chaire, sous ce titre : *Quæ sit in Alimentis pars revera nutriens* (a) ? De ces choses, quelles sont celles qui rendent l'aliment médicamenteux ? Ce sont certainement celles qui sont étrangères à l'aliment ; elles agissent seules, & exercent leur vertu, comme quand on donne un remède, & qu'on fait manger par-dessus, & non par une force conjuguée, contempérée avec l'action de la substance alimenteuse ; par exemple, l'action incrassante, analeptique, n'est pas médicamenteuse ; tandis que l'action d'em-

____

(a) *Quæstiones chemicæ duodecim* ; Monspelii, *Rochard*, 1759, *in-4.* C'est la cinquième Question.

F f 4

pâter, de refaire, constitue l'action de nourrir :
mais ces mêmes choses dites *incraſſantes &*
analeptiques, jointes avec quelqu'autre principe,
avec l'aromate, par exemple, non - seulement
nourriſſent, mais encore ont une vertu médica-
menteuſe, & agiſſent ſur les ſolides.

De ces choſes qui altèrent la pureté de l'*Ali-*
ment, quelques - unes agiſſent évidemment ſur
l'eſtomac ſeul & ſur les premières voies ; quelques autres n'agiſſent encore que ſur les premières
voies, quoiqu'il en réſulte des changemens généraux ; car l'influence des organes digeſtifs ſur la
machine entière, eſt immenſe.

Un objet pratique encore plus ſpécial, plus
prochain pour celui qui s'occupe des *Alimens*,
eſt de les évaluer par la manière dont ils ſe
comportent dans les premières voies, ou pendant leur digeſtion : ſous ce point de vue, leur
différence très-générale vient de la pureté qui
s'eſtime par la privation du parenchyme &
d'aſſaiſonnemens naturels ou artificiels, & des
qualités contraires.

Le premier, c'eſt-à-dire, le manque du parenchyme & d'aſſaiſonnement quelconque, fait
l'aliment *fatuum*, inactif, corruptible, ſujet à
donner des cours de ventre, ſur-tout aux gens
vigoureux, & par-là même propre aux enfans,

aux personnes délicates, infirmes & convalescentes. L'*Aliment*, chargé de parenchyme, se divise en plusieurs espèces, selon qu'il est plus ou moins dense, serré au contraire, approchant de l'état des premiers : c'est plus par ce dernier titre que par des variétés vraiment propres au *muccus* lui-même, que certaines mangeailles, comme les chairs des jeunes animaux, les fruits pulpeux, &c., font facilement, & souvent trop facilement digestibles, quoiqu'elles aient une certaine pente à la corruption qui leur est vraiment inhérente.

Ces considérations faites, nous diviserons les *Alimens* en quatre classes.

1°. Les alimens *fama*, *forbilia*, très-aisément digestibles, sont, parmi les végétaux, les tisannes des Anciens, les fruits doux, aqueux, les sucreries, les légumes, les herbes potagères fades : parmi les animaux, les bouillons, les gelées, le sang, le lait, les viandes blanches très-grasses & délicates, les chairs des jeunes animaux, les poissons fondans.

2°. Les mêmes alimens légérement aromatiques assaisonnés, ont un degré d'activité plus grand, & conviennent très-bien aux personnes délicates des deux sexes, aux gens de Lettres, que *Celſe* place très-bien au rang des *imbecillorum*, c'eſt-à-dire foibles.

3°. L'extrême de l'ordre oppoſé aux deux premiers, c'eſt-à-dire, les corps extrêmement parenchyma eux, font, parmi les végétaux, le pain noir, gluant, les légumes groſſiers, les racines & fruits, comme raves, pommes de terre, châtaignes, féves ou fruits de hêtre, gland, &c. Parmi les animaux, les muſcles des vieux animaux, les viſcéres durs, le cœur, les reins, les tripes, l'eſtomac, appellé *gras-double*, le cuir, les poiſſons coriaces; tout cela ſalé, fumé, & animé des plus vifs aſſaiſonnemens, de ſel, de poivre, d'ail, de vinaigre, de moutarde; le tout ſoutenu par une boiſſon de gros vin auſtére : ces alimens font toute la nourriture du payſan & du portefaix.

4°. Enfin, le juſte milieu de tout cela, le fond de la nourriture de la plûpart des hommes, comprend les viandes fraîches, qui paroiſſent les plus appropriées à l'homme, ſur-tout lorſqu'on les aſſaiſonne de manière qu'elles ne ſoient ni trop fades, ni trop animantes, & que les plus ſains les digèrent; les poiſſons, les herbages médiocrement aqueux, peu de ſalade, peu de fruits, le bon pain, le vin trempé, cependant aſſez généreux. Mais l'homme ſain doit manger & boire de tout fans excès ; car la première maxime de *Celfe*, qui eft admirable, eft que, *Sanus homo nullus adftrictus negotiis, multàm fibi effugere quo populus utatur, modò plùs jufto modo non ampliùs affumere.*

Nous n'ajouterons rien à ce que M. *Venel* dit fur les *Alimens* : on a, publié fur cet objet un grand nombre d'Ouvrages, qu'il eft aifé de confulter ; quelques - uns de ceux que nous avons indiqués, en parlant du *Vin* & des *Farineux*, peuvent être rapportés ici : nous nous bornerons à faire connoître, parmi les autres, ceux que nous croions les plus importans.

1°. *Libro della natura e virtù delle cofe che nutrifcono, overo trattato de i grani, delle erbe, radici, agrumi, frutti, degli animali, pefci, del vino, &c.* par *Michel* SAVONAROLA ; Venife ; *Guerra*, 1576, *in-4.*

2°. *Della natura de cibi e del bere*, par PISANELLI ; Venife, 1584, *in-8.* 1586, *in-8.* 1619, *in-8.* Turin, 1612, *in-16*, 1620, *in-8.* 1649, *in-12*, traduit en Latin, Herborn, 1593, *in-8.* 1614, *in-8.* Bruxelles, 1662, *in-12*, Ofnabruck, 1677, *in-12*, traduit en François, Arras, 1596, *in-12.*

3°. *De differentiis Alimentorum & Medicamentorum*, par *J. Maurice* HOFMANN ; Altdorf, 1677, *in-4.*

4°. *Traité des Alimens, leur différence & leur choix, leurs bons & mauvais effets*, par *Louis* LEMERY ; Paris, 1702, *in-12*, 1705, *in-8.* 1715, *in-8.* 1755, *in-12*, traduit en Anglois, Londres, 1704, *in-8.* traduit en Italien, Venife, 1704, *in-12.*

5°. *De falubri ufu Alimentorum e regno tam vegetabili, quàm animali*, par *Ernefl-Theophile* FRIESE ; Kognisberg, 1724, *in-4.*

6°. *De Aëre & Esculentis*, par *J. François* RAUCH; Vienne, 1724, *in* 4.

7°. *De Potulentis*, par *J. François* RAUCH; Vienne, 1724, *in*-4.

8°. *An Essay concerning the nature of Alimens*, par J. ARBUTHNOT; Londres, *Tomson*, 1731, *in*-8. 1756, *in*-8. traduit en François, Paris, 1741, *in*-12, 1755, *in*-12, traduit en Allemand, Hambourg, 1744, *in*-8.

9°. *De Esculentis in genere*, par M. *J. Fréd.* CARTHEUSER; Francfort, 1747, *in*-4.

10°. *De Potulentis*, par *Ph. Ant.* SCHNORBUSCH; Erford, 1750, *in* 4.

11°. *The History of Health*, *and the art of preserving*, par M. MACKENSIE; Edimbourg, 1758, *in*-8. 1759, *in*-8. traduit en François, La Haye, 1759, *in*-8. *ibid.* (Lyon, *Periffe*,) 1761, *in*-12, traduit en Allemand, Altenbourg, 1762, *in*-8.

12°. *Materia alimentaria*, *in genera*, *classes & species dispositis*, par M. ZUCKERT; Berlin, 1769, *in*-8.

13°. *De Aëre & alimentis militum*, par *Charl. Phil.* DIETZ; Erlang, 1752, *in*-4.

14°. *Essai sur l'usage des Alimens, pour servir de commentaire aux Livres Diététiques d'*HIPPOCRATE, par M. LORRY; Paris, *Vincent*, 1753, 1757, *in*-12, 2 vol. ibid. *Didot*, 1781, *in*-12, 2 vol. Cet Ouvrage répand beaucoup de lumières sur la nature de la matière nutritive & sur les changemens qu'elle éprouve dans notre corps; il contient en même tems les préceptes les plus judicieux, propres à nous diriger dans le choix des alimens, d'une manière convenable à nos tempéramens & proportionnée à nos besoins & à nos forces.

Fin du Tome Second & dernier.

TABLE
DES MÉDICAMENS,
Par ordre alphabétique.

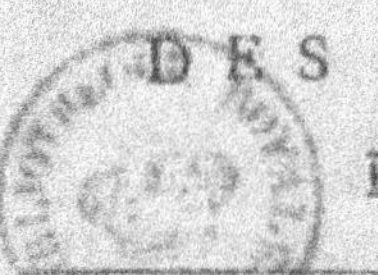

Les Chiffres romains indiqueront le Tome.

E

Fin de la Table.